suhrkamp taschenbuch
wissenschaft 2351

AF629848

Als der Neurowissenschaftler Maxwell Bennett und der Philosoph Peter Hacker den Klassiker *Philosophical Foundations of Neuroscience* veröffentlichten, war dies die erste systematische Untersuchung der begrifflichen Grundlagen der Neurowissenschaften und der Startschuss für den bis heute intensiv geführten Kampf um die Deutungsmacht über den menschlichen Geist. Besonders kritisch fiel seinerzeit die Auseinandersetzung mit den einflussreichen Arbeiten von Daniel Dennett und John Searle aus – also mit jenen beiden Denkern, die von der neurowissenschaftlichen Seite gerne als philosophische Gewährsmänner herangezogen werden. In *Neurowissenschaft und Philosophie* diskutieren die vier kongenialen »Streithähne« miteinander.

Maxwell R. Bennett ist Professor für Physiologie an der Medizinischen Fakultät der Universität Sydney sowie Leiter des Neurologischen Labors und wissenschaftlicher Direktor des Mind and Brain Research Institute ebendort.

Daniel C. Dennett ist Professor für Philosophie und Direktor des Zentrums für Kognitionswissenschaft an der Tufts University in Medford, Massachusetts.

Peter M. S. Hacker ist Philosoph und war Fellow am St. John's College in Oxford.

John R. Searle war Slusser Professor für Philosophie an der Universität von Kalifornien in Berkeley.

Maxwell Bennett · Daniel Dennett
Peter Hacker · John Searle

Neurowissenschaft und Philosophie

Gehirn, Geist und Sprache

Mit einer Einleitung und
einer Schlußbetrachtung von
Daniel Robinson

Aus dem Englischen
von Joachim Schulte

Suhrkamp

Titel der Originalausgabe:
Neuroscience and Philosophy. Brain, Mind, and Language
Erstmals veröffentlicht 2007

Auszüge aus *Philosophical Foundations of Neuroscience* von M. R. Bennett und P. M. S. Hacker: Copyright © 2003 Maxwell R. Bennett und Peter M. S. Hacker
»Philosophie als naive Ethnologie: Ein Kommentar zu Bennett und Hacker« von D. Dennett: Copyright © 2007 Daniel C. Dennett
»Packt das Bewußtsein wieder ins Gehirn. Erwiderung auf Bennett und Hacker, Philosophical Foundations of Neuroscience« von J. Searle: Copyright © 2007 John R. Searle
»Die begrifflichen Voraussetzungen der kognitiven Neurowissenschaft. Eine Erwiderung auf unsere Kritiker« von M. R. Bennett und P. M. S. Hacker: Copyright © 2007 Maxwell R. Bennett und Peter M. S. Hacker
»Epilog« von M. R. Bennett: Copyright © 2007 Maxwell R. Bennett
»Einleitung« und »Nach wie vor auf der Suche. Wissenschaft und Philosophie unterwegs zur fürstlichen Vernunft« von D. Robinson: Copyright © 2007 Columbia University Press

Die Übersetzung erscheint mit freundlicher Genehmigung von Columbia University Press © 2007

Bibliografische Information der Deutschen Nationalbibliothek
Die Deutsche Nationalbibliothek verzeichnet diese Publikation in der Deutschen Nationalbibliografie; detaillierte bibliografische Daten sind im Internet über http://dnb.d-nb.de abrufbar.

Erste Auflage 2021
suhrkamp taschenbuch wissenschaft 2351
© dieser Ausgabe Suhrkamp Verlag Berlin 2010
Alle Rechte vorbehalten, insbesondere das des öffentlichen Vortrags sowie der Übertragung durch Rundfunk und Fernsehen, auch einzelner Teile. Kein Teil des Werkes darf in irgendeiner Form (durch Fotografie, Mikrofilm oder andere Verfahren) ohne schriftliche Genehmigung des Verlages reproduziert oder unter Verwendung elektronischer Systeme verarbeitet, vervielfältigt oder verbreitet werden.
Umschlag nach Entwürfen von Willy Fleckhaus und Rolf Staudt
Druck und Bindung: C. H. Beck, Nördlingen
Printed in Germany
ISBN 978-3-518-29951-7

Inhalt

Schlußbetrachtung

Daniel Robinson

Einleitung

Das Buch *Philosophical Foundations of Neuroscience* von Max Bennett und Peter Hacker erschien 2003 im Verlag Blackwell und erregte sogleich große Aufmerksamkeit, denn es handelte sich um die erste systematische Bewertung der begrifflichen Grundlagen der Neurowissenschaft in der von Naturwissenschaftlern und Philosophen ausgearbeiteten Form. Zum Reiz des Buches trugen zwei Anhänge bei, die sich in spezifischer Weise kritisch mit den einflußreichen Schriften von John Searle und Daniel Dennett auseinandersetzen. Max Bennett – eine Kapazität auf dem Gebiet der Neurowissenschaft – hatte den zutreffenden Eindruck gewonnen, Searle und Dennett seien die von seinen Kollegen am meisten gelesenen Philosophen. Nun setzte er sich das Ziel, den Lesern deutlich zu machen, aus welchen Gründen er und Peter Hacker anderer Meinung waren.

Im Herbst 2004 wurden Bennett und Hacker vom Programmausschuß der American Philosophical Association (APA) nach New York eingeladen, um unter der Rubrik »Autoren und ihre Kritiker« an der für 2005 geplanten Jahrestagung teilzunehmen. Die Wahl der Kritiker hätte nicht besser ausfallen können: Daniel Dennett und John Searle erklärten sich bereit, in schriftlich vorbereiteter Form auf die von Bennett und Hacker erhobenen kritischen Einwände zu replizieren. Der Inhalt des vorliegenden Buchs basiert auf dieser dreistündigen Veranstaltung, die sich – unter der Gesprächsleitung von Owen Flanagan – durch eine ungewöhnlich lebhafte Diskussion zwischen den Teilnehmern auszeichnete. Dennett und Searle hatten die schriftlichen Fassungen ihrer Repliken rechtzeitig vor der Veranstaltung zur

Verfügung gestellt, und das waren die Texte, auf die Bennett und Hacker sodann erwiderten.

Wendy Lochner, die für Philosophie zuständige Lektorin des Verlags Columbia University Press, war sich über die Bedeutung der behandelten philosophischen Fragen im klaren und forderte die Diskussionsteilnehmer dazu auf, eine Buchpublikation ihrer Beiträge in Erwägung zu ziehen. Normalerweise läßt die schriftliche Wiedergabe einer lebhaften Diskussion das ursprünglich bunte und eindringliche Gespräch eher farblos wirken. Die Phantasie des Lesers ist dazu aufgerufen, das wirkliche Geschehen aus den Überbleibseln und der Staffage der publizierten Prosa neu zu erschaffen. Nach meinem Urteil darf man behaupten, daß der vorliegende Band nicht unter diesem üblichen Manko leidet. Diese Essays und Diskussionsbeiträge werden, wie der Leser erkennen wird, von der motivierenden Kraft intellektueller Leidenschaft getragen. Die Gesprächsteilnehmer nehmen ihr Thema ernst, und die bemerkenswerten wissenschaftlichen Leistungen, die sie im Laufe von Jahrzehnten erbracht haben, geben ihnen das Recht, auch ihrerseits ernstgenommen zu werden. Außerdem steht ungewöhnlich viel auf dem Spiel. Denn bei dem Projekt der kognitiven Neurowissenschaft geht es um nichts Geringeres als die Einbeziehung dessen, was wir gern die menschliche Natur nennen, in den Bereich dieser Wissenschaft. Dennett und Searle neigen mit einer Zuversicht, die wie Eifer wirken mag, zu der Auffassung, dieser Prozeß der Einbeziehung sei schon recht weit gediehen. Bennett und Hacker hingegen erinnern mit einer Vorsicht, die wie Skepsis wirken mag, an die Möglichkeit, das Projekt selbst könne auf einem Irrtum beruhen.

Mir wurde die ehrenvolle Aufgabe übertragen, das Schlußkapitel des geplanten Buchs zu schreiben. Soweit ich mir überhaupt feste Meinungen zu dieser Thematik gebildet habe, werden sie in diesem Kapitel zusammengefaßt, indem ich die flinken Stöße und Paraden der Hauptfiguren dieser Debatte gegeneinander abwäge. Der Leser wird hoffentlich mit Nachsicht feststellen, daß ich mich in dieser Sache kaum zu definitiven Ansichten habe durchringen können. Wie ich sehe, haben sich Searle und Dennett das Ziel gesetzt, ein funktionsfähiges und glaubwürdiges Modell vorzulegen, aus dem hervorgeht, in welcher Weise Vorgänge unter der Haut den Geist realisieren. Norbert Wiener, der zu den wirklich weisen Wissenschaftlern gehört, hat einmal gemeint, das beste physische Modell einer Katze sei eine Katze – nach Möglichkeit dieselbe Katze. Dennoch kann es ohne Modelle (zu denen übrigens auch anthropomorph durchsetzte Modelle gehören können) auf keinem Gebiet ausbleiben, daß schon allein das Gewimmel der wirklichen Welt jeglichen wissenschaftlichen Fortschritt vereitelt. Weder durch einen Kalkül noch durch eine Gleichung werden die Grenzen bestimmt, an die sich die Vorstellungskraft des Modellkonstrukteurs halten muß.

Letzten Endes werden solche Dinge auf der höheren Ebene der Ästhetik ausgetragen. Damit möchte ich keineswegs sagen, hier sei weniger Raum für analytische Strenge. Vielmehr ist philosophische Analyse im besten Sinn ein ästhetisches Unterfangen. Gewiß fühlen sich Physiker und Mathematiker aus dem gleichen Grund von »Eleganz« angezogen. Ist es denn nicht etwas Ästhetisches, wodurch sich Ockhams Rasiermesser als bevorzugtes Werkzeug der Verfeinerung und zur Findung von Maß, Proportionalität und Kohärenz etabliert hat? Gerade in diesen Hinsichten wird der Leser in der Kritik von Bennett und Hacker – und zwar vor allem in Peter Hackers philosophisch reichhaltiger und versierter Kritik – nicht so sehr eine Tendenz zur Skepsis ausmachen, sondern eine, wie gesagt, *elegante* Anwendung der besonders tauglichen Werkzeuge, die von Philosophen verfertigt worden sind.

Dies vorausgeschickt, ist es wichtig, darüber hinauszugehen und einzusehen, wie unwahrscheinlich es ist, daß sich die wechselnde, oft unbeständige und wundersam innerliche Realität unseres wirklichen Erlebens in seiner Gesamtheit je der Wahrheitstafel, der Turingmaschine oder den Gerätschaften der Anatomie erschließen wird. Es sollte uns nicht überraschen, wenn sich herausstellt, daß der Philosoph, von dem viele der ersten Worte über wichtige Themen stammen, womöglich auch das letzte Wort darüber gesagt hat. Hier beziehe ich mich natürlich auf Aristoteles: Wir sollten dort nach Präzision streben, wo sie möglich ist. Wir sollten jene Werkzeuge wählen, die zur Erfüllung der jeweils anstehenden Aufgabe geeignet sind. Zu guter Letzt müssen sich unsere Erklärungen auf verständliche Weise mit dem Gegenstand der Erklärung berühren. Der Demograph, der uns mit lobenswerter Genauigkeit darüber aufklärt, daß die Durchschnittsfamilie 2,53 Angehörige umfaßt, fühlt sich keineswegs zu der Auskunft verpflichtet, daß es keine 0,53 Personen gibt. Derartige Angaben tun gar nicht so, als beschrieben sie die Natur der gezählten Gegenstände, sondern ihr Resultat ist lediglich diese angegebene Zahl. Die Pointe des Hinweises liegt natürlich darin, daß wissenschaftliche oder auch arithmetische Präzision vielleicht so gut wie gar nichts über den Gegenstand aussagt, der mit solcher Exaktheit untersucht worden ist. Hier wie anderswo gilt der Grundsatz *Caveat emptor* – der Käufer selbst trägt das Risiko.

Die Leser werden mit angemessenem Interesse, ja mit einem Anflug von Eitelkeit an die folgenden Ausführungen herangehen, denn sie handeln ja von ihnen selbst. An das vorgelegte Material werden sie ihre eigenen ästhetischen Maßstäbe anlegen. Letzten Endes sind *sie* es, die entscheiden, ob sich die gebotenen Erklärungen in verständlicher Weise mit den wirklich ausschlaggebenden Dingen berühren. Eine gute Jury ist allerdings nicht besser als die Belege, welche den Geschworenen vorgelegt werden, die sich bei ihren Beratungen von soliden Regeln der Indizienprüfung leiten lassen. Geduldiger Leser, werter Geschworener! Auf den folgenden Seiten finden sich manche Belege aus der kognitiven Neurowissenschaft sowie eine außerordentlich klare Darstellung der Regeln, die sich auf die Bewertung des Indizienmaterials anwenden ließen. Mit dem Urteil hat es keine Eile.

Die Kritik

Maxwell Bennett und Peter Hacker

Die philosophischen Grundlagen der Neurowissenschaft

Die Einleitung[1]

In *Philosophical Foundations of Neuroscience* werden die Ergebnisse der Zusammenarbeit zwischen einem Neurowissenschaftler und einem Philosophen vorgelegt. Dabei geht es um die begrifflichen Grundlagen der kognitiven Neurowissenschaft. Gebildet werden diese Grundlagen von den strukturellen Beziehungen zwischen den psychologischen Begriffen, die bei der Erforschung des neuronalen Unterbaus der kognitiven, affektiven und volitionalen Fähigkeiten des Menschen eine Rolle spielen. Die Untersuchung der logischen Beziehungen zwischen Begriffen ist eine philosophische Aufgabe. Der Neurowissenschaft obliegt es, diese Untersuchung so zu leiten, daß sie für die Gehirnforschung erhellend ist. Aus diesem Grund haben wir uns diesem Gemeinschaftsunternehmen verschrieben.

Klarheit hinsichtlich der einschlägigen Begriffe und Kategorien ist unabdingbar, wenn man verstehen möchte, was es mit den Wahrnehmung, Denken, Gedächtnis, Emotionen und absichtliches Verhalten ermöglichenden Strukturen und der Dynamik des Nervensystems auf sich hat. Aus ganz verschiedenen Forschungsrichtungen kommend, hat sich bei uns beiden das Gefühl eingestellt, daß der Gebrauch, der in der heutigen Neu-

1 Der hier wiedergegebene Text der Einleitung aus M.R. Bennett und P.M.S. Hacker, *Philosophical Foundations of Neuroscience*, Oxford: Blackwell 2003 (im folgenden: PFN), ist ungekürzt bis auf die letzten beiden Absätze, die hier nicht abgedruckt werden, und einige Querverweise, die nötigenfalls durch Anmerkungen ersetzt wurden.

rowissenschaft von psychologischen Begriffen gemacht wird, verwirrend ist und mitunter Unbehagen bereitet. Die Verwirrung bezieht sich oft auf Fragen wie: Was kann mit den Thesen des Neurowissenschaftlers über Gehirn und Geist gemeint sein? Wieso glaubt er, daß die von ihm angestellten Versuche Aufschluß geben über die psychische Fähigkeit, der seine Forschung gilt? Welches sind die begrifflichen Voraussetzungen der aufgeworfenen Fragen? Das Unbehagen entstand aus dem Verdacht, daß die Begriffe in manchen Fällen nicht richtig interpretiert, falsch angewendet oder über den Bereich der definierenden Anwendungsbedingungen hinaus strapaziert worden waren. Je mehr wir nachforschten, desto mehr festigte sich unsere Überzeugung, daß es den imponierenden Fortschritten in der kognitiven Neurowissenschaft zum Trotz mit der allgemeinen Theoriebildung nicht zum Besten steht.

Empirische Fragen, die das Nervensystem betreffen, gehören zum Gebiet der Neurowissenschaft. Deren Aufgabe ist es, Sachverhalte aufzuzeigen, die sich auf neuronale Strukturen und Wirkungen beziehen. Der *kognitiven* Neurowissenschaft obliegt es, jene neuronalen Bedingungen zu erklären, die perzeptuelle, kognitive, kogitative, affektive und volitionale Funktionen ermöglichen. Diese erklärenden Theorien werden durch experimentelle Untersuchungen bestätigt oder widerlegt. Zum angestammten Bereich der Philosophie hingegen gehören sowohl begriffliche Fragen (bei denen es etwa um Begriffe wie »Geist« oder »sich erinnern«, »denken« oder »sich etwas vorstellen« geht) als auch die Beschreibung der logischen Beziehungen zwischen Begriffen wie »Wahrnehmung« und »Empfindung«, »Bewußtsein« und »Selbstbewußtsein« sowie die Untersuchung der strukturellen Beziehungen zwischen verschiedenen Begriffsfeldern wie dem Psychischen und dem Neuronalen oder dem Mentalen und dem Verhalten.

Begriffliche Fragen kommen *vor* allen Überlegungen, die Wahrheit und Falschheit betreffen. Bei diesen Fragen geht es nicht um die Wahrheit oder Falschheit empirischer Aussagen, sondern um unsere *Formen der Darstellung*. Diese Formen werden von wahren (*und* falschen) erfahrungswissenschaftlichen Aussagen ebenso vorausgesetzt wie von zutreffenden (*und* unzutreffenden) erfahrungswissenschaftlichen Theorien. Sie bestimmen nicht, was empirisch wahr oder falsch ist, sondern was Sinn hat und was nicht. Daher sind begriffliche Fragen weder erfahrungswissenschaftlichen Untersuchungen und Experimenten noch erfahrungswissenschaftlichen Theorien zugänglich. Denn die Begriffe und die begrifflichen Beziehungen, um die es hier geht, werden von allen derartigen Untersuchungen und Theorien *vorausgesetzt*. Dabei geht es uns nicht um die Grenzen zwischen den Zuständigkeitsbereichen verschiedener Gewerkschaftsorganisationen, sondern um Unterscheidungen zwischen logisch verschiedenen Formen der theoretischen Forschung.[2]

Die Unterscheidung zwischen begrifflichen und empirischen Fragen ist von größter Bedeutung. Wird eine begriffliche Frage mit einer erfahrungswissenschaftlichen verwechselt, muß das Problem überaus widerspenstig wirken. In solchen Fällen hat man den Eindruck, die Wissenschaft sollte dazu in der Lage sein, die Wahrheit über die untersuchte Sachlage mit theoretischen und experimentellen Mitteln herauszubekommen. Aber es will einfach nicht gelingen. Das ist kein Wunder, denn begrifflichen Fragen ist mit empirischen Untersuchungsmethoden ebensowenig beizukommen, wie rein mathematische Aufgaben durch physikalische Methoden zu lösen sind. Wenn man ohne angemessene begriffliche Klarheit an empirische Probleme herangeht, kann es gar nicht ausbleiben, daß falsch verstandene Fragen gestellt werden, und die dann eingeschlagenen Forschungswege führen wahrscheinlich in die Irre. Denn jede

2 Auf methodologische Einwände gegen diese Unterscheidungen wird im folgenden sowie (in detaillierterer Form) im 14. Kapitel von PFN eingegangen.

Unklarheit hinsichtlich der betreffenden Begriffe wird sich in entsprechenden Unklarheiten der Fragestellungen spiegeln und daher in der Anlage von Experimenten, die der Lösung dienen sollen. Jede Ungereimtheit im Verständnis der relevanten Begriffsstruktur äußert sich wahrscheinlich in Ungereimtheiten der Interpretation der Versuchsergebnisse.

Die kognitive Neurowissenschaft überschreitet die Grenze zwischen zwei Bereichen – nämlich Neurophysiologie und Psychologie –, deren jeweilige Begriffe verschiedenartigen Kategorien angehören. Die logischen, also begrifflichen Beziehungen zwischen dem Physiologischen und dem Psychologischen sind zweifelhaft. Bei vielen psychologischen Begriffen und Begriffskategorien bereitet es große Mühe, die Optik scharf einzustellen. Das Verhältnis zwischen Geist und Gehirn ist ebenso unübersichtlich wie das zwischen den Bereichen des Psychischen und des Verhaltens. Daß man sich hinsichtlich dieser Begriffe und ihrer Äußerungen sowie hinsichtlich dieser allem Anschein nach gegebenen »Bereiche« und ihrer gegenseitigen Beziehungen nicht auskennt, kennzeichnet die Neurophysiologie von Anfang an.[3] Trotz der großen neurowissenschaftlichen Fortschritte, die zu Beginn des zwanzigsten Jahrhunderts von Charles Sherrington erzielt wurden, sind die diversen begrifflichen Fragen, die gemeinhin unter Bezeichnungen wie »Leib-Seele-Problem« oder »Geist-Gehirn-Problem« bekannt sind, von einer Lösung genauso weit entfernt wie eh und je. Das zeigt sich auch an den unzulänglichen cartesianischen Auffassungen, die nicht nur von Sherrington selbst, sondern auch von Kollegen und Protegés wie Edgar Adrian, John Eccles und Wilder Penfield vertreten worden sind. An der Vortrefflichkeit ihrer Leistungen ist zwar nicht zu rütteln, aber die Begriffsverwir-

3 Dementsprechend beginnt das 1. Kapitel von PFN mit einem historischen Überblick über die Entwicklung der Neurowissenschaft, als sie noch in den Kinderschuhen steckte.

rungen bestehen nach wie vor.[4] Die Frage, ob es der heutigen Generation von Neurowissenschaftlern gelungen ist, die begrifflichen Konfusionen früherer Generationen zu überwinden, oder ob sie lediglich eine Form der Begriffsverwirrung durch andere ersetzt hat, ist das Thema der in unserem Buch vorgelegten Untersuchung.

Eine dieser Begriffsverwirrungen wird daran deutlich, daß dem Gehirn immer wieder psychologische Eigenschaften zugeschrieben werden. Denn während psychologische Eigenschaften von Sherrington und seinen Schützlingen dem (als eigentümliche, vielleicht immaterielle und vom Gehirn verschiedene Substanz begriffenen) Geist zugeschrieben wurden, haben heutige Neurowissenschaftler die Tendenz, die gleichen psychologischen Attribute vom Gehirn auszusagen (das normalerweise, wenn auch nicht durchweg, als mit dem Geist identisch aufgefaßt wird). Der Geist ist jedoch, wie wir geltend machen,[5] weder eine vom Gehirn verschiedene noch eine mit dem Gehirn identische Substanz. Außerdem zeigen wir, daß es ungereimt ist, dem Gehirn psychologische Eigenschaften zuzuschreiben.[6] Wir Menschen verfügen über eine Vielzahl psychischer Fähigkeiten, die im Leben zum Einsatz gebracht werden, wenn wir wahrnehmen, denken und Überlegungen anstellen, Emotionen empfinden, Dinge haben wollen, Pläne schmieden und Entscheidungen treffen. Daß wir diese Fähigkeiten haben, definiert uns als die Lebewesen, die wir tatsächlich sind. Die Bedingungen und Begleitumstände des Vorhandenseins und der Ausübung dieser Vermögen kann man erforschen. Das ist die Aufgabe der Neurowissenschaft, die immer mehr darüber herausfindet. Doch ihre Entdeckungen ändern gar nichts an der

4 Das 2. Kapitel von PFN ist einer kritischen Prüfung ihrer begrifflichen Festlegungen gewidmet.

5 PFN, 3. Kapitel, Abschnitt 10.

6 Siehe unten den Auszug aus dem 3. Kapitel von PFN. Im Original ist dieses Kapitel sehr viel länger als der hier wiedergegebene Auszug und die Argumentation entsprechend komplexer.

begrifflichen Wahrheit, daß diese Fähigkeiten und deren Ausübung in der Wahrnehmung wie im Denken und Fühlen *Eigenschaften von Menschen* sind, nicht Eigenschaften ihrer Teile, insbesondere *nicht des Gehirns*. Der Mensch ist nicht ein in den Schädel eines Körpers eingebettetes Gehirn, sondern eine psychophysische Einheit, ein Lebewesen, das wahrnehmen, absichtlich handeln, Überlegungen anstellen und Emotionen empfinden kann, ein die Sprache gebrauchendes Lebewesen, das nicht nur Bewußtsein, sondern auch Selbstbewußtsein hat. Sherrington, Eccles und Penfield hatten den Menschen als ein Lebewesen begriffen, dessen als Träger psychologischer Eigenschaften aufgefaßter Geist mit dem Gehirn verbunden ist. Gegenüber dieser verfehlten Auffassung bedeutet es keinen Fortschritt, wenn man annimmt, das Gehirn sei ein Träger psychologischer Attribute.

In der heutigen Neurowissenschaft ist es üblich zu sagen, das Gehirn nehme wahr, denke, vermute oder glaube, und man spricht davon, daß die eine Hälfte des Gehirns etwas wisse, wovon die andere Hälfte keine Ahnung habe. Zur Verteidigung wird manchmal vorgebracht, das sei nichts weiter als eine harmlose Façon de parler. Darin liegt jedoch ein Fehler. Denn in der heutigen kognitiven Neurowissenschaft besteht die charakteristische Form der Erklärung darin, daß man dem Gehirn und seinen Teilen psychologische Eigenschaften zuschreibt, *um zu erklären*, inwiefern dem Menschen psychologische Attribute und die Ausübung (bzw. Defekte in der Ausübung) kognitiver Fähigkeiten zuzusprechen sind.

Daß dem Gehirn psychologische und speziell kognitive und kogitative Eigenschaften zugeschrieben werden, ist, wie wir zeigen, auch die Quelle vieler weiterer Konfusionen. Die Neurowissenschaft kann die neuronalen Bedingungen und Begleitumstände des Erwerbs, des Besitzes und der Ausübung der Empfindungsfähigkeiten bestimmter Lebewesen untersuchen. Außerdem kann sie die neuronalen Voraussetzungen der Möglichkeit der Ausübung von spezifisch menschlichen Fähigkeiten ermitteln, die das Denken und Überlegen, das artikulierte Erinnern und die Vorstellungskraft, das Fühlen und das Wollen betreffen. Das gelingt ihr durch die geduldige Herstellung induktiver Korrelationen zwischen neuronalen Phänomenen und dem Besitz und der Ausübung psychischer Fähigkeiten sowie zwischen der Beschädigung von Nervenzellen und Mängeln der normalen geistigen Funktionen. Dagegen ist sie *außerstande*, die Vielzahl der auf Gründe, Absichten, Zwecke, Ziele, Werte, Regeln und Konventionen abhebenden psychologischen Normalerklärungen menschlicher Tätigkeiten durch neurologische Erklärungen zu *ersetzen*.[7] Ferner ist sie *außerstande*, durch Bezugnahme auf das Wahrnehmen oder Denken des Gehirns oder eines seiner Teile zu erklären, wie ein Lebewesen wahrnimmt oder denkt. Es hat nämlich keinen Sinn, solche psychologischen Attribute irgendeiner kleineren Einheit zuzuschreiben als dem Lebewesen als Ganzem. Es sind nicht Teile des Gehirns, die wahrnehmen, sondern das Lebewesen nimmt wahr; es ist nicht das Gehirn, das denkt und Überlegungen anstellt, sondern der Mensch. Das Gehirn und seine Tätigkeiten *ermöglichen es uns* – nicht *ihm* –, wahrzunehmen und zu denken, Emotionen zu empfinden sowie Projekte zu ersinnen und in die Tat umzusetzen.

Während viele Neurowissenschaftler auf den Vorwurf der Begriffsverwirrung zunächst mit der Behauptung reagieren, es sei nichts weiter als eine Façon de parler, wenn dem Gehirn psychologische Prädikate zugeschrieben werden, replizieren sie auf die beweisbare Tatsache, daß ihre erklärenden Theorien dem Gehirn in *nichttrivialer* Form psychische Kräfte zubilligen, manchmal mit dem Hinweis, dieser Irrtum sei aufgrund der Mängel unserer Sprache unumgänglich. Auch diesem Mißverständnis stellen wir uns[8] und zeigen, daß die großen Entdek-

7 Der Reduktionismus wird im 13. Kapitel von PFN besprochen.
8 Im 14. Kapitel von PFN.

kungen der Neurowissenschaft keineswegs dieser verfehlten Erklärungsform bedürfen: Solche Entdeckungen lassen sich ohne weiteres mit Hilfe unserer gegebenen Sprache beschreiben und erklären. Den Beweis erbringen wir durch Bezugnahme auf die vieldiskutierten Phänomene, die sich als Nachwirkungen der Kommissurotomie einstellen und die von Sperry, Gazzaniga und anderen Autoren beschrieben (bzw. aus unserer Sicht falsch beschrieben) worden sind.[9]

Im Teil II von *Philosophical Foundations of Neuroscience* (PFN) untersuchen wir den Gebrauch, der in den Theorien der heutigen Neurowissenschaft von Begriffen wie »Wahrnehmung«, »Erinnerung«, »Vorstellungsbild«, »Emotion« und »Wille« gemacht wird. Anhand von Einzelfällen zeigen wir, daß begriffliche Unklarheit – die ungenügende Beachtung der relevanten Begriffsstrukturen – oft die Ursache theoretischer Irrtümer und der Grund verfehlter Schlußfolgerungen ist. Es ist ein Irrtum – ein begrifflicher Irrtum – anzunehmen, Wahrnehmung sei davon abhängig, daß man ein geistiges *Bild* erfaßt (Crick, Damasio, Edelman), oder davon, daß eine *Hypothese* gebildet wird (Helmholtz, Gregory), oder davon, daß eine 3-D-Modell-Beschreibung erzeugt wird (Marr). Es beinhaltet eine Konfusion – eine begriffliche Konfusion –, wenn man das Bindungsproblem so formuliert, als ginge es darum, Daten bezüglich Form, Farbe und Bewegung so zu verknüpfen, daß ein *Bild* des wahrgenommenen Gegenstands geformt wird (Crick, Kandel, Wurtz). Es ist falsch – ein begrifflicher Fehler – anzunehmen, Erinnerungen handelten immer von der Vergangenheit, oder zu glauben, Erinnerungen könnten in Gestalt der Stärke synaptischer Verbindungen im Gehirn *gespeichert* werden (Kandel, Squire, Bennett). Außerdem ist es verfehlt – aus begrifflichen Gründen verfehlt – anzunehmen, die Untersuchung von Durst, Hunger und Begierde sei eine Untersuchung der Emotionen

9 Siehe PFN, 14. Kapitel, 3. Abschnitt.

(Roles), oder zu glauben, die Funktion der Emotionen bestehe darin, uns über den Zustand unserer Eingeweide, Muskeln und Knochen zu unterrichten (Damasio).

Zunächst wird man auf solche kritischen Äußerungen mit Empörung und Ungläubigkeit reagieren. Wie soll sich denn eine blühende Naturwissenschaft von Grund auf irren können? Wie soll es möglich sein, daß sich in einer etablierten Wissenschaft unvermeidliche Begriffsverwirrungen einstellen? Falls dort problematische Begriffe vorkommen, müßten sie sich doch gewiß ohne weiteres durch Begriffe ersetzen lassen, die keine Probleme bereiten und den gleichen Erklärungszwecken dienen. – Derartige Erwiderungen bezeugen ein mangelhaftes Verständnis des Verhältnisses zwischen Darstellungsform und dargestellten Fakten sowie eine Fehldeutung dessen, was es mit begrifflichen Irrtümern eigentlich auf sich hat. Außerdem verraten sie eine gewisse Unkenntnis der Wissenschaftsgeschichte im allgemeinen und der Geschichte der Neurowissenschaft im besonderen.

Gegen begriffliche Irrtümer und Begriffsverwirrungen ist die Wissenschaft ebensowenig gefeit wie jede andere Form geistigen Bestrebens. Die Geschichte der Wissenschaft ist übersät mit den Trümmern von Theorien, die nicht nur in faktischer Hinsicht falsch, sondern auch in begrifflicher Hinsicht verfehlt waren. Um ein Beispiel zu nennen: Die von Georg Ernst Stahl entwickelte Theorie der Verbrennung wies insofern begriffliche Mängel auf, als sie dem Phlogiston unter bestimmten Umständen negatives Gewicht zuschrieb; und dieser Gedanke hatte im Rahmen der Newtonschen Physik keinen Sinn. Einsteins bekannte Kritik der Theorie des elektromagnetischen Äthers (den man für das Medium hielt, durch das sich das Licht fortbewegt) bezog sich nicht nur auf die Resultate des Michelson-Morley-Experiments, das keinen Beleg für eine Wirkung der absoluten Bewegung erbracht hatte, sondern auch auf eine Begriffsverwirrung hinsichtlich der relativen Bewegung, welche die Rolle betraf, die dem Äther bei der Erklärung der elektromagnetischen Induktion unterstellt wurde. Wie wir in unserem historischen Überblick zeigen, bildet die Neurowissenschaft keine Ausnahme.[10] Es stimmt zwar, daß dieses Fach heute eine *blühende* Wissenschaft darstellt, aber dadurch wird es nicht immun gegen begriffliche Verwirrungen und Verhedderungen. Die Newtonsche Kinematik war eine blühende Wissenschaft, doch das hielt Newton weder von der Verstrickung in Begriffsverwirrungen hinsichtlich der Verständlichkeit der Fernwirkung ab noch von Ratlosigkeit im Hinblick auf das Wesen der Kraft. (In bezug auf letzteres gelang erst Hertz der Durchbruch.) Ähnliches gilt für Sherringtons überragende Leistung, eine Erklärung des integrativen Wirkens der Synapsen im Rückenmark geliefert zu haben. Dadurch wurde zwar die konfuse Vorstellung von einer »Rückenmarksseele« ein für allemal aus der Welt geschafft, aber dennoch war diese Leistung durchaus vereinbar mit Begriffsverwirrungen bezüglich der »zerebralen Seele« beziehungsweise des Geistes und seiner Beziehung zum Gehirn. Auch Wilder Penfields außerordentliche Erfolge auf dem Gebiet der Lokalisierung bestimmter Funktionen im Kortex und bei der Entwicklung vorzüglicher neurochirurgischer Techniken gingen ohne weiteres einher mit weitreichenden Konfusionen hinsichtlich des Verhältnisses zwischen Geist und Gehirn sowie hinsichtlich der »höchsten Gehirnfunktion« (einer Vorstellung, die Penfield von Hughlings Jackson übernahm).

Kurz, Begriffsverwirrung kann tatsächlich mit einer blühenden Wissenschaft einhergehen. Dieser Sachverhalt erscheint vielleicht rätselhaft. Denn wenn die Wissenschaft trotz dieser Begriffsverwirrungen gedeihen kann, fragt es sich, warum sich die Wissenschaftler darum kümmern sollten. – Die Existenz verborgener Riffe bedeutet nicht, daß Schiffahrt auf dem Meer unmöglich ist, sondern nur, daß sie gefährlich ist. Die strittige

10 Siehe ebd., Kapitel 1 und 2.

Frage lautet: Wie äußert es sich, daß man auf ein Riff aufgelaufen ist? Begriffsverwirrungen können auf verschiedene Weise und an verschiedenen Stellen einer Untersuchung zutage treten. In manchen Fällen kann es sein, daß die begriffliche Unklarheit weder die Triftigkeit der Fragen noch die Fruchtbarkeit der Experimente beeinträchtigt, sondern nur das Verständnis der Ergebnisse der Versuche und ihrer theoretischen Implikationen. Newton zum Beispiel war in seiner Optik bestrebt, zu Einsichten in die Beschaffenheit der Farbe zu gelangen. Seine Forschungsarbeit war ein bleibender Beitrag zur Naturwissenschaft. Aber seine Schlußfolgerung – »Die Farben sind Sinnesempfindungen im Wahrnehmungsapparat« – beweist, daß es ihm nicht gelang, zu dem ersehnten Verständnis vorzustoßen. Denn was immer die Farben sein mögen, »Sinnesempfindungen im Wahrnehmungsapparat« sind sie nicht. Insoweit Newton daran gelegen war, die Resultate seiner Forschungstätigkeit zu verstehen, hatte er also gute Gründe dafür, sich um die begrifflichen Verwirrungen zu sorgen, mit denen er zu kämpfen hatte, denn sie standen einem angemessenen Verständnis im Wege.

Es gibt jedoch andere Fälle, in denen man nicht das Glück hat, daß die Begriffsverwirrung keine abträglichen Folgen für die empirische Forschung hat. Verfehlte Fragestellungen können durchaus dazu führen, daß die Forschungsarbeit vergeblich war.[11] Davon recht verschieden sind jene Situationen, in denen die Mißdeutung von Begriffen und begrifflichen Strukturen Forschungen hervorbringt, die zwar keineswegs vergeblich sind, aber nicht zeigen, was sie zeigen sollten.[12] In solchen Fällen wird die Wissenschaft vielleicht nicht in dem Maße ge-

11 Beispiele für Fälle, von denen man behaupten kann, daß die Forschungsarbeit vergeblich war, werden in PFN im Abschnitt 3.1 des 6. Kapitels (über Vorstellungsbilder) und im 2. Abschnitt des 8. Kapitels (über willkürliche Bewegungen) untersucht.

12 Beispiele werden im Rahmen der Erörterung des Gedächtnisses genannt (PFN, 5. Kapitel, Abschnitte 2.1 und 2.2) sowie im Abschnitt über Emotionen und Triebe (Kapitel 7, Abschnitt 1).

deihen, in dem sie zu gedeihen scheint. Hier bedarf es einer begrifflichen Untersuchung, um die Probleme ausfindig zu machen und zu beheben.

Sind diese Begriffsverwirrungen *unvermeidlich*? Ganz und gar nicht. Im vorliegenden Buch geht es eben darum, aufzuzeigen, wie sie zu vermeiden wären. Aber natürlich lassen sich diese Verwirrungen nicht umgehen, wenn alles übrige unangetastet bleibt. Sie lassen sich zwar tatsächlich vermeiden, doch wenn das geschieht, werden bestimmte Fragen nicht mehr gestellt, da man eingesehen hat, daß sie auf einem Mißverständnis beruhen. Heinrich Hertz formuliert das in der großartigen Einleitung zu den *Prinzipien der Mechanik* wie folgt: »Sind diese schmerzenden Widersprüche entfernt, [... hört] der nicht mehr gequälte Geist [...] auf, die für ihn unberechtigte Frage zu stellen.« Ebenso werden aus gegebenen Ergebnissen der empirischen Forschung bestimmte Schlüsse nicht mehr gezogen werden, da man erkannt haben wird, daß sie den Sachverhalt, über den sie Aufschluß geben sollten, kaum oder gar nicht betreffen, obwohl sie vielleicht für *etwas ganz anderes* von Belang sind.

Sofern es problematische Begriffe gibt, fragt es sich, ob sie nicht durch andere ersetzt werden können, die die gleiche Erklärungsaufgabe erfüllen. Dem Wissenschaftler steht es immer frei, neue Begriffe einzuführen, wenn die vorhandenen nach seinem Urteil unzulänglich oder zu grob sind. Uns geht es in diesem Buch aber nicht um den Gebrauch neuer Fachbegriffe, sondern um den Mißbrauch alter Begriffe ohne fachlichen Anspruch, also Begriffe wie Geist und Körper, Denken und Vorstellen, Sinnesempfindung und Wahrnehmung, willkürliche Bewegung, Bewußtsein und Selbstbewußtsein. Gemessen an den Zwecken, denen sie dienen, sind diese Begriffe überhaupt nicht unzulänglich. Es besteht kein Grund zur Annahme, sie müßten in jenen Zusammenhängen, die uns interessieren, durch andere ersetzt werden. Problematisch sind hingegen die neurowissenschaftlichen Fehldeutungen dieser Begriffe und die daraus resultierenden Mißverständnisse. Sie lassen sich durch eine richtige Erklärung der logischen Grammatik der betreffenden Begriffe beheben. Und genau das ist es, was wir uns vorgenommen haben.

Wenn man davon ausgeht, daß diese Alltagsbegriffe von Neurowissenschaftlern vielleicht anders verwendet werden als von Normalbürgern, stellt sich die Frage: Mit welchem Recht kann die Philosophie sie zu korrigieren beanspruchen? Woher nimmt sie die Selbstsicherheit, mit der sie die Klarheit und Kohärenz der von kompetenten Wissenschaftlern zum Einsatz gebrachten Begriffe beurteilt? Wieso kann sich die Philosophie die These erlauben, bestimmte Behauptungen von seiten ausgefuchster Neuwissenschaftler seien *sinnlos*? Diese methodologischen Bedenken werden wir auf den folgenden Seiten aus dem Weg räumen. Manche Zweifel lassen sich aber vielleicht schon sofort aus der Welt schaffen, indem einige Dinge gleich zu Anfang geklärt werden. Was Wahrheit und Falschheit für die Wissenschaft sind, das sind Sinn und Unsinn für die Philosophie. Beobachtungsfehler und theoretische Irrtümer resultieren in Falschheit; das Ergebnis begrifflicher Irrtümer ist mangelnder Sinn. Wie ist es möglich, die Grenzen des Sinns zu erkunden? Nur dadurch, daß man den Gebrauch von Wörtern untersucht. Oft entsteht Unsinn, wenn ein Ausdruck im Widerspruch zu seinen Gebrauchsregeln verwendet wird. Bei dem fraglichen Ausdruck kann es sich um eine normale Alltagsformulierung handeln; und in diesem Fall lassen sich die Gebrauchsregeln der üblichen Verwendung und anerkannten Bedeutungserklärungen entnehmen. Oder es handelt sich womöglich um einen Fachausdruck; dann müssen die Gebrauchsregeln aus den terminologischen Festsetzungen des Theoretikers, der den Ausdruck eingeführt hat, und seinen Erklärungen dieser Bestimmung herausgelesen werden. Ausdrücke beider Arten können mißbraucht werden, und wenn das geschieht, ergibt sich Unsinn: eine Zusammenstellung von Wörtern, die aus der Sprache ausgeschlossen wird. Denn entweder ist nicht festgesetzt worden, was der Ausdruck in dem fraglichen anomalen Kontext heißen soll, oder die betreffende Zusammenstellung von Wörtern wird tatsächlich durch eine Regel ausgeschlossen, die angibt, daß es so etwas wie ... gar nicht gibt (beispielsweise, daß es so etwas wie »östlich des Nordpols« nicht gibt – daß dies eine Formulierung ist, die keinen Gebrauch hat). Unsinn entsteht normalerweise auch, wenn einem bereits vorhandenen Ausdruck ein neuer, vielleicht technischer oder quasi technischer Gebrauch gegeben und der Ausdruck versehentlich so verwendet wird, daß sich der neue Gebrauch mit dem alten kreuzt und etwa aus Aussagen, die den neuen Terminus enthalten, Schlüsse gezogen werden, die eigentlich nur aus dem Gebrauch des alten gezogen werden dürfen. Der Kritiker des Begriffsgebrauchs hat die Aufgabe, solche Verstöße gegen die Grenzen des Sinns zu ermitteln. Natürlich genügt es nicht zu zeigen, daß dieser oder jener Wissenschaftler einen Ausdruck in Widerspruch zu seinem normalen Gebrauch verwendet, denn er könnte den Terminus ja gerade in einer neuen Bedeutung benutzen. Vielmehr muß der Kritiker nachweisen, daß der Wissenschaftler den Ausdruck in seiner üblichen Bedeutung verwenden wollte und es nicht getan hat oder daß er ihn in einer neuen Bedeutung gebrauchen möchte, ihn versehentlich aber so eingesetzt hat, daß sich die neue Bedeutung mit der alten kreuzt. Der Irrtum dieses Wissenschaftlers sollte nach Möglichkeit anhand seiner eigenen Worte aufgezeigt werden.[13]

Das letzte Mißverständnis, vor dem wir an dieser Stelle warnen möchten, ist die Vorstellung, unsere Überlegungen seien ausschließlich negativer Art. Man könnte etwa meinen, es ginge uns ausschließlich darum, Kritik zu üben. Dem oberflächlichen Blick mag es so vorkommen, als sei das, was wir hier tun, ein

13 Mit methodologischen Bedenken setzen wir uns im 3. Abschnitt des 3. Kapitels (in diesem Band) sowie im 14. Kapitel von PFN detailliert auseinander.

rein destruktives Unterfangen, das weder Hilfe verspricht noch neue Fortschritte. Schlimmer noch: Vielleicht sieht es so aus, als wollten wir einen Streit zwischen der Philosophie und der kognitiven Neurowissenschaft anzetteln. *Nichts könnte weiter von der Wahrheit entfernt sein.*

Dieses Buch haben wir aus Bewunderung für die Leistungen der Neurowissenschaft des zwanzigsten Jahrhunderts geschrieben sowie aus dem Wunsch heraus, diesem Fach weiterzuhelfen. Eine begriffliche Untersuchung kann einem empirischen Fach aber *nur* dadurch von Nutzen sein, daß sie begriffliche Irrtümer ermittelt (sofern welche vorhanden sind) und einen Lageplan bereitstellt, der dazu beiträgt, daß empirische Forscher nicht vom sicheren Weg des sinnvollen Sprachgebrauchs abkommen. Jede unserer Analysen hat zwei Aspekte: Einerseits haben wir uns bemüht, in wichtigen gängigen Theorien über Wahrnehmung, Gedächtnis, Vorstellungskraft, Emotionen und den Willen begriffliche Probleme und Verwirrungen ausfindig zu machen. Außerdem möchten wir zeigen, daß viele zeitgenössische Veröffentlichungen über das Wesen des Bewußtseins und des Selbstbewußtseins durch begriffliche Schwierigkeiten beeinträchtigt werden. Dieser Aspekt unserer Untersuchungen ist tatsächlich negativer und kritischer Art. Andererseits haben wir uns bemüht, im Einzelfall übersichtliche Darstellungen des Begriffsgebiets aller problematischen Begriffe bereitzustellen. Das ist ein konstruktives Unterfangen. Unsere Hoffnung geht dahin, daß diese Überblicke über die begrifflichen Verhältnisse dazu angetan sind, den Neurowissenschaftlern bei den Überlegungen zu helfen, die sie vor der Planung ihrer Versuche anstellen. Allerdings kann es nicht die Aufgabe einer begrifflichen Untersuchung sein, empirische Hypothesen vorzuschlagen, die der Lösung der empirischen Probleme dienen könnten, denen die Wissenschaftler gegenüberstehen. Wer sich darüber beklagt, daß die philosophische Untersuchung der kognitiven Neurowissenschaft nicht zur Aufstellung einer neuen neurowissenschaftlichen Theorie führt, verhält sich so ähnlich wie jemand, der dem Mathematiker vorwirft, der von ihm bewiesene neue Lehrsatz sei keine neue physikalische Theorie.

Maxwell Bennett und Peter Hacker

Die philosophischen Grundlagen der Neurowissenschaft

Auszug aus Kapitel 3[1]

3.1 Mereologische Verwechslungen in der kognitiven Neurowissenschaft

Dem Gehirn werden psychologische Eigenschaften zugeschrieben

Die führenden Neurowissenschaftler der ersten beiden Generationen, die sich mit dem Gehirn befaßten, waren im Grunde Cartesianer. Ebenso wie Descartes selbst unterschieden sie den Geist vom Gehirn und schrieben dem Geist psychologische Eigenschaften zu. Wenn vom Menschen solche Prädikate ausgesagt wurden, so geschah das demnach – wie in der cartesianischen Metaphysik – in abgeleiteter Form. Die dritte Generation der Neurowissenschaftler lehnte jedoch den Dualismus ihrer Lehrer ab. Um zu erklären, inwiefern den Menschen psychologische Attribute zukommen, wurden diese Attribute nicht dem Geist, sondern dem Gehirn oder Teilen des Gehirns zugeschrieben.

Die Neurowissenschaftler gehen davon aus, daß das Gehirn eine Vielfalt kognitiver, kogitativer, perzeptueller und volitionaler Fähigkeiten besitzt. So behauptet etwa Francis Crick:

> Was man sieht, ist nicht, was *wirklich* da ist; es ist das, wovon Ihr Hirn *glaubt*, es sei da. [...] Ihr Hirn erstellt die beste Inter-

1 Dieser Auszug umfaßt die unveränderten Seiten 68-80 von PFN. Ausgenommen sind Querverweise, die dort, wo es erforderlich war, in die Fußnoten verschoben wurden.

> pretation, die es angesichts seiner früheren Erfahrung und der beschränkten und mehrdeutigen Information durch die Augen erstellen kann. [...] Der Grund dafür, daß wir normalerweise ohne Mehrdeutigkeit sehen, ist, daß das Hirn die von den vielen verschiedenen Merkmalen der visuellen Szenerie (Form-, Farb- und Bewegungsaspekte usw.) bereitgestellten Informationen kombiniert und sich für die plausibelste Interpretation all dieser unterschiedlichen visuellen Anhaltspunkte zusammengenommen entscheidet. [...] Was das Hirn demnach entwickeln muß, ist eine vielstufige Interpretation der visuellen Szenerie [...]. Das Ausfüllen [...] gestattet es dem Hirn, aus unvollständiger Information ein vollständiges Bild zu erraten – eine sehr nützliche Fähigkeit.[2]

Demnach macht das Gehirn *Erfahrungen*, es *glaubt* bestimmte Dinge, es *interpretiert* Hinweise *nach Maßgabe bisheriger Informationen*, die ihm erschlossen werden, und es *stellt Vermutungen an*. Gerald Edelman ist der Ansicht, daß »die für die Begriffsbildung verantwortlichen Gehirnbereiche Strukturen [enthalten], die Gehirnaktivitäten kategorisieren, unterscheiden und neu zusammensetzen und die in verschiedenen Arten von globalen Abbildungen auftreten«. Das Gehirn »stellt zuerst rekursive Beziehungen zwischen semantischen und phonologischen Folgen her und erzeugt dann syntaktische Entsprechungen; das geschieht nicht nach vorgegebenen Regeln, sondern indem Regeln, die sich im Gedächtnis entwickeln, als Objekte betrachtet werden, die sich begrifflich manipulieren lassen«.[3] Nach dieser Darstellung kategorisiert das Gehirn – ja, »es kategorisiert seine eigenen Tätigkeiten (insbesondere seine perzeptuellen Kategorisierungen)« – und führt *begriffliche Mani-*

2 F. Crick, *The Astonishing Hypothesis*, London: Touchstone Books 1995, S. 30, 32 f., 57 (übers. von H. P. Gavagai: *Was die Seele wirklich ist*, Reinbek: Rowohlt 1997, S. 52, 51, 54, 82).

3 G. Edelman, *Bright Air, Brilliant Fire*, London: Penguin Books 1994), S. 109 f., 130 (übers. von A. Ehlers: *Göttliche Luft, vernichtendes Feuer*, München: Piper 1995, S. 159, 188).

pulationen an Regeln durch. Colin Blakemore macht folgendes geltend:

> Offenbar müssen wir einräumen, daß solche Neuronen [die beispielsweise auf die Ausrichtung von Linien in ganz spezifischer Weise reagieren] über Wissen verfügen. Sie haben Intelligenz, denn sie sind dazu imstande, die Wahrscheinlichkeit von äußeren Ereignissen abzuschätzen, nämlich von Ereignissen, die für das betreffende Tier wichtig sind. Das Gehirn erwirbt sein Wissen durch einen Prozeß, der dem induktiven Schließen der klassischen wissenschaftlichen Methode analog ist. Die Neuronen unterbreiten dem Gehirn Argumente, die auf den von ihnen ermittelten spezifischen Merkmalen beruhen. Anhand dieser Argumente stellt das Gehirn seine Wahrnehmungshypothese auf.[4]

Das Gehirn *weiß* demzufolge etwas, es zieht induktive *Schlüsse* und stellt auf der Grundlage von Argumenten *Hypothesen* auf; die für das Gehirn konstitutiven Nervenzellen sind *intelligent*, können *Wahrscheinlichkeiten schätzen* und *Argumente unterbreiten*. Diese Ansicht wird von John Z. Young weitgehend geteilt, wenn er etwa sagt: »Das Sehen können wir durchweg als ständiges Suchen nach Antworten auf vom Gehirn gestellte Fragen auffassen. Die von der Netzhaut ausgehenden Signale bilden ›Botschaften‹, die diese Antworten mitteilen. Das Gehirn benutzt diese Informationen sodann, um eine passende Hypothese über das, was vorliegt, aufzustellen.«[5] Das Gehirn, mit anderen Worten, *stellt Fragen*, *sucht nach Antworten* und *entwickelt Hypothesen*. Antonio Damasio behauptet, daß »unser Gehirn oft in Sekunden oder Minuten, je nach dem zeitlichen Rahmen, der der Zielsetzung entspricht, zu ausgezeichneten Entscheidungen in der Lage [ist]. Da es das vermag, hält es

4 C. Blakemore, *Mechanics of the Mind*, Cambridge: Cambridge University Press 1977, S. 91.

5 J. Z. Young, *Programs of the Brain*, Oxford: Oxford University Press 1978, S. 119.

sich offenbar nicht nur an die reine Vernunft.«[6] Und Benjamin Libet meint: »Das Gehirn ›entscheidet‹ sich dafür, die Handlung in Gang zu bringen – oder den Beginn der Handlung zumindest vorzubereiten –, ehe die Rede davon sein kann, daß man sich einer solchen Entscheidung subjektiv bewußt ist.«[7] Demnach ist es so, daß das Gehirn *Entscheidungen* trifft – oder sich zumindest »entscheidet« – und *spontan Handlungen in Gang bringt*.

Dem wird von psychologischer Seite zugestimmt. Nach der These von John P. Frisby »muß es im Gehirn eine symbolische Beschreibung der Außenwelt geben – eine Beschreibung, die in Symbole gefaßt ist, welche für die verschiedenen Aspekte der Welt stehen, die uns durch den Gesichtssinn bewußt werden«.[8] Danach gilt, daß es *im Gehirn Symbole* gibt: Das Gehirn *verwendet Symbole*, die es vermutlich auch *versteht*. Nach Richard Gregory ist das Sehen »wahrscheinlich die differenzierteste aller Gehirntätigkeiten. Sie beinhaltet, daß die Erinnerungsspei-

6 A. Damasio, *Descartes' Error – Emotion, Reason and the Human Brain*, London: Papermac 1996, S. 173 (übers. von H. Kober: *Descartes' Irrtum*, München: Deutscher Taschenbuch Verlag 1997, S. 237).

7 B. Libet, »Unconscious cerebral initiative and the role of conscious will in voluntary action«, in: *The Behavioural and Brain Sciences* 8 (1985), S. 536.

8 J. P. Frisby, *Seeing. Illusion, Brain and Mind*, Oxford: Oxford University Press 1980, S. 8 f. Auffällig ist, daß die mit dem Cartesianismus und der empiristischen Tradition zusammenhängende irreführende Philosophenterminologie, in der man von einer »Außenwelt« zu reden pflegte, hier vom Geist auf das Gehirn übertragen wird. Diese Redeweise war deshalb irreführend, weil sie einer äußeren »Welt der Materie« eine innere »Welt des Bewußtseins« gegenüberstellen wollte. Das ist jedoch konfus. Der Geist ist kein Ort, und wenn man in durchaus idiomatischer Form sagt, etwas sei *im* Geist, dann heißt das nicht, daß diesem Etwas ein bestimmter Ort im Raum zugewiesen wird (vgl. den Ausdruck »in der Erzählung«). Daher gilt auch, daß sich die Welt (die ja nicht nur aus »bloßer Materie«, sondern auch aus Lebewesen besteht) nicht *räumlich* »außerhalb« des Geistes befindet. Der Gegensatz zwischen dem, was im Gehirn ist, und dem, was außerhalb des Gehirns liegt, ist natürlich ganz wörtlich zu nehmen und völlig einwandfrei. Nicht einwandfrei ist hingegen die These, im Gehirn gebe es »symbolische Beschreibungen«.

cher in Anspruch genommen werden, und verlangt, daß diffizile Klassifikationen vorgenommen, Vergleiche durchgeführt und logische Entscheidungen getroffen werden, damit aus Sinnesdaten Wahrnehmung wird.«[9] Demnach *sieht* das Gehirn, es nimmt *Klassifikationen* vor, führt *Vergleiche* durch und trifft *Entscheidungen*. Kognitionswissenschaftler sind der gleichen Meinung. So schreibt David Marr: »Das Gehirn muß irgendwie dazu in der Lage sein, Informationen zu repräsentieren. [...] Die Erforschung des Sehvermögens muß daher auch eine Untersuchung einschließen, die sich mit der Natur der inneren Repräsentationen befaßt, durch die wir diese Informationen erfassen und sie als Grundlage für Entscheidungen über unsere Gedanken und unsere Handlungen verfügbar machen.«[10] Philip Johnson-Laird meint, das Gehirn habe »Zugang zu einem Teilmodell seiner eigenen Fähigkeiten« und verfüge über die »rekursive Apparatur zur Einbettung von Modellen in Modelle«. Das Bewußtsein ist, wie er behauptet, eine »Eigenschaft einer Klasse paralleler Algorithmen«.[11]

Sind Aussagen, die dem Gehirn psychologische Eigenschaften zuschreiben, verständlich?

Angesichts dieses breiten Konsenses über die richtige Auffassung der Gehirnfunktionen und die Erklärung der kausalen Voraussetzungen, die erfüllt sein müssen, damit die Menschen über ihre natürlichen Denk- und Wahrnehmungsfähigkeiten verfügen und diese zum Einsatz bringen können, ist man geneigt, sich von enthusiastischen Ankündigungen mitreißen zu

9 R.L. Gregory, »The Confounded Eye«, in: R.L. Gregory/E.H. Gombrich (Hg.), *Illusion in Nature and Art*, London: Duckworth 1973, S. 50.
10 D. Marr, *Vision. A Computational Investigation into the Human Representation and Processing of Visual Information*, San Francisco: Freeman 1980, S. 3 (Hervorhebungen hinzugefügt).
11 P.N. Johnson-Laird, »How could consciousness arise from the computations of the brain?«, in: C. Blakemore/S. Greenfield (Hg.), *Mindwaves*, Oxford: Blackwell 1987, S. 257.

lassen, die die Eroberung neuer Wissensgebiete und die Enthüllung beispielloser Geheimnisse in Aussicht stellen.[12] Wir sollten uns jedoch Zeit nehmen und in Ruhe nachdenken. Wir wissen, was es heißt, daß Menschen etwas erfahren, etwas sehen, etwas wissen oder glauben, Entscheidungen treffen, mehrdeutige Daten interpretieren, Mutmaßungen anstellen und Hypothesen bilden. Wir wissen, was es heißt, daß Personen induktive Schlüsse ziehen, Wahrscheinlichkeiten schätzen, Argumente unterbreiten und die in der Erfahrung angetroffenen Dinge klassifizieren und kategorisieren. Wir werfen Fragen auf und suchen nach Antworten. Wir gebrauchen einen Symbolismus (die Sprache), mit dessen Hilfe wir Dinge repräsentieren. Haben wir jedoch eine Ahnung, was es heißt, ein *Gehirn* sehe oder höre etwas, ein *Gehirn* mache Erfahrungen, wisse oder glaube etwas? Haben wir eine Vorstellung davon, was es hieße, daß ein *Gehirn* eine Entscheidung trifft? Verstehen wir, was es heißt, ein Gehirn (ganz zu schweigen von einer Nervenzelle) ziehe *Schlüsse* (einerlei, ob induktiver oder deduktiver Art), *schätze* Wahrscheinlichkeiten, *unterbreite* Argumente, *interpretiere* Daten und stelle auf der Grundlage seiner Interpretationen *Hypothesen* auf? Ob eine Person etwas Bestimmtes sieht, können wir durch Beobachtung feststellen; dazu betrachten wir ihr Verhalten und stellen ihr Fragen. Doch was hieße es: zu beobachten, ob ein Gehirn etwas sieht? (Was etwas anderes ist als das Gehirn einer *Person* zu beobachten, die etwas sieht!) Wir vermögen es zu erkennen, wenn eine Person eine Frage stellt und jemand anders diese Frage beantwortet. Aber haben wir irgendeine Vor-

12 Als Susan Greenfield den Fernsehzuschauern die Errungenschaften der Positronen-Emissions-Tomographie erklärte, verkündete sie voller Erstaunen, daß es damit zum ersten Mal möglich geworden sei, *Gedanken zu sehen*. Semir Zeki ließ die Mitglieder der Royal Society wissen, das neue Jahrtausend gehöre der Neurobiologie, der es unter anderem gelingen werde, die uralten Probleme der Philosophie zu lösen (siehe S. Zeki, »Splendours and miseries of the brain«, in: *Philosophical Transactions of the Royal Society*, B 354 [1999], S. 2054). Vgl. PFN, 14. Kapitel, Abschnitt 4.2).

stellung davon, was es hieße, daß ein Gehirn eine Frage stellt oder eine Frage beantwortet? Alle diese Eigenschaften werden von Menschen ausgesagt. Ist es eine neue *Entdeckung*, daß Gehirne ebenfalls diesen menschlichen Tätigkeiten nachgehen? Oder handelt es sich um eine von Neurowissenschaftlern, Psychologen und Kognitionsforschern ins Werk gesetzte sprachliche Neuerung, durch die der normale Gebrauch dieser psychologischen Ausdrücke aus triftigen theoretischen Gründen erweitert wird? Oder haben wir es mit dem bedenklicheren Fall einer Begriffsverwirrung zu tun? Kann es sein, daß es das einfach *nicht gibt*: daß das Gehirn denkt oder etwas weiß, sieht oder hört, glaubt oder errät, über Informationen verfügt und von ihnen Gebrauch macht, Hypothesen aufstellt usw.? Kann es also sein, daß diese Formulierungen keinen Sinn haben? Doch wenn es sich so verhält, daß es dergleichen gar nicht gibt, stellt sich die Frage, warum so viele hervorragende Wissenschaftler der Auffassung waren, diese so verwendeten Ausdrükke seien tatsächlich sinnvoll.

Ob es verständlich ist, dem Gehirn psychologische Attribute zuzuschreiben, ist keine naturwissenschaftliche, sondern eine philosophische und daher eine begriffliche Frage

Die Frage, der wir uns hier gegenübersehen, ist keine erfahrungswissenschaftliche, sondern eine philosophische Frage. Sie verlangt keine experimentelle Untersuchung, sondern begriffliche Klärung. Es ist nicht möglich, experimentelle Untersuchungen darüber anzustellen, ob das Gehirn denkt oder nicht denkt, ob es glaubt, mutmaßt, folgert, Hypothesen aufstellt usw., ehe man weiß, was es heißt, daß ein Gehirn dergleichen tut, das heißt, ehe wir uns über die Bedeutung dieser Ausdrücke klargeworden sind und wissen, was gegebenenfalls als die entsprechende Tätigkeit des Gehirns *gilt* und welche Belege dafür sprechen, dem Gehirn solche Eigenschaften zuzuschreiben. (Nach den Polen der Erde kann man erst suchen, wenn man weiß, was ein Pol ist – was der Ausdruck »Pol« bedeutet – und was als Entdeckung eines Pols der Erde gilt. Sonst könnte man sich dem Bären Pu anschließen und eine Expeditionsreise nach dem Ostpol antreten.) Die strittige Frage lautet: Hat es Sinn, dem Gehirn solche Eigenschaften zuzuschreiben? Gibt es das überhaupt, daß ein Gehirn denkt, etwas glaubt usw.? (Gibt es so etwas wie den Ostpol?)

In den *Philosophischen Untersuchungen* macht Wittgenstein eine profunde Bemerkung, die für unsere Belange unmittelbar einschlägig ist:

> [...] *nur vom lebenden Menschen, und was ihm ähnlich ist, (sich ähnlich benimmt) [könne man] sagen, es habe Empfindungen; es sähe; sei blind; höre; sei taub; sei bei Bewußtsein, oder bewußtlos.*[13]

Diese Bemerkung resümiert die Schlußfolgerungen, zu denen wir in unserer Untersuchung gelangen werden. Da sich Wittgenstein in der für ihn typischen Weise kurz faßt, muß die Bemerkung weiter ausgeführt werden, und ihre verzweigten Implikationen bedürfen der Erläuterung.

Dabei geht es nicht um Fakten. Es ist nicht durch Tatsachen bedingt, daß nur vom Menschen und dem, was sich wie ein Mensch verhält, gesagt werden kann, es sei ein Träger dieser psychologischen Prädikate. Wenn es sich so verhielte, könnten

13 L. Wittgenstein, *Philosophische Untersuchungen*, Frankfurt/M.: Suhrkamp 1984 u.ö., §281 (Hervorhebungen hinzugefügt, vgl. §§282-284, 357-361). Der dieser Bemerkung zugrundeliegende Gedanke wird von A.J.P. Kenny in dem Artikel »The Homunculus Fallacy« (1971) entfaltet (abgedr. in: Kenny, *The Legacy of Wittgenstein*, Oxford: Blackwell 1984, S.125-136). Eine ins einzelne gehende Interpretation von Wittgensteins Bemerkung findet der Leser in: P.M.S. Hacker, *Wittgenstein. Meaning and Mind*, Band 3 des *Analytical Commentary on the Philosophical Investigations*, Oxford: Blackwell 1990, Exegesis §§281-284, 357-361. Siehe außerdem den Essay »Men, Minds and Machines« (ebd.), in dem einigen Weiterungen dieser Einsicht Wittgensteins nachgegangen wird. Wie aus dem 1. Kapitel von PFN hervorgeht, wurde diese Einsicht von Aristoteles vorweggenommen (*De Anima*, 408b, 2-15).

die Neurowissenschaftler wirklich vor kurzem entdeckt haben, daß auch Gehirne sehen und hören, denken und glauben, Fragen stellen und beantworten, Hypothesen entwickeln und auf der Basis von Informationen Vermutungen anstellen. Eine solche Entdeckung würde gewiß zeigen, daß man dergleichen nicht nur vom Menschen und dem, was sich wie ein Mensch benimmt, aussagen kann. Das wäre erstaunlich, und wir würden mehr darüber hören wollen. Wir würden wissen wollen, welche Belege für diese bemerkenswerte Entdeckung sprechen. Aber so liegen die Dinge natürlich nicht. Daß dem Gehirn psychologische Eigenschaften zugeschrieben werden, läßt sich nicht durch eine neurowissenschaftliche Entdeckung rechtfertigen, aus der hervorgeht, im Gegensatz zu unseren bisherigen Überzeugungen sei es so, daß Gehirne doch genauso wie wir selbst denken und folgern. Die Neurowissenschaftler, Psychologen und Kognitionsforscher, die sich diese Formen der Beschreibung zu eigen gemacht haben, taten das nicht aufgrund von *Beobachtungen*, aus denen hervorgeht, daß das Gehirn denkt und folgert. Susan Savage-Rambaugh hat frappierende Belege vorgelegt, die zeigen, daß entsprechend abgerichtete und geschulte Zwergschimpansen (Bonobo) dazu in der Lage sind, Fragen zu stellen und zu beantworten, in rudimentärer Form Schlüsse zu ziehen, Befehle zu erteilen und zu befolgen usw. Die Belege liegen in ihrem Verhalten: in dem, was sie, wenn sie mit uns interagieren, tun (was auch ihren Gebrauch von Symbolen einschließt). Diese Entdeckung kam in der Tat ganz überraschend, denn niemand hatte geglaubt, daß Affen dazu imstande sind, sich solche Fähigkeiten anzueignen. Es wäre jedoch absurd anzunehmen, daß jemand, der dem Gehirn kognitive und kogitative Attribute zuschreibt, sich auf vergleichbare Belege stützt. Es wäre deshalb absurd, weil wir nicht einmal wissen, was denn zeigen würde, daß dem Gehirn solche Eigenschaften zukommen.

Daß dem Gehirn fälschlich psychologische Attribute zugeschrieben werden, ist eine degenerierte Form von Cartesianismus

Warum hat man sich diese Form der Beschreibung und die damit einhergehenden und davon abhängigen Erklärungsformen zu eigen gemacht, *ohne dafür zu argumentieren und ohne sich Gedanken darüber zu machen*? Nach unserer Vermutung lautet die Antwort: Das war ein Ergebnis des unüberlegten Festhaltens an einer Variante des Cartesianismus. Für den cartesianischen Dualismus ist es bezeichnend, daß dem Geist psychologische Prädikate zugeschrieben werden, die dann nur in abgeleiteter Form vom Menschen ausgesagt werden. Sherrington und seine Schüler Eccles und Penfield blieben einer Form von Dualismus treu, wenn sie über das Verhältnis zwischen ihren neurologischen Entdeckungen und den perzeptuellen und kognitiven Fähigkeiten des Menschen reflektierten. Ihre Nachfolger lehnten den Dualismus ab – völlig zu Recht. Aber die Prädikate, die der Dualist dem immateriellen Geist zuschreibt, wurden von der dritten Generation der Neurowissenschaftler und Gehirnforscher statt dessen bedenkenlos auf das Gehirn angewandt. Dieser Schritt war nichts weiter als eine scheinbar harmlose Konsequenz aus der neurowissenschaftlichen Ablehnung des cartesianischen Zweisubstanzen-Dualismus. Anschließend gingen diese Wissenschaftler dazu über, die perzeptuellen und kognitiven Fähigkeiten des Menschen und die Ausübung dieser Fähigkeiten zu erklären, indem sie sich darauf bezogen, wie das Gehirn *seine* kognitiven und perzeptuellen Fähigkeiten zur Anwendung bringt.

Dem Gehirn psychologische Eigenschaften zuzuschreiben, ist sinnlos

Nach unserer These hat diese Anwendung psychologischer Prädikate auf das Gehirn *keinen Sinn*. Es ist keine tatsachenbedingte Feststellung, daß das Gehirn nicht denkt, keine Hypothesen aufstellt und keine Entscheidungen trifft, nicht sieht und hört, keine Fragen stellt und beantwortet, sondern es hat einfach keinen Sinn, solche Prädikate *oder deren Negation* auf das Gehirn anzuwenden. Das Gehirn ist weder sehend *noch blind* – genauso wie Stöcke und Steine weder wach sind *noch schlafen*. Das Gehirn hört zwar nichts, aber es ist genausowenig taub wie ein Baum. Das Gehirn trifft zwar keine Entscheidungen, aber es ist nicht unentschlossen. Nur ein Wesen, das tatsächlich Entscheidungen treffen kann, kann unentschlossen sein. Ebenso kann das Gehirn nicht bei Bewußtsein sein. Nur das Lebewesen, dessen Gehirn es ist, kann bei Bewußtsein – oder bewußtlos – sein. *Das Gehirn kommt aus logischen Gründen nicht als Träger psychologischer Prädikate in Betracht.* Nur vom Menschen und dem, was sich wie ein Mensch *verhält*, kann man verständlicherweise und buchstäblich sagen, es sehe oder es sei blind, es höre oder es sei taub, es stelle Fragen oder es enthalte sich der Fragen.

Der Punkt, auf den es uns ankommt, ist also begrifflicher Art. Es hat keinen Sinn, dem Gehirn psychologische Prädikate (oder deren Negation) zuzuschreiben, es sei denn, man gebraucht die Worte metaphorisch oder metonymisch. Die Wortverbindung, die sich dabei ergibt, besagt nichts Falsches, sondern sie besagt gar nichts, denn sie hat keinen Sinn. Es ist den psychologischen Prädikaten wesentlich, daß sie nicht auf die Teile eines Lebewesens, sondern nur auf das ganze Lebewesen zutreffen können. Es ist nicht das Auge (geschweige denn das Gehirn), das sieht, sondern *wir* sehen *mit* unseren Augen (und wir sehen nicht *mit* dem Gehirn, obwohl wir ohne ein im Hinblick auf das Sehsystem normal funktionierendes Gehirn nichts sehen würden). Ebenso ist es nicht das Ohr, das hört, sondern es ist das Lebewesen, dessen Ohr es ist. Die Organe eines Lebewesens sind Teile des Lebewesens, und psychologische Prädikate lassen sich nicht von den Bestandteilen des Lebewesens aussagen, sondern nur vom ganzen Lebewesen.

Wenn Neurowissenschaftler dem Gehirn psychologische Eigenschaften zuschreiben, darf man von einem »mereologischen« Fehlschluß sprechen

Die Mereologie ist die Logik der Relationen zwischen dem Ganzen und seinen Teilen. Den Fehler, den der Neurowissenschaftler begeht, wenn er von den Bestand*teilen* eines Lebewesens aussagt, was logisch nur auf das *ganze* Lebewesen zutreffen kann, werden wir als »*mereologischen Fehlschluß*« in puncto Neurowissenschaft bezeichnen.[14] Das Prinzip, wonach psychologische Prädikate, die nur auf Menschen (bzw. andere Lebewesen) als ganze zutreffen können, nicht in verständlicher Weise auf ihre Teile – wie etwa das Gehirn – angewandt werden können, werden wir »*mereologisches Prinzip*« in puncto Neurowissenschaft nennen.[15] Von Menschen – aber nicht von ihrem Gehirn – kann man sagen, daß sie nachdenklich oder gedankenlos sind. Von Lebewesen – aber nicht von ihrem Gehirn, geschweige denn von den Hälften ihres Gehirns – kann man sagen, daß sie etwas sehen, hören, riechen und schmecken. Von Personen – aber nicht von ihrem Gehirn – kann man sagen, daß sie Entscheidungen treffen oder unentschlossen sind.

14 Kenny (»The Homunculus Fallacy«, S. 125) benutzt den Ausdruck »Homunkulus-Fehlschluß« zur Bezeichnung des hier gemeinten begrifflichen Fehlers. Dieser Ausdruck ist zwar anschaulich, aber er kann, wie Kenny einräumt, in die Irre führen, denn eigentlich handelt es sich *nicht* bloß um den Fehler, einem imaginären Homunkulus im Kopf psychologische Prädikate zuzuschreiben. Aus unserer Sicht ist der Ausdruck »mereologischer Fehlschluß« passender. Dabei ist jedoch zu beachten, daß der Irrtum hier nicht bloß darin besteht, einem Teil fälschlich Prädikate zuzuschreiben, die nur auf das Ganze zutreffen, sondern es handelt sich um einen Spezialfall dieser allgemeineren Verwechslung. Die verfehlte Anwendung eines Prädikats ist zwar, wie Kenny darlegt, strenggenommen kein Fehlschluß, da es hier nicht um eine Form ungültigen Folgerns geht, aber sie führt zu Fehlschlüssen (ebd., S. 135 f.). Freilich kommt diese mereologische Verwechslung bei Psychologen und Neurowissenschaftlern häufig vor.

15 Vergleichbare mereologische Prinzipien gelten auch für unbelebte Gegenstände und einige ihrer Eigenschaften. Daraus, daß ein Auto schnell fährt, folgt nicht, daß sein Vergaser schnell fährt; und daraus, daß eine Uhr die Zeit genau anzeigt, folgt nicht, daß ihre Unruh die Zeit genau anzeigt.

Zu beachten ist, daß es viele Prädikate gibt, die tatsächlich sowohl auf ein bestimmtes Ganzes (insbesondere einen Menschen) als auch auf seine Teile angewandt werden können und deren Zutreffen auf das eine aus dem Zutreffen auf das andere erschlossen werden darf. Es kann sein, daß der Mensch wie auch sein Gesicht sonnenverbrannt ist. Wenn ihm am ganzen Körper kalt ist, wird ihm auch an den Händen kalt sein. Ebenso kommt es manchmal vor, daß die Anwendung eines Prädikats, das auf den Menschen zutrifft, auf Teile seines Körpers übertragen wird. Man sagt etwa, der Mann oder die Frau umklammert den Griff, aber man sagt auch, seine/ihre Hand umklammere den Griff. Man sagt, er sei ausgeglitten, und man sagt auch, sein Fuß sei ausgeglitten. Daran ist in logischer Hinsicht nichts auszusetzen. Psychologische Prädikate jedoch treffen im paradigmatischen Fall auf *den Menschen (oder das Tier) als Ganzes* zu und *nicht* auf den Körper und dessen Teile. Hier gibt es einige wenige Ausnahmen, wie beispielsweise bei der Anwendung von Empfindungsverben wie »weh tun« auf Teile des Körpers, etwa in Sätzen wie »Meine Hand tut weh« oder »Du tust mir an der Hand weh«.[16] Aber die psychologischen Prädikate des uns interessierenden Bereichs – also jene, die von Neurowissenschaftlern, Psychologen und Kognitionsforschern in Anspruch genommen werden, um menschliche Fähigkeiten und deren Ausübung zu erklären – kennen keine buchstäbliche Anwendung auf Körperteile, insbesondere keine verständliche Anwendung auf das Gehirn.

16 Zu beachten ist allerdings, daß dann, wenn meine Hand weh tut, nicht meine Hand Schmerzen hat, sondern ich. Und wenn du mir an der Hand weh tust, tust du mir weh. Empfindungsverben lassen sich (im Gegensatz zu Wahrnehmungsverben) auf Körperteile anwenden, das heißt, der Körper ist empfindlich und seine Teile können weh tun, jucken, pochen usw. Aber die entsprechenden Verbalausdrücke mit Substantiven – wie zum Beispiel »Schmerzen haben«, »ein Jucken (oder ein Pochen) spüren« – lassen sich nur von der Person aussagen, nicht von ihren Teilen (in denen die jeweilige Empfindung ihren Ort hat).

3.2 Methodologische Bedenken

Methodologische Einwände gegen den Vorwurf, daß Neurowissenschaftler den mereologischen Fehlschluß begehen

Wenn jemand, der ein Prädikat von einer Sache aussagt, auf die es aus logischen Gründen nicht zutreffen kann, darauf aufmerksam gemacht wird, ist damit zu rechnen, daß er empört dagegenhalten wird, er habe es »nicht so gemeint«. Vielleicht wird er entgegnen, da Unsinn ein Gebilde von Wörtern sei, das nichts sagt und keinen möglichen Sachverhalt beschreibt, habe er offenbar keinen Unsinn *gemeint*. Denn Unsinn *könne* man gar nicht meinen, da es hier sozusagen nichts zu meinen gibt. Also dürfe man seine Worte nicht im normalen Sinn auffassen. Vielleicht seien die problematischen Ausdrücke in einem speziellen Sinn gebraucht worden und eigentlich bloß Homonyme. Womöglich habe es sich aber auch um analogische *Erweiterungen* des üblichen Gebrauchs gehandelt, was in der Wissenschaft ja häufig vorkomme. Oder diese Ausdrücke seien mit metaphorischer oder übertragener Bedeutung gebraucht worden. Sofern diese Auswege zu Gebote stehen, ist der Vorwurf, die betreffenden Neurowissenschaftler seien dem mereologischen Fehlschluß zum Opfer gefallen, unberechtigt. Sie bedienen sich zwar des gleichen psychologischen Vokabulars wie der Durchschnittsmensch, gebrauchen es aber anders. Daher seien Einwände gegen den neurowissenschaftlichen Sprachgebrauch, die auf dem normalen Gebrauch dieser Ausdrücke beruhen, gar nicht relevant.

So einfach liegen die Dinge allerdings nicht. Natürlich hat jemand, der ein Prädikat in der genannten Weise falsch zuschreibt, nicht die Absicht, ein sinnloses Wortgebilde zu äußern. Aber der Umstand, daß er keinen Unsinn äußern wollte, garantiert nicht, daß er es nicht getan hat. Freilich wird er zwar darauf beharren, daß er es »nicht so gemeint« hat – das fragliche

Prädikat sei nicht im üblichen Sinn gebraucht worden –, aber sein Beharren ist letztlich nicht ausschlaggebend. Ausschlaggebend sind in dieser Sache vielmehr *seine eigenen Folgerungen*. Wir müssen uns anschauen, welche Konsequenzen er aus seinen eigenen Worten zieht. Es sind seine Schlüsse, aus denen hervorgehen wird, ob er das Prädikat in einem neuen Sinn verwendet oder es falsch gebraucht hat. Sofern ihm ein Vorwurf zu machen ist, muß dieser sich auf seine eigenen Äußerungen stützen.

Daher wollen wir nun einen Blick auf die vorgeschlagenen Auswege werfen, die zeigen sollen, daß die Neurowissenschaftler und Kognitionsforscher die Irrtümer, die wir ihnen vorwerfen, gar nicht begangen haben.

Erster Einwand (Ullman): Die so verwendeten psychologischen Prädikate sind Homonyme normaler psychologischer Prädikate und haben eine andere, eine technische Bedeutung

Erstens könnte man geltend machen, im Grunde sei es so, daß die Neurowissenschaftler Homonyme verwenden, die eine völlig andere Bedeutung haben. Es sei nichts Ungewöhnliches, geschweige denn etwas Tadelnswertes daran, wenn Wissenschaftler unter dem Druck einer neuen Theorie eine neue Redeweise einführen. Falls das für unbedarfte Leser verwirrend sei, sei es ein leichtes, diese Verwirrung zu beheben. Natürlich sei es so, daß das Gehirn nicht im buchstäblichen Sinn denkt, glaubt, folgert, interpretiert oder Hypothesen aufstellt, sondern es denkt*, glaubt*, folgert*, interpretiert* oder stellt Hypothesen auf*. Es sei nicht der Fall, daß das Gehirn symbolische Repräsentationen kennt oder konstruiert, sondern es kenne symbolische Repräsentationen*.[17]

17 Zu diesem Schachzug siehe S. Ullman, »Tacit Assumptions in the Computational Study of Vision«, in: A. Gorea (Hg.), *Representations of Vision, Trends and Tacit Assumptions in Vision Research*, Cambridge: Cambridge University Press 1991, S. 314 f. Ullman beschränkt sich auf eine Erörterung des Gebrauchs (oder wie wir meinen: des Mißbrauchs) von Ausdrücken wie »Repräsentation« und »symbolische Repräsentation«.

Zweiter Einwand (Gregory): Die so verwendeten psychologischen Prädikate sind analogische Erweiterungen der normalen Ausdrücke

Zweitens könnte man sagen, daß die Neurowissenschaftler den normalen Gebrauch des relevanten Vokabulars durch Analogiebildung erweitern. Das sei in der Geschichte der Wissenschaft schon des öfteren vorgekommen, beispielsweise im Fall der analogischen Erweiterung der hydrodynamischen Terminologie im Rahmen der Elektrizitätslehre. Wer sich mit der Begründung, psychologische Prädikate ließen sich im normalen Sprachgebrauch nur auf das Lebewesen als ganzes anwenden, dagegen wehrt, dem Gehirn solche Prädikate zuzuschreiben, lege damit eine Form von *semantischer Trägheit* an den Tag.[18]

Dritter Einwand (Blakemore): Wenn Neurowissenschaftler dem Gehirn psychologische Attribute zuschreiben, geschieht das in übertragenem oder metaphorischem Sinn, denn sie sind sich im klaren darüber, daß das Gehirn weder denkt noch Karten gebraucht

Drittens könnte man entgegnen, *eigentlich* glaubten die Neurowissenschaftler gar nicht, daß das Gehirn genauso wie wir Schlüsse zieht, argumentiert, Fragen stellt und Antworten gibt. Sie glaubten nicht wirklich, daß das Gehirn Hinweise interpretiert, Mutmaßungen anstellt oder Symbole enthält, welche die Außenwelt beschreiben. Sie sagen zwar, das Gehirn enthalte »Karten« und »innere Repräsentationen«, aber sie gebrauchen diese Wörter nicht in ihrem üblichen, normalen Sinn. Es handele sich um eine sinnbildliche und metaphorische Redeweise, manchmal sogar um dichterische Freiheit.[19] Die Neurowissen-

18 Dieser Ausdruck stammt von Richard Gregory. Siehe seinen Artikel »The Confounded Eye«, in: R. L. Gregory/E. H. Gombrich (Hg.), *Illusion in Nature and Art*, London: Duckworth 1973, S. 51.

19 Siehe C. Blakemore, »Understanding Images in the Brain«, in: H. Barlow/C. Blakemore/M. Weston-Smith (Hg.), *Images and Understanding*, Cambridge: Cambridge University Press 1990, S. 257-283.

schaftler ließen sich daher von solchen Ausdrücken nicht im mindesten irreführen. Sie seien sich völlig im klaren über das Gemeinte, doch es fehlten ihnen die Worte, um sich anders als mit Hilfe metaphorischer oder bildlicher Formulierungen auszudrücken.

Erwiderung auf den Einwand, Neurowissenschaftler gebrauchten das psychologische Vokabular in einem technischen Spezialsinn

Was den Mißbrauch des psychologischen Vokabulars betrifft, der darin liegt, daß psychologische Prädikate vom Gehirn ausgesagt werden, deuten alle Indizien darauf hin, daß diese Ausdrücke von den Neurowissenschaftlern keineswegs in einem speziellen Sinn verwendet werden. Die von ihnen gebrauchten psychologischen Ausdrücke sind durchaus keine neuen Homonyme, sondern sie werden in ihrem üblichen Sinn in Anspruch genommen, denn sonst würden die Neurowissenschaftler nicht die tatsächlich gezogenen Schlüsse daraus ziehen. Wenn Crick behauptet: »Was man sieht, ist nicht, was *wirklich* da ist; es ist das, wovon Ihr Hirn *glaubt*, es sei da«, ist es wichtig, daß er das Wort »glauben« im normalen Sinn auffaßt, also nicht so, als bedeute es das gleiche wie der neuartige Ausdruck »glauben*«. Denn es gehört ja zu der von Crick erzählten Geschichte, daß das Glauben das Ergebnis einer auf vorgängigen *Erfahrungen* und *Informationen* beruhenden *Interpretation* ist (und nicht das Ergebnis einer auf vorgängigen Erfahrungen* und Informationen* beruhenden Interpretation*). Wenn Semir Zeki sagt, der Erwerb von Wissen sei eine »ursprüngliche Funktion des Gehirns«,[20] meint er Wissen (und nicht Wissen*), denn sonst würde er es nicht für die Zukunftsaufgabe der Neurowissenschaft halten, daß sie die Probleme der Erkenntnistheorie löst (sondern vermutlich die Probleme der Erkenntnistheorie*).

20 S. Zeki, »Abstraction and Idealism«, in: *Nature* 404 (April 2000), S. 547.

Ebenso verhält es sich, wenn Young meint, das Gehirn enthalte Wissen und Informationen, die dort genauso enkodiert seien, »wie Wissen in Büchern oder Computern aufgezeichnet werden kann«.[21] Hier meint er Wissen (und nicht Wissen*), denn es sind Wissen und Informationen (und nicht Wissen* und Informationen*), die in Büchern und Computern aufgezeichnet werden können. Wenn Milner, Squire und Kandel von »deklarativem Gedächtnis« reden, fügen sie erläuternd hinzu, dieser Ausdruck bezeichne das, »was normalerweise mit dem Ausdruck ›Gedächtnis‹ gemeint ist«.[22] Doch dann fahren sie fort und sagen, solche Erinnerungen (nicht Erinnerungen*) seien »im Gehirn gespeichert«. Das setzt voraus, daß es Sinn hat, von Erinnerungen (im normalen Sinn des Wortes) zu sagen, sie würden *im Gehirn* gespeichert.[23]

Erwiderung auf Ullman: David Marr über »Repräsentationen«

Der Vorwurf, man sei einem mereologischen Fehlschluß erlegen, läßt sich nicht so leicht entkräften. Aber vielleicht hat es den Anschein, als stünde Simon Ullman auf festerem Boden, sobald es um Aussagen über innere Repräsentationen und symbolische Repräsentationen (sowie Karten) *im Gehirn* geht. Wenn »Repräsentation« nicht bedeutet, was es normalerweise bedeutet [nämlich »Darstellung«, Übers.], und wenn »symbolisch« nicht mit Symbolen zusammenhängt, dann ist es vielleicht wirklich harmlos zu sagen, im Gehirn gebe es innere, symbolische Repräsentationen. (Und wenn »Karten« [*maps*] nichts mit Atlanten, sondern nur etwas mit Abbildungen im mathematischen Sinn [*mappings*] zu tun haben, kann es auch harmlos sein zu sagen, im Gehirn gebe es Karten.) Es ist zwar

21 Young, *Programs of the Brain*, S. 192.

22 B. Milner/L. Squire/E. Kandel, »Cognitive Neuroscience and the Study of Memory«, in: *Neuron* 20 (1998), S. 450.

23 Eine eingehende Erörterung dieser fragwürdigen These findet der Leser in PFN, 5. Kapitel, Abschnitt 2.2.

äußerst unbesonnen, Homonyme zu vervielfachen, aber es braucht keine begriffliche Inkohärenz zu beinhalten, *solange die Wissenschaftler, die sich dieser Ausdrücke bedienen, nicht vergessen, daß diese Worte nicht ihre übliche Bedeutung haben.* Leider ist es im Regelfall so, daß sie es doch vergessen und dann den neuen Gebrauch mit dem alten kreuzen, so daß sich etwas Inkohärentes ergibt. Ullman pocht im Zusammenhang seiner Apologie für Marr (völlig zu Recht) darauf, daß bestimmte Gehirnvorgänge als Repräsentationen* der Tiefe, der Orientierung oder des Reflexionsgrads angesehen werden können.[24] Das heißt, man kann bestimmte Vorkommnisse des Feuerns von Neuronen zu Merkmalen im Gesichtsfeld in Beziehung setzen (wobei jene Vorkommnisse als »Repräsentationen*« dieser Merkmale bezeichnet werden). Es liegt jedoch auf der Hand, daß damit nicht schon alles gesagt ist, was Marr meint. Er behauptet nämlich, daß Zahlensysteme (mit römischen oder arabischen Ziffern oder mit binärer Notation) Repräsentationen sind. Diese Schreibweisen haben aber nichts mit kausalen Korrelationen zu tun, sondern sie hängen mit Konventionen der Darstellung zusammen. Marr schreibt: »Die Repräsentation einer Gestalt wäre ein formales Schema zur Beschreibung einiger Aspekte der Gestalt, verbunden mit Regeln, die angeben, wie das Schema auf einzelne Gestalten anzuwenden ist.«[25] Ferner heißt es, ein formales Schema sei »eine Menge von Symbolen mit Regeln für ihre Verknüpfung«.[26] »Eine Repräsentation ist daher gar keine absonderliche Idee, denn wir alle benutzen ständig Repräsentationen. Allerdings halte ich es für eine großartige und faszinierende Idee, wenn man meint, es sei möglich, einen Aspekt der Realität zu erfassen, indem man ihn durch den Gebrauch eines Symbols beschreibt, und auf diese Weise etwas

24 Ullman, »Tacit Assumptions in the Computational Study of Vision«, S. 314f.

25 Marr, *Vision*, S. 20.

26 Ebd., S. 21.

Nützliches zu erreichen.«[27] Doch der Sinn, in dem wir »ständig Repräsentationen benutzen« – in dem Repräsentationen regelgeleitete Symbole sind und in dem sie zur Beschreibung von Dingen benutzt werden –, ist der semantische Sinn des Worts »Repräsentation« und nicht der Sinn eines neuen, kausal definierten Homonyms. Marr ist in seine eigene Falle gegangen.[28] Im Grunde vermengt er Ullmans Repräsentationen*, bei denen es sich tatsächlich um kausale Korrelate handelt, mit Repräsentationen, also Symbolen oder Symbolsystemen mit einer Syntax und konventionell bestimmten Bedeutungen.

Erwiderung auf Ullman: Young über »Karten« und Frisby über »symbolische Repräsentationen«

Ebenso wäre es irreführend, wenn auch im übrigen harmlos, falls mit der Rede von Karten im Gehirn nichts anderes gemeint wäre, als daß bestimmte Merkmale des Gesichtsfelds auf das Feuern bestimmter Gruppen von Zellen im »visuellen« Kortex abgebildet werden können. In diesem Fall kann man aber nicht wie Young verfahren und im weiteren behaupten, das Gehirn mache von seinen Karten Gebrauch, wenn es seine Hypothesen über das Sichtbare aufstellt. Ebenfalls harmlos wäre es, von symbolischen Repräsentationen im Gehirn zu reden, solange das Wort »symbolisch« nichts mit semantischer Bedeutung zu tun hat, sondern lediglich »natürliche Bedeutung« bezeichnet (Beispiel: »Rauch bedeutet Feuer«). Doch dann kann man nicht fortfahren wie Frisby, wenn er sagt, es müsse »im Gehirn eine symbolische Beschreibung der Außenwelt geben – eine Beschreibung, die in Symbole gefaßt ist, welche für die verschiedenen Aspekte der Welt stehen, die uns durch den Gesichtssinn bewußt werden«.[29] Denn dieser Gebrauch des Worts »Symbol«

27 Ebd.

28 Die Kritik an Marrs rechnerischer Erklärung des Sehens wird im 4. Kapitel (Abschnitt 2.4) von PFN fortgesetzt.

29 Frisby, *Seeing*, S. 8.

ist offenbar semantischer Art. Rauch bedeutet zwar insofern Feuer, als er ein *Anzeichen* von Feuer ist (also ein induktiv verknüpfter Anhaltspunkt), aber er ist kein *Zeichen* für Feuer. Der Rauch, der auf einem weit entfernten Hügel aufsteigt, ist keine in Symbole gefaßte Beschreibung, und das Feuern von Neuronen im »visuellen« Kortex ist keine symbolische Beschreibung von Gegenständen im Gesichtsfeld, obwohl ein Neurowissenschaftler womöglich dazu imstande wäre, von seinem Wissen über die Identität der im »visuellen« Kortex feuernden Zellen Schlüsse auf das zu ziehen, was für das betreffende Lebewesen sichtbar ist. Das Feuern der Zellen in V1 kann ein Anzeichen dafür sein, daß sich im Gesichtsfeld dieses Lebewesens eine Figur befindet, deren Linien in bestimmter Weise ausgerichtet sind, aber es *steht* nicht *für* irgend etwas. Diese Vorkommnisse des Feuerns sind keine Symbole, und sie beschreiben gar nichts.

Erwiderung auf den zweiten Einwand, wonach die Neurowissenschaftler, indem sie dem Gehirn psychologische Eigenschaften zuschreiben, keinen mereologischen Fehlschluß begehen, sondern nur das psychologische Vokabular analogisch erweitern

Man könnte den Eindruck gewinnen, daß der Gedanke, der neurowissenschaftliche Sprachgebrauch sei alles andere als begrifflich inkohärent, sondern verfahre innovativ und erweitere das psychologische Vokabular in neuer Art und Weise, eine weitere Möglichkeit bietet, sich dem Vorwurf zu entziehen, die von Neurowissenschaftlern vorgelegten Beschreibungen ihrer Entdeckungen überschritten häufig die Grenzen des Sinns. Richtig ist, daß Analogien eine Quelle wissenschaftlicher Erkenntnis sind. So hat die hydrodynamische Analogie zur Entwicklung der Theorien über Elektrizität beigetragen, obwohl der elektrische Strom nicht in der gleichen Weise fließt wie Wasser und obwohl ein elektrischer Draht kein Rohr ist. Die strittige Frage ist, ob die Anwendung des psychologischen Vokabulars auf das Gehirn als Analogiebildung zu verstehen ist.

Die Aussichten sind nicht gut. Die Anwendung psychologischer Ausdrücke auf das Gehirn gehört nicht zu einer komplexen Theorie, in der es von funktionalen, mathematischen Beziehungen wimmelt, die sich durch quantifizierbare Gesetze ausdrücken lassen, wie sie in der Elektrizitätslehre zu finden sind. Offenbar ist etwas sehr viel Lockereres vonnöten. So haben etwa Psychologen im Anschluß an Freud und andere Autoren Begriffe wie »Überzeugung«, »Trieb« und »Motiv« erweitert, um von *unbewußten* Überzeugungen, Trieben und Motiven sprechen zu können. Wenn diese Begriffe einer solchen analogischen Erweiterung unterzogen werden, liegt etwas Neues vor, das der Erklärung bedarf. Die jetzt erweiterten Ausdrücke lassen nicht mehr die gleichen kombinatorischen Möglichkeiten zu wie vorher. Sie haben nun eine andere, in wichtiger Hinsicht verwandte Bedeutung, die erklärt werden muß. Die Beziehung zwischen einer (bewußten) Überzeugung und einer unbewußten Überzeugung beispielsweise gleicht nicht der Beziehung zwischen einem sichtbaren und einem verborgenen Stuhl – sie ist nicht »genauso wie die bewußte Überzeugung bloß unbewußt«, sondern ähnelt eher dem Verhältnis zwischen $\sqrt{1}$ und $\sqrt{-1}$. Doch wenn Neurowissenschaftler wie Sperry und Gazzaniga sagen, die linke Gehirnhälfte treffe Entscheidungen, entwickle Interpretationen, wisse, beobachte und erkläre Dinge, geht aus dem übrigen Text deutlich hervor, daß den psychologischen Ausdrücken hier keine neue Bedeutung gegeben worden ist. Sonst würden sie ja nicht sagen, eine Gehirnhälfte sei »ein bewußtes, selbständiges System, das wahrnimmt, denkt, sich erinnert, Schlüsse zieht, will und fühlt, und zwar *durchweg auf einer für den Menschen charakteristischen Ebene*«.[30]

30 R. Sperry, »Lateral Specialization in the Surgically Separated Hemispheres«, in: F. O. Schmitt/F. G. Worden (Hg.), *The Neurosciences Third Study Programme*, Cambridge, MA: MIT Press 1974, S. 11 (Hervorhebung

Es ist nicht semantische Trägheit, die uns zu der Behauptung motiviert, daß sich die Neurowissenschaftler in diverse Formen begrifflicher Inkohärenz verstricken lassen. Ausschlaggebend ist vielmehr die Einsicht in die Forderungen der Logik psychologischer Ausdrücke. Psychologische Prädikate lassen sich nur dem ganzen Lebewesen und nicht seinen Teilen zuschreiben. Keine Konventionen sind festgesetzt worden, um zu bestimmen, was es heißen soll, wenn solche Prädikate von einem Teil des Lebewesens ausgesagt werden, insbesondere von seinem Gehirn. Daher überschreitet die Anwendung solcher Prädikate auf das Gehirn oder die Hälften des Gehirns die Grenzen des Sinns. Die Behauptungen, die sich daraus ergeben, sind nicht falsch, denn um sagen zu können, daß etwas falsch sei, muß man eine Vorstellung davon haben, was es hieße, wenn es wahr wäre. In diesem Fall müßten wir wissen, was es hieße, wenn das Gehirn dächte, sähe und hörte usw., und wir müßten festgestellt haben, daß das Gehirn dergleichen de facto nicht tut. Davon haben wir jedoch keine Vorstellung, und die genannten Behauptungen sind nicht falsch. Vielmehr geht den betreffenden Sätzen der Sinn ab. Das heißt nicht, daß sie töricht oder dumm sind, sondern es heißt, daß diesen Wortzusammenstellungen kein Sinn zugeordnet worden ist, so daß sie gar nichts besagen, obwohl es so aussieht, als sagten sie etwas.

Erwiderung auf den dritten Einwand (Blakemore), wonach die Anwendung psychologischer Prädikate auf das Gehirn eine bloße Metapher ist

Der dritte methodologische Einwand wurde von Colin Blakemore erhoben. Dabei bezieht er sich auf Wittgensteins Bemerkung, »nur vom lebenden Menschen, und was ihm ähnlich ist, (sich ähnlich benimmt) [könne man] sagen, es habe Empfindungen; es sähe; sei blind; höre; sei taub; sei bei Bewußtsein, oder

hinzugefügt). Zu Einzelheiten bezüglich dieser Formen der Beschreibung siehe PFN, Kapitel 14, Abschnitt 3.

bewußtlos«. Über diese Bemerkung sagt er, sie sei, »wie es scheint, trivial, vielleicht sogar schlicht falsch«. Er geht auch auf den Vorwurf ein, neurowissenschaftliche Äußerungen über »Karten« im Gehirn könnten Anlaß zu Verwechslungen geben. (Denn eigentlich könne nichts weiter gemeint sein, als daß man beispielsweise Aspekte von Gegenständen im Gesichtsfeld auf das Feuern von Zellen im »visuellen« Kortex abbildet.) Dazu stellt Blakemore fest, daß eine überwältigende Zahl von Belegen für die Existenz »topographischer Muster von Aktivität« im Gehirn spreche.

> Seit Hughlings Jackson ist der Begriff der funktionalen Unterteilung und der topographischen Repräsentation eine Sine qua non der Gehirnforschung. Die Aufgabe der Gehirnkartierung ist zwar weit von ihrer Vollendung entfernt, doch die Erfolge der Vergangenheit stimmen zuversichtlich und machen es wahrscheinlich, daß jeder Teil des Gehirns (und zumal der Großhirnrinde) tatsächlich gemäß einer räumlichen Ordnung strukturiert ist. Genauso wie beim Entschlüsseln eines Kodes, der Übersetzung der Linearschrift B oder der Entzifferung von Hieroglyphen brauchen wir, um die Ordnung im Gehirn zu erkennen, nichts weiter als eine Menge von Regeln, und zwar Regeln, welche die Aktivität der Nerven zu Vorgängen in der Außenwelt oder im Körper des Lebewesens in Beziehung setzen.[31]

Der Ausdruck »Repräsentation« bezeichnet hier lediglich eine systematische Kausalverknüpfung. Das ist durchaus harmlos. Aber diese Wortbedeutung darf nicht mit dem Sinn verwechselt werden, in dem man sagen kann, ein Satz einer Sprache reprä-

31 Blakemore, »Understanding Images in the Brain«, S. 265. Zu beachten ist, daß es, um die Ordnung im Gehirn zu erkennen, keineswegs einer Menge von *Regeln* bedarf, sondern nur einer Menge regelmäßiger Korrelationen. Eine Regel ist – im Gegensatz zu einer bloßen Regelmäßigkeit – ein Verhaltensmaßstab, eine Norm der Richtigkeit, anhand deren bestimmtes Verhalten beurteilt und für richtig oder falsch, korrekt oder inkorrekt befunden werden kann.

sentiere den von ihm beschriebenen Sachverhalt, eine Karte repräsentiere das kartographisch Dargestellte oder ein Gemälde repräsentiere das Abgebildete. Dennoch ist diese Doppeldeutigkeit im Gebrauch des Worts »Repräsentation« gefährlich, denn mit einiger Wahrscheinlichkeit führt sie zu einer Verwechslung dieser verschiedenen Bedeutungen. Wie verwirrend das sein kann, geht aus den folgenden Bemerkungen Blakemores hervor:

> Angesichts dieser überwältigenden Belege für das Vorhandensein topographischer Muster von Aktivität im Gehirn kommt es wohl kaum überraschend, daß Neurophysiologen und Neuroanatomen nunmehr von *Karten* im Gehirn sprechen, von denen angenommen wird, daß sie bei der Repräsentation und Interpretation der Welt durch das Gehirn eine Rolle spielen, die ebenso wesentlich ist wie die der Karten im Atlas für dessen Benutzer. Der Biologe J. Z. Young schreibt, das Gehirn habe eine Sprache piktographischer Art: »Was im Gehirn vor sich geht, muß eine zuverlässige Repräsentation der äußeren Vorgänge bereitstellen, und die Anordnung der Zellen im Gehirn liefert ein detailliertes Modell der Welt. Durch topographische Analogien kommuniziert es Bedeutungen.«[32] Aber birgt der metaphorische Gebrauch von Ausdrücken wie »Sprache«, »Grammatik« und »Karte« zur Beschreibung der Eigenschaften des Gehirns eine Gefahr? [...] Ich halte es für ausgeschlossen, daß es einen Neurophysiologen gibt, der annimmt, der Gehirnatlas werde von einem gespenstischen Kartographen durchblättert. Ich glaube auch nicht, daß die Verwendung alltagssprachlicher Wörter (wie Karte, Repräsentation, Kode, Information und sogar Sprache) ein begrifflicher Schnitzer der [ausgemalten] Art ist. Diese metaphorischen Bilder sind eine Mischung aus empirischer

32 Young, *Programs of the Brain*, S. 52.

Beschreibung, dichterischer Freiheit und unzulänglichem Vokabular.[33]

Ob ein metaphorischer Wortgebrauch eine Gefahr birgt, hängt davon ab, wie klar es ist, daß er lediglich metaphorisch ist, sowie davon, ob sich der Autor daran erinnert, daß er tatsächlich nur metaphorisch ist. Ob die Aussagen von Neurowissenschaftlern, die dem Gehirn Eigenschaften zuschreiben, die im buchstäblichen Sinn nur auf das Lebewesen als ganzes angewandt werden können, wirklich bloß metaphorisch (metonymisch oder synekdochisch) sind, ist überaus fraglich. *Natürlich* glauben die Neurophysiologen nicht, es gebe einen »gespenstischen Kartographen«, der einen Gehirnatlas durchblättert, doch sie glauben in der Tat, das Gehirn *mache Gebrauch* von den Karten. Nach Young stellt das Gehirn Hypothesen auf und verfährt dabei auf der Grundlage dieser »topographisch geordneten Repräsentation«.[34] Die strittige Frage lautet: Welche Schlüsse ziehen die Neurowissenschaftler aus ihrer Behauptung, im Gehirn gebe es Karten oder Repräsentationen, aus ihrer These, das Gehirn enthalte Informationen, oder aus Äußerungen über »Sprachen des Gehirns« (J. Z. Young)? Diese angeblich metaphorischen Wortverwendungen sind Bananenschalen auf dem Weg des jeweiligen Sprechers. Er *muß* zwar nicht drauftreten und ausgleiten, aber wahrscheinlich wird es doch passieren.

Blakemores Verwechslung

Wie leicht es geschieht, daß sich aus angeblich harmlosen Metaphern Verwechslungen ergeben, geht aus dem oben angeführten Blakemore-Zitat hervor. Es mag zwar harmlos sein, von »Karten« zu sprechen, sofern damit nichts anderes gemeint ist als mathematische Abbildungen bestimmter Merkmale des Wahrnehmungsfelds auf topographisch entsprechende Zellgruppen, die systematisch auf diese Merkmale reagieren, aber es ist alles

33 Blakemore, »Understanding Images in the Brain«, S. 265-267.

34 Young, *Programs of the Brain*, S. 11.

andere als harmlos, wenn man von solchen »Karten« sagt, daß »sie bei der *Repräsentation* und *Interpretation* der Welt durch das Gehirn eine Rolle spielen, die ebenso wesentlich ist wie die der Karten im Atlas für dessen Benutzer« (Hervorhebungen hinzugefügt). Zunächst einmal ist nicht klar, welche Bedeutung dem Wort »Interpretation« in diesem Zusammenhang zuzuordnen ist. Es ist nämlich keineswegs offenkundig, was mit der Behauptung gemeint sein könnte, topographische Beziehungen zwischen Zellgruppen, die Merkmalen des Wahrnehmungsfelds systematisch entsprechen, spielten eine wesentliche Rolle, wenn das Gehirn etwas *interpretiert*. Interpretieren heißt, buchstäblich genommen, soviel wie: die Bedeutung von etwas erklären oder etwas Mehrdeutiges im einen oder anderen Sinn auffassen. Es hat jedoch keinen Sinn anzunehmen, das Gehirn *erkläre* etwas oder es begreife etwas nicht in jenem, sondern *in diesem Sinn*. Wenn wir uns an J.Z. Young halten, um herauszubekommen, was ihm vorschwebt, stoßen wir auf die These, auf der Basis solcher Karten gelinge es dem Gehirn, »Hypothesen aufzustellen und Programme zu konstruieren« – doch damit geraten wir nur immer tiefer in den Sumpf.

Noch wichtiger ist der folgende Punkt: Einerlei, wie wir Blakemores These, »Gehirn-Karten« (die eigentlich keine Karten sind) spielten eine wesentliche Rolle »bei der Repräsentation und Interpretation der Welt durch das Gehirn«, deuten können – diese Rolle *kann* nicht die gleiche sein *»wie die der Karten im Atlas für dessen Benutzer«*. Denn eine Karte ist eine bildliche Darstellung in Einklang mit bestimmten Abbildungskonventionen und Projektionsregeln. Wer mit einem Atlas umgehen kann, muß diese Konventionen kennen und verstehen und die Merkmale des Dargestellten von den Karten ablesen. Aber die »Karten« im Gehirn sind in diesem Sinne gar keine Karten. Das Gehirn gleicht nicht dem Leser einer Karte, denn man kann nicht sagen, es kenne irgendwelche Darstellungskonventionen oder Projektionsmethoden bzw. es sei dazu imstande, in Übereinstimmung mit bestimmten Konventionen irgend etwas von der topographischen Anordnung feuernder Zellen abzulesen. Die Zellen sind nämlich gar nicht in Übereinstimmung mit Konventionen angeordnet, und die Korrelation zwischen ihrem Feuern und gewissen Merkmalen des Wahrnehmungsfelds ist keine konventionelle, sondern eine *kausale* Beziehung.[35]

35 Welche Verwirrung es stiften kann, wenn man es unterläßt, zwischen Regel und Regelmäßigkeit bzw. zwischen dem Normativen und dem Kausalen zu unterscheiden, wird deutlich, wenn man sich Blakemores Anmerkungen zu der von Penfield und Rasmussen stammenden Homunkulus-Zeichnung zur Veranschaulichung des motorischen Kortex vornimmt. Blakemore weist darauf hin, daß »Kiefer und Hände enorm überrepräsentiert sind« (»Understanding Images in the Brain«, S. 266, lange Anmerkung zur Erläuterung der Abbildung 17.6). Das hätte aber nur dann Sinn, wenn von einer Karte mit irreführender Projektionsmethode die Rede wäre (so wie man etwa von den relativen Verzerrungen durch eine Zylinder- oder Mercator-Projektion spricht). Doch da die Homunkulus-Zeichnung nichts weiter darstellt als die relative Zahl der für bestimmte Funktionen kausal verantwortlichen Zellen, gibt es hier *nichts*, was »überrepräsentiert« wird oder werden könnte. Denn Blakemore will doch bestimmt nicht sagen, im Gehirn gebe es mehr mit den Kiefern und den Händen korrelierte Zellen, als es geben sollte!

Maxwell Bennett und Peter Hacker

Die philosophischen Grundlagen der Neurowissenschaft

Auszug aus Kapitel 10

10.3 Qualia

Qualia im Sinne der qualitativen Beschaffenheit der Erfahrung – die philosophische Auffassung

Die Verlockung, den Begriff des Bewußtseins so zu erweitern, daß er den gesamten Bereich der »Erfahrung« oder des »Erlebens« umfaßt, wurde in hohem Maße dadurch verstärkt, daß die Idee der Qualia von einigen Philosophen auf schiefe Weise ins Spiel gebracht wurde. Von Neurowissenschaftlern sind diese abwegige Idee und die damit verbundenen Mißverständnisse leider aufgegriffen worden. Der Ausdruck »Qualia« wurde so eingeführt, daß er die unterstellte »qualitative Beschaffenheit des Erlebens« bezeichnen sollte. Jede Erfahrung, so wird behauptet, weise eine sie auszeichnende qualitative Beschaffenheit auf. Zu den Qualia gehören nach Ned Block »die Art und Weise, in der es sich anfühlt, etwas zu sehen, zu hören und zu riechen, die Art und Weise, in der es sich anfühlt, Schmerzen zu haben, allgemeiner gesprochen: die Art und Weise, wie es ist, mentale Zustände zu haben. Qualia sind erlebnisbezogene Eigenschaften von Empfindungen, Gefühlen, Wahrnehmungen sowie [...] von Gedanken und Wünschen.«[1] In ähnlicher Form macht John Searle geltend: »Jeder Bewußtseinszustand fühlt sich in einer qualitativ bestimmten Weise an, was deutlich wird,

1 N. Block, »Qualia«, in: S. Guttenplan (Hg.), *Blackwell Companion to the Philosophy of Mind*, Oxford: Blackwell 1994, S. 514.

wenn man Beispiele betrachtet. Das Erlebnis beim Schmecken von Bier ist ein völlig anderes als das beim Hören von Beethovens Neunter Symphonie, und beide sind qualitativ anders beschaffen als das Riechen einer Rose oder das Sehen eines Sonnenuntergangs. Diese Beispiele veranschaulichen die verschiedenen qualitativen Merkmale bewußter Erfahrungen.«[2] Searle ist, ebenso wie Block, der Meinung, Denken fühle sich in qualitativer Hinsicht auf bestimmte Weise an: »Wenn man denkt, daß zwei plus zwei gleich vier ist, fühlt sich das irgendwie an. Es läßt sich nicht anders beschreiben als durch Formulierungen wie die: daß es sich um das charakteristische Gefühl beim Denken des bewußten Gedankens ›zwei plus zwei gleich vier‹ handelt.«[3] Der Gegenstand einer Untersuchung des Bewußtseins läßt sich nach David Chalmers »am besten mit den Worten ›die subjektive Qualität des Erlebens‹ charakterisieren«. Ein mentaler Zustand ist nach seiner These dann ein bewußter Zustand, »wenn er sich in *qualitativer* Hinsicht irgendwie *anfühlt*, also wenn er mit einer Erlebnisqualität einhergeht. Diese Formen qualitativen Sichanfühlens heißen auch phänomenale Qualitäten, kurz: Qualia. Das Problem der Erklärung dieser phänomenalen Qualitäten ist das gleiche wie das Problem der Erklärung des Bewußtseins.«[4] Auch Chalmers vertritt die Ansicht, Denken sei ein Erlebnis mit qualitativem Inhalt: »Wenn ich beispielsweise an einen Löwen denke, scheint ein löwenhafter Beigeschmack meine Phänomenologie zu kennzeichnen. Es gibt einen feinen Unterschied zwischen der Art, wie es sich anfühlt, an einen Löwen zu denken, und der Art, wie es sich anfühlt, an den Eiffelturm zu denken.«[5]

2 J. Searle, »Consciousness«, in: *Annual Review of Neuroscience* 23 (2000), S. 557-578, hier S. 560.
3 Ebd., S. 561.
4 D.J. Chalmers, *The Conscious Mind*, Oxford: Oxford University Press 1996, S. 4.
5 Ebd., S. 10.

Die Neurowissenschaftler schließen sich den Philosophen an

Von neurowissenschaftlicher Seite ist man mit diesem Begriff der Qualia einverstanden. Ian Glynn behauptet: »Am ehesten bringt man die Qualia zwar mit Empfindungen und Wahrnehmungen in Verbindung, aber sie finden sich auch in anderen mentalen Zuständen wie zum Beispiel Überzeugungen, Wünschen, Hoffnungen und Befürchtungen, während man sich des Vorkommens dieser Zustände bewußt ist.«[6] Damasio stellt fest: »Qualia sind die einfachen sensorischen Eigenschaften, die durch das Blau des Himmels oder den Klang eines Cellos hervorgerufen werden.«[7] Nach Edelman und Tononi »repräsentiert jede unterscheidbare bewußte Erfahrung einen anderen subjektiven Erlebniszustand – unabhängig davon, ob es sich nun in erster Linie um eine Empfindung, ein Bild, einen Gedanken oder auch um eine Stimmung handelt«.[8] Dem fügen sie hinzu, die Frage der Qualia sei »das vielleicht am schwersten zugängliche Problem im Zusammenhang mit dem Bewußtsein«.

Die qualitative Beschaffenheit des Erlebens wird erklärt, indem man sich darauf bezieht, wie es ist, dieses Erlebnis zu haben

Wie sich eine bewußte Erfahrung subjektiv bzw. qualitativ anfühlt, wird seinerseits gekennzeichnet, indem man sagt, es gebe *etwas, wie es ist*, wenn ein Organismus das betreffende Erlebnis hat. Wie es ist, sei das gleiche wie die subjektive Beschaffenheit dieser Erfahrung. In der *Routledge Encyclopaedia of Philosophy*

6 I. Glynn, *An Anatomy of Thought*, Oxford: Oxford University Press 2003, S. 392.

7 A. Damasio, *The Feeling of What Happens*, London: Heinemann 1999, S. 9 (übers. von Hainer Kober: *Ich fühle, also bin ich*, München: Ullstein 2002, S. 21).

8 G. Edelman/G. Tononi, *Consciousness – How Matter Becomes Imagination*, London: Allen Lane, The Penguin Press 2000, S. 157 (übers. von S. Kuhlmann-Krieg: *Gehirn und Geist. Wie aus Materie Bewußtsein entsteht*, München: C.H. Beck 2002, S. 215).

heißt es: »Einer Erfahrung oder einer sonstigen mentalen Entität ist man sich genau dann ›phänomenal bewußt‹, wenn es für den Betreffenden irgendwie ist, dieses Erlebnis zu haben.«[9] »Bewußtseinszustände sind«, wie Searle ausführt, »insofern etwas Qualitatives, als jedem Bewußtseinszustand etwas entspricht, wie es sich anfühlt, in diesem Zustand zu sein.«[10] Dieser Gedanke und die faszinierende Formulierung »es gibt etwas, wie es ist« oder »wie es sich anfühlt« stammen aus dem Artikel »What is it like to be a bat?« des Philosophen Thomas Nagel. Dort macht er geltend: »Die Tatsache, daß ein Organismus *überhaupt* bewußte Erfahrung hat, heißt im wesentlichen, daß es irgendwie ist, dieser Organismus zu *sein*. [...] Grundsätzlich aber hat ein Organismus bewußte mentale Zustände dann und nur dann, wenn es irgendwie ist, dieser Organismus zu *sein* – wenn es irgendwie *für* diesen Organismus ist.«[11] Dies – das heißt die Art, wie es für den Organismus ist – ist die subjektive Beschaffenheit oder Qualität des Erlebens.

Nagels Erklärung des Bewußtseins durch Bezugnahme auf etwas, wie es ist ...

Wenn wir davon ausgehen, daß wir die so gebrauchte Formulierung »etwas, wie es ist« verstehen, sieht es so aus, als gebe uns Nagels Idee einen gewissen Aufschluß über den Begriff des bewußten Lebewesens und den Begriff der bewußten Erfahrung:

(1) *Ein Lebewesen hat Bewußtsein bzw. macht bewußte Erfahrungen genau dann, wenn es etwas gibt, wie es für dieses Lebewesen ist, ebendieses Lebewesen zu sein.*

9 E. Lomand, »Consciousness«, in: *Routledge Encyclopaedia of Philosophy*, London: Routledge 1998, Band 2, S. 581.

10 J. Searle, *The Mystery of Consciousness*, London: Granta Books 1997, S. xii f.

11 T. Nagel, »What is it like to be a bat?«, in: *Mortal Questions*, Cambridge: Cambridge University Press 1979, S. 166 (übers. von U. Diehl: »Wie ist es, eine Fledermaus zu sein?«, in: P. Bieri [Hg.], *Analytische Philosophie des Geistes*, Weinheim: Beltz Athenäum 1981, S. 261-276, hier S. 262).

(2) *Ein Erlebnis ist genau dann eine bewußte Erfahrung, wenn es etwas gibt, wie es für das Subjekt dieser Erfahrung ist, dieses Erlebnis zu haben.*

Demnach gibt es etwas, wie es für eine Fledermaus ist, eine Fledermaus zu sein (obwohl wir uns nach Nagels These nicht vorstellen können, *wie* es ist), und es gibt etwas, wie es für uns ist, Menschen zu sein (und wie es für uns ist, wir zu sein, ist, wie Nagel behauptet, etwas, was wir alle kennen).

Es ist wichtig festzuhalten, daß die Formulierung »es gibt etwas, *wie es* für ein Subjekt *ist*, E zu erleben« *nicht* auf einen *Vergleich* verweist. Nagel behauptet nicht, daß ein bestimmtes Erleben etwas anderem (beispielsweise einer anderen Erfahrung) *ähnelt*, sondern daß es etwas gibt, wie es *für das Subjekt* ist, dieses Erlebnis zu haben, das heißt, »wie es ist« soll für »wie es für das Subjekt selbst ist« stehen.[12] Auffällig ist jedoch, daß Nagel im Hinblick auf kein einziges Erlebnis angibt, wie es für jemanden ist, es zu haben. Er behauptet, es könne über unser Vorstellungsvermögen hinausgehen, uns ein Bild von den Erlebnissen anderer Spezies zu machen. Dies könne sogar für die Erfahrungen anderer Menschen gelten. »Der subjektive Charakter der Erfahrung einer z. B. von Geburt an tauben und blinden Person ist mir nicht zugänglich und wahrscheinlich ihr auch der meinige nicht.« Dagegen wüßten wir, wie es ist, wir selbst zu sein, »und obwohl wir kein Vokabular besitzen, es angemessen zu beschreiben, wissen wir, daß sein subjektiver Charakter sehr spezifisch ist und in einigen Hinsichten in einer Begrifflichkeit beschrieben werden muß, die nur von Wesen verstanden werden kann, die uns ähnlich sind«.[13]

Philosophen und Neurowissenschaftler sind einverstanden

Etliche Philosophen und Neurowissenschaftler haben dieser Idee zugestimmt. Durch diese Vorstellung, so erscheint es ih-

12 Ebd., S. 170, Anm. (Übers., S. 273, Anm. 6).
13 Ebd. (Übers., S. 265).

nen, bekommt man die eigentliche Natur bewußter Lebewesen und des bewußten Erlebens in den Griff. In diesem Sinn behaupten Davies und Humphreys: »Es gibt zwar nichts, wie es ist, ein Backstein oder ein Tintenstrahldrucker zu sein, aber vermutlich gibt es etwas, wie es ist, eine Fledermaus oder ein Delphin zu sein, und es gibt gewiß etwas, wie es ist, ein Mensch zu sein. Ein System – egal, ob Lebewesen oder Artefakt – hat genau dann Bewußtsein, wenn es etwas gibt, wie es ist, dieses System zu sein.«[14] Edelman und Tononi sind ebenfalls dieser Meinung und schreiben: »Wir wissen, wie es ist, wir selbst zu sein, aber wir würden gerne erklären, warum wir überhaupt ein Bewußtsein haben, warum es überhaupt irgendwie ist, wir selbst zu sein – zu erklären, wie subjektive Erlebnisqualitäten entstehen.«[15] Und Glynn meint an der bereits zitierten Stelle, daß wir im Hinblick auf Erfahrungen wie das Riechen frischgemahlenen Kaffees, das Hören einer Oboe oder das Sehen der Bläue des Himmels »nur dadurch wissen, wie es ist, diese Erlebnisse zu haben, daß wir sie tatsächlich haben oder sie gehabt haben. [...] Genauso wie es sich auf bestimmte Weise anfühlt, frischgemahlenen Kaffe zu riechen, kann es sich (zumindest zeitweise) auf bestimmte Weise anfühlen, zu glauben, daß ... oder zu wünschen, daß ... oder zu befürchten, daß ...«

Qualia werden demnach als die qualitativen Merkmale von »mentalen Zuständen« oder »Erlebnissen« aufgefaßt, wobei diese beiden Kategorien so gedeutet werden, daß sie nicht nur Wahrnehmungen, Empfindungen und Affekte einschließen, sondern auch Wünsche, Gedanken und Überzeugungen. Jedem »bewußten Erleben« bzw. jedem »bewußten mentalen Zustand« entspricht etwas, wie es für das Subjekt ist, das Erlebnis zu haben oder in dem Zustand zu sein. Dieses Etwas ist ein

14 M. Davies/G. W. Humphreys (Hg.), *Consciousness*, Oxford: Blackwell 1993, S. 9.
15 Edelman/Tononi, *Consciousness – How Matter becomes Imagination*, S. 11 (Übers., S. 23 [Übers. modifiziert]).

Quale, ein »qualitatives Sichanfühlen«. »Das Problem der Erklärung dieser phänomenalen Qualitäten ist«, wie Chalmers darlegt, »das gleiche wie das Problem der Erklärung des Bewußtseins.«[16]

10.3.1 »Wie es sich anfühlt«, etwas zu erleben

Der Hauptgrund für die Erweiterung des normalen Bewußtseinsbegriffs
Ein Grund, der dafür angeführt wird, daß man den Begriff des Bewußtseins über seine legitimen, konservativen Grenzen hinaus erweitern sollte, läuft darauf hinaus, daß das Besondere, Erstaunliche, ja Geheimnisvolle an unseren Erlebnissen darin liege, *daß es etwas gibt, wie es ist, sie zu haben*. Ein Erlebnis, eine Erfahrung, ist nach dieser These genau dann eine bewußte Erfahrung, wenn es etwas gibt, wie es für das Subjekt ist, das und das zu erleben. Das so aufgefaßte Bewußtsein wird durch Bezugnahme auf das qualitative Sichanfühlen des Erlebens *definiert*. Es gebe eine spezifische Art, wie es sich anfühlt, etwas zu sehen, zu hören und zu riechen, Schmerzen zu haben oder »mentale Zustände zu haben« (Block). Jeder Bewußtseinszustand gehe mit einem bestimmten *qualitativen Sichanfühlen* einher (Searle), und jede unterscheidbare bewußte Erfahrung stelle ein eigenes Quale dar (Edelman/Tononi). Dieses qualitative Sichanfühlen, das jede unterscheidbare Erfahrung auszeichne, sei das, *wie es für das Subjekt der Erlebens ist, dieses Erlebnis zu haben*. So wird die Sache jedenfalls hingestellt.

Die sonderbaren Formulierungen, die gebraucht werden, um etwas zu beschwören, womit wir alle laut Annahme von Grund auf vertraut sind, sollte unseren Verdacht erregen. Zunächst werden wir auf die »Arten des Sichanfühlens« eingehen, anschließend auf »etwas, wie es ist«.

16 Chalmers, *The Conscious Mind*, S. 4.

Gibt es immer eine Art, wie es sich anfühlt, ein »bewußtes Erlebnis« zu haben?

Gibt es wirklich eine *spezifische Art*, wie es sich anfühlt, zu sehen, zu hören und zu riechen? Tatsächlich könnte man jemanden, dessen Seh-, Hör- oder Riechvermögen wiederhergestellt worden ist, fragen: »Wie fühlt es sich an, wieder etwas zu sehen (zu hören, zu riechen)?« Und man dürfte damit rechnen, daß der Gefragte antwortet: »Es ist herrlich« oder vielleicht: »Es fühlt sich sonderbar an.« Die Frage bezieht sich auf die Einstellung dieser Person zur Ausübung ihrer wiederhergestellten Wahrnehmungsfähigkeit. Sie findet es beispielsweise wunderbar, wieder etwas sehen zu können, oder sie findet es seltsam, nach so vielen Jahren der Taubheit wieder etwas zu hören. In diesen Fällen gibt es tatsächlich eine Art, wie es sich anfühlt, wieder zu sehen oder zu hören, nämlich wunderbar oder seltsam. Doch wenn man eine normale Person fragt, wie es sich anfühlt, den Eßtisch, den Stuhl, den Schreibtisch, den Teppich usw. usf. zu sehen, wird sie sich fragen, worauf wir hinauswollen. Es hat nichts Besonderes an sich, diese prosaischen Gegenstände zu sehen. Natürlich ist das Sehen des Eßtischs etwas anderes als das Sehen des Stuhls, des Schreibtischs, des Teppichs usw., aber der Unterschied besteht nicht darin, daß sich das Sehen des Schreibtischs *anders anfühlt* als das Sehen des Stuhls. Das Sehen eines normalen Tischs oder Stuhls löst unter normalen Umständen *gar keine* emotionale oder einstellungsbezogene Reaktion aus. Die Erlebnisse unterscheiden sich insofern, als sich ihre Objekte unterscheiden.

Man kann sich einer ungeschickten Formulierung bedienen und sagen, daß es eine Art gibt, wie es sich anfühlt, Schmerzen zu haben. Das ist allerdings nur eine gespreizte Ausdrucksweise dafür, daß es auf die (ziemlich dumme) Frage »Wie fühlt es sich an, Schmerzen zu haben?« eine Antwort gibt, nämlich daß es äußerst unangenehm bzw. mitunter gräßlich ist. Ebenso kann man zum Beispiel auch sagen, daß es eine Art gibt, wie es sich anfühlt, Migräne zu haben, nämlich überaus unangenehm. Das ist zwar harmlos, aber es verleiht der allgemeinen These, jeder unterscheidbaren Erfahrung entspreche eine spezifische Art des Sichanfühlens, kein Gewicht. Schmerzen sind eine Ausnahme, da sie in hedonischer Hinsicht per definitionem negativ getönt sind. Schmerzen sind Empfindungen, in deren Wesen es liegt, unerfreulich zu sein. Wahrnehmung ist jedoch keine Sache des Empfindens. Das Wahrnehmen in seinen verschiedenen Modalitäten und mit seinen zahllosen möglichen Objekten kann zwar der Träger irgendwelcher affektiver oder einstellungsbezogener Eigenschaften sein (beispielsweise angenehm, erfreulich, schrecklich), aber im Regelfall ist es überhaupt nicht so, geschweige denn, daß jedem Objekt in jeder Wahrnehmungsmodalität eine andere Eigenschaft entspräche. Außerdem gibt es eine Vielzahl von »Erlebnissen«, bei denen gar keine »Art, wie es sich anfühlt« ins Spiel kommt, das heißt, bei denen die Frage »Wie fühlt es sich an, zu ...?« keine Antwort kennt.

Man kann Searle eigentlich nur zustimmen, wenn er sagt, daß die Erfahrung des Geschmacks von Bier völlig verschieden ist vom Hören der Neunten von Beethoven, und daß diese beiden etwas anderes sind als das Riechen einer Rose oder das Sehen eines Sonnenuntergangs, denn Wahrnehmungserlebnisse werden wesentlich anhand ihrer Modalität (ob es sich um ein Wahrnehmen durch Sehen, Hören, Schmecken, Riechen oder Tasten handelt) sowie anhand ihres Objekts definiert, also anhand dessen, worauf sich die jeweilige Erfahrung bezieht. Aber die These, die verschiedenen Erlebnisse gingen mit einem einzigartigen, jeweils eigenen *Gefühl* einher, ist eine andere und insgesamt fragwürdigere Behauptung. Fragwürdiger ist sie insofern, als unklar bleibt, was eigentlich *gemeint* ist. Natürlich sind alle vier von Searle angeführten Erlebnisse für viele Menschen normalerweise erfreulich. Es stimmt auch, daß die Identität der Freude oder des Genusses vom jeweiligen Objekt der Freude abhängt. Es ist weder möglich, dem Hören der Neunten von Beethoven die gleiche Freude abzugewinnen, die der Biergenuß bereitet, noch will es gelingen, durch das Riechen einer Rose zur gleichen Freude zu gelangen wie beim Sehen eines Sonnenuntergangs. Dabei handelt es sich aber nicht um eine empirische, sondern um eine logische Wahrheit. Das heißt, es geht nicht darum, daß das qualitative »Gefühl«, welches das Sehen eines Sonnenuntergangs auszeichnet, aus faktischen Gründen ein anderes ist als jenes, welches das Riechen einer Rose charakterisiert – beide können schließlich äußerst angenehm sein. Vielmehr unterscheidet sich die Freude über das Sehen eines Sonnenuntergangs aus logischen Gründen von der Freude über das Riechen einer Rose, denn die Identität des Genusses hängt davon ab, was den Genuß verschafft. Daraus folgt nicht, daß jedes Erlebnis eine andere *qualitative Beschaffenheit* aufweist, das heißt, daß sich jede einzelne Erfahrung durch ein eigenes »Gefühl« auszeichnet. Denn erstens ist es so, daß die meisten Erlebnisse in diesem Sinne gar keine qualitative Beschaffenheit haben; sie sind weder erfreulich noch unerfreulich, weder angenehm noch unangenehm usw. Wenn man die Straße entlangschlendert, sieht man vielleicht Dutzende verschiedener Gegenstände. Daß man einen Laternenpfahl sieht, ist ein anderes Erlebnis als das Sehen eines Briefkastens. Aber hat es sich anders »angefühlt«? Nein, und es hat sich auch nicht genauso »angefühlt«, denn das Sehen der beiden Objekte hat überhaupt keine Reaktion ausgelöst: Das Sehen der beiden ging mit gar keinem »qualitativen Gefühl« einher. Zweitens kann es sein, daß sich verschiedene Erlebnisse, denen tatsächlich ein qualitatives »Gefühl« entspricht – die also beispielsweise in hedonischer Hinsicht gekennzeichnet werden können –, genau gleich »anfühlen«. Was sie unterscheidet, ist nicht die Art, wie sie sich anfühlen. Die Frage »Wie hat es sich angefühlt, zu V?« (wo »V« für ein passendes Erlebnis steht), kann nämlich genau gleich beantwortet werden, denn die verschiedenen Erlebnisse sind vielleicht gleich erfreulich oder unerfreulich bzw. gleich interessant oder langweilig.

Richtige Deutung der qualitativen Beschaffenheit von Erlebnissen
Sowohl im Hinblick auf das Haben von Schmerzen als auch mit Bezug auf Wahrnehmungen kann man von »Erlebnissen« oder »Erfahrungen« sprechen, und das gleiche gilt für bestimmte emotionale Zustände sowie für eine Unzahl weiterer Aktivitäten. Erlebnisse sind, wie man vielleicht sagen darf, mögliche Träger einstellungsbezogener Prädikate, das heißt, sie können angenehm oder unangenehm, interessant oder langweilig, wunderbar oder gräßlich sein. Solche Attribute – und nicht die Erlebnisse selbst – sind es, im Hinblick auf die man von der »qualitativen Beschaffenheit des Erlebens« sprechen kann. Es ist nämlich unverständlich, wenn man sagt, das Sehen von Rot oder das Sehen von *Guernica* bzw. das Hören eines Geräuschs oder das Hören von *Tosca* seien »Qualia«. Wenn Damasio die Bläue des Himmels als Quale bezeichnet, verschiebt er daher den Sinn des Ausdrucks »Quale«, denn wenn die Farbe eines Gegenstands ein Quale ist, sind Qualia gar nicht die qualitativen Beschaffenheiten des Erlebens, sondern Eigenschaften von Gegenständen der Erfahrung. (Und wenn man Farben nicht für Eigenschaften von Gegenständen hält, wären Qualia Bestandteile des Inhalts der Wahrnehmungserfahrung.) Auch Edelman und Tononi verändern die Bedeutung des Worts »Quale«, wenn sie behaupten, jede unterscheidbare bewußte Erfahrung stelle ein anderes Quale dar, einerlei, ob es sich um eine Empfindung, ein Vorstellungsbild, eine Stimmung oder einen Gedanken handelt. Denn es liegt auf der Hand, daß damit nicht das gleiche gemeint ist wie mit der »qualitativen Beschaffenheit des Erlebens« in dem hier untersuchten Sinn. Was damit gemeint ist bzw. gemeint sein soll, ist etwas, worauf wir in Kürze[17] eingehen werden.

Zu beachten ist, daß die Redeweise, ein Erlebnis sei der Träger

17 M.R. Bennett/P.M.S. Hacker, *Philosophical Foundations of Neuroscience*, Oxford: Blackwell 2003 (= PFN), 10. Kapitel, Abschnitt 3.4.

eines einstellungsbezogenen Prädikats, irreführend sein kann. Denn wenn man sagt, ein Erlebnis (z. B. Sehen, Beobachten, Erspähen, Hören, Schmecken, aber auch Wandern, Reden, Tanzen, Spielen, Bergsteigen, Kämpfen oder Malen) fühle sich qualitativ auf bestimmte Weise an (etwa angenehm, entzückend, bezaubernd, unangenehm, abscheulich oder ekelhaft), so heißt das nichts weiter, als daß das Subjekt dieser Erfahrung – also derjenige, der sieht, hört, schmeckt, wandert, redet oder tanzt usw. – dieses Geschehen angenehm, entzückend, bezaubernd usw. findet. Die qualitative Beschaffenheit einer Erfahrung E – wie es sich anfühlt, diese Erfahrung zu machen – ist also die affektive Einstellung des Subjekts zum Erleben von E (wie es sich für das Subjekt anfühlt).

Um hier nicht in Verwirrung zu geraten, müssen die folgenden vier Punkte auseinandergehalten werden:

(1) Viele Erlebnisse werden wesentlich dadurch individuiert (also herausgegriffen), daß man das Objekt des Erlebens angibt.

(2) Jedes Erlebnis, jede Erfahrung ist ein *möglicher* Träger positiver und negativer einstellungsbezogener Prädikate, die etwa Freude, Interesse oder Faszination ausdrücken. Daraus folgt aber nicht die falsche Behauptung, jedes Erlebnis sei tatsächlich das Subjekt eines positiven oder negativen einstellungsbezogenen Prädikats.

(3) Es kann sein, daß sich verschiedene Erlebnisse, die alle Träger einstellungsbezogener Attribute sind, nicht durch Bezugnahme darauf unterscheiden lassen, wie sich das Erlebnis für den Betreffenden anfühlt. Rosen riechen anders als Flieder. Das Vergnügen, das man beim Riechen von Rosen empfindet, kann das Riechen von Flieder nicht bereiten. Dennoch können die beiden Erlebnisse gleich angenehm sein. Es kann durchaus sein, daß die Antwort auf die Frage, wie sich das Riechen von Rosen und das Riechen von Flieder anfühle, gleich lautet, nämlich »herrlich«. Sofern diese Antwort angibt, wie es sich anfühlt, ist es offensichtlich falsch zu behaupten, jede einzelne Erfah-

rung könne durch die sie auszeichnende qualitative Beschaffenheit oder das sie kennzeichnende Quale eindeutig individuiert werden. Wir dürfen die qualitative Beschaffenheit der Erfahrung nicht mit der qualitativen Beschaffenheit des Objekts der Erfahrung verwechseln. Es ist diese – und nicht jene –, die die Erfahrung individuiert.

(4) Angenommen, wir dehnen den Begriff des Erlebens oder der Erfahrung so weit aus, daß auch das Denken, etwas sei so und so, und das Denken an etwas darunter fallen. Selbst dann ist der wesentliche Unterschied des einen Denkens vom anderen nicht dadurch gegeben, wie es sich anfühlt. Denken, daß 2 + 2 = 4, ist etwas anderes als denken, daß 25×25 = 625, und beide sind etwas anderes als denken, daß die Demokraten die nächste Wahl gewinnen werden.[18] Sie unterscheiden sich insofern, als sie wesentlich durch ihre Objekte spezifiziert (individuiert) werden. Man kann denken, etwas sei so und so, und man kann an etwas denken, ohne daß irgendeine affektive Einstellung damit einhergeht. Wenn man denkt, braucht es also gar keine »Art, wie es sich anfühlt« zu geben. Ein löwenhafter Beigeschmack kann damit einhergehen, daß man an Löwen, Richard Löwenherz oder Löwenmäulchen denkt. Aber Chalmers hat unrecht, wenn er meint, die Angabe des assoziierten Beigeschmacks kennzeichne, *wie es sich anfühlt*, an diese Dinge zu denken, oder diene sogar der eindeutigen Individuation des Denkens. Daß man das Denken an eines dieser Objekte mit einem löwenhaften Beigeschmack assoziiert, ist keine Antwort auf die (sonderbare) Frage »Wie fühlt es sich an, an Löwen (Richard Löwenherz, Löwenmäulchen) zu denken?«, und ganz bestimmt genügt es nicht, um das Denken an Löwen vom Denken an Löwenmäulchen oder Richard I. zu unterscheiden.

18 Vgl. Searle, *The Mysteries of Consciousness*, S. 201.

Maxwell Bennett und Peter Hacker

Die philosophischen Grundlagen der Neurowissenschaft

Auszug aus Kapitel 14: Die abschließenden Bemerkungen

14.5 Warum es darauf ankommt

Inwiefern ist das nächste Experiment davon betroffen?
Mancher Naturwissenschaftler wird, wie man sich vorstellen kann, unsere analytischen Erörterungen mit einer gewissen Verblüffung lesen. Mag sein, daß er einige unserer verbindenden Analysen nicht uninteressant findet, aber dennoch wundert er sich über diese offenbar nicht enden wollenden Haarspaltereien. »Kommt es darauf wirklich an?« – so fragt er womöglich, nachdem er unsere einleitenden Ausführungen gelesen hat. Und vielleicht gelangt er im weiteren zu der Frage: »Wie soll sich das auf das nächste Experiment auswirken?« Wir hoffen, daß jeder Leser, der uns bis hierhin gefolgt ist, nicht versucht ist, diese Frage zu stellen. Denn sie offenbart Unverständnis.

Es ist nicht unser Anliegen zu fragen, ob sich unsere analytischen Überlegungen auf das nächste Experiment auswirken oder nicht. Unter Umständen tun sie dies, möglicherweise aber auch nicht – es hängt davon ab, welches Experiment man sich vorgenommen hat und welches die Voraussetzungen des Neurowissenschaftlers sind. Aus unseren bisherigen Ausführungen sollte deutlich hervorgehen, daß einige Experimente fallengelassen werden sollten, sofern unsere Argumente zwingend sind.[1] Andere Experimente müßten anders angelegt wer-

1 Siehe beispielsweise unsere Erörterung willkürlicher Bewegungen in PFN, Kapitel 8, Abschnitt 2.

den.[2] Es kann gut sein, daß die meisten Experimente unverändert bleiben, obwohl die jeweilige Fragestellung vielleicht umformuliert und die Resultate anders beschrieben werden müßten als bisher.[3]

Es geht darum, das vorige Experiment zu verstehen

Uns geht es nicht um die Planung des nächsten Experiments, sondern um das *Verständnis* des vorigen. Begriffliche Untersuchungen leisten, allgemein gesprochen, in erster Linie Beiträge zum Verständnis des bereits Bekannten und zur Klarheit der Formulierung von Fragen bezüglich dessen, was man noch nicht weiß. Sollten sich unsere Überlegungen auf das nächste Experiment gar nicht auswirken, würde das überhaupt keine Rolle spielen. Auf die Interpretation der Ergebnisse früherer Experimente wirken sie sich allerdings erheblich aus. Und gewiß tragen sie etwas dazu bei, wie man Fragen stellt, wie man Fragen formuliert und wie man zwischen sinnvollen und konfusen Fragen unterscheidet. (Falls wir recht haben, bringen die meisten Fragen im Hinblick auf das sogenannte »Bindungsproblem« Verwirrung zum Ausdruck, sofern es dabei um das Problem gehen soll, wie das Gehirn Bilder formt;[4] und große Teile der Debatte über mentale Bilder sind das Ergebnis von Mißverständnissen.[5])

Spielt es eine Rolle? Sofern es auf das Verstehen ankommt, spielt es eine Rolle!

Spielen alle diese scheinbaren Haarspaltereien, alle diese detaillierten Erörterungen von Wörtern und deren Gebrauch tatsächlich eine Rolle? Hat die Neurowissenschaft dergleichen

2 Siehe etwa unsere Erörterung der mentalen Bilder in PFN, Kapitel 6, Abschnitt 3.1.

3 Siehe beispielsweise ebd., Kapitel 14, Abschnitt 3.

4 Siehe ebd., Kapitel 4, Abschnitt 2.3.

5 Siehe ebd., Kapitel 6, Abschnitte 3 und 3.1.

wirklich nötig? Sofern die treibende Kraft hinter dem neurowissenschaftlichen Unterfangen der Wunsch ist, neuronale Phänomene und ihre Beziehung zu psychischen Fähigkeiten und deren Einsatz zu verstehen, spielen sie sehr wohl eine große Rolle. Denn ganz gleich, wie brillant die Experimente der Neurowissenschaftler angelegt und wie raffiniert ihre Verfahren ausgetüftelt sind – falls ihre Fragestellungen Begriffsverwirrungen und die Beschreibungen ihrer Untersuchungsresultate begriffliche Irrtümer enthalten, werden sie nicht verstanden haben, was sie ursprünglich verstehen wollten.

Die meisten Forscher, die heute im Bereich der kognitiven Neurowissenschaft tätig sind, vertreten übereinstimmend die Meinung, daß die von John Eccles verfochtene Form von Dualismus auf einem Irrtum beruht[6] – und im Kern geht Eccles' Irrtum auf eine *Begriffsverwirrung* zurück. Wir haben in unserem Buch unter Bezugnahme auf eine Reihe von Theorien bekannter Vertreter der modernen kognitiven Neurowissenschaft nachzuweisen versucht, daß begriffliche Irrtümer weit verbreitet sind und durch die oberflächliche Ablehnung diverser Formen des cartesianischen Dualismus keineswegs ein für allemal aus der Welt geschafft werden. Solche Irrtümer beeinflussen und beeinträchtigen die Schlüssigkeit der Fragestellungen, die Beschaffenheit der zur Beantwortung dieser Fragen entworfenen Experimente, die Verständlichkeit der Beschreibungen der Resultate dieser Experimente und die Kohärenz der daraus abgeleiteten Schlußfolgerungen. Und darauf kommt es ganz gewiß an – sowohl im Hinblick auf das Verständnis der bisherigen Leistungen der gegenwärtigen Neurowissenschaft als auch im Hinblick auf den künftigen Fortschritt der kognitiven Neurowissenschaft.

6 Ebd., Kapitel 2, Abschnitt 3.

Warum ist es für das interessierte Publikum von Belang?
Für das interessierte Publikum kommt es darauf an. Denn unabhängig davon, ob einzelne Neurowissenschaftler konfus sind – die von ihnen benutzten Formen der Beschreibung sind zweifellos dazu angetan, das Publikum der Nichtexperten in Verwirrung zu stürzen. Die Neurowissenschaftler sind verständlicherweise darauf erpicht, ihr in den letzten Jahrzehnten erworbenes Wissen über die Funktionsweise des Gehirns weiterzugeben und aufgeschlossene Laien an der Begeisterung für ihren Forschungsbereich teilhaben zu lassen. Das zeigt sich schon an der Flut von Büchern, die von vielen bekannten Angehörigen dieses Berufsstands geschrieben wurden. Doch wenn Neurowissenschaftler sagen, das Gehirn denke und folgere; die eine Gehirnhälfte wisse etwas, ohne die andere zu informieren; das Gehirn treffe Entscheidungen, ohne daß die betreffende Person etwas darüber wisse; mentale Bilder würden im mentalen Raum gedreht usw., dann stiften sie Verwirrung und kultivieren eine durch und durch beklagenswerte Neuromythologie. Denn erstens führt dergleichen auf seiten des Laienpublikums nicht zu dem Verständnis, das man erreichen wollte. Und zweitens erwartet das Publikum der Nichtexperten von der Neurowissenschaft Antworten auf Scheinfragen, die man nicht stellen sollte und die von der Neurowissenschaft nicht beantwortet werden können. Ist das Publikum in dieser Hinsicht erst einmal desillusioniert, dann wird es auch die echten, wichtigen Fragen außer acht lassen, die von der Neurowissenschaft sowohl gestellt als auch beantwortet werden *können*. Und das spielt sicher eine Rolle.

Die Notwendigkeit begrifflicher Klarheit
In unserem Buch haben wir durchweg zu zeigen versucht, daß Klarheit über Begriffsstrukturen für die kognitive Neurowissenschaft ebenso wichtig ist wie Klarheit über experimentelle Methoden. Die bedeutenden Beiträge der Neurowissenschaft

zu unserem Verständnis der biologischen Wurzeln menschlicher Fähigkeiten und ihres Einsatzes werden durch diese Art der Klärung nicht geschmälert, sondern erhellt. Denn erst wenn die langen Schatten, die von Begriffsverwirrungen geworfen werden, vertrieben sind, lassen sich auch die Leistungen der Neurowissenschaft angemessen würdigen.

Maxwell Bennett

Neurowissenschaft und Philosophie

Eine persönliche Odyssee

Wenn ein sich ausbreitendes Aktionspotential eine Synapse am Ende einer Axonterminale einer präsynaptischen Zelle erreicht (siehe kleines Rechteck in Abbildung 1), löst es die Ausschüttung von Neurotransmitter-Molekülen aus (siehe die kleine Synapsen-Illustration unten links in Abbildung 1). Der Transmitter diffundiert über einen engen Spalt und bindet an Rezeptoren in der postsynaptischen Membran. Diese Bindung führt zur Öffnung von Kanälen und häufig zur neuerlichen Erzeugung von Aktionspotentialen in der postsynaptischen Zelle. Mehrere hundert Proteine sind nötig, damit dieser Vorgang ablaufen kann.[1] Seit über vierzig Jahren befasse ich mich damit, die Mechanismen, die bei der Übertragung an der Synapse eine Rolle spielen, zu erforschen,[2] und vor kurzem habe ich mit einer Reihe von Untersuchungen begonnen, bei denen es um die Frage geht, wie synaptische Netze funktionieren, um ihre Aufgaben im Gehirn zu erfüllen. Solche Netze, die aus Tausenden oder sogar Millionen von Neuronen bestehen, besitzen jeweils bis zu ungefähr zehntausend Synapsen. Sie finden sich in Teilen des Gehirns, die normal funktionieren müssen, damit man fähig ist, sich länger als eine Minute an ein neues Ereignis zu erinnern (Hippocampus), zu sehen (Netzhaut, primärer visueller Kortex

1 Siehe D. Sieburth/O. Ch'ng/M. Dybbs/M. Tavazoie/S. Kennedy/D. Wang/D. Dupuy/J.F. Rual/D.E. Hill/M. Vidal/G. Ruvkun/J.M. Kapjan, »Systematic analysis of genes required for synapse structure and function«, in: *Nature* 436 (2005), S. 510-517.

2 M.R. Bennett, *History of the Synapse*, Australia: Harwood Academic 2001.

V1) und eine Reihe motorischer Fertigkeiten zu erwerben (Kleinhirn).

Die synaptischen Netze, die ich für meine ersten Untersuchungen wählte, waren die im Hippocampus.[3] Die allgemeine Verteilung der Neuronenarten und deren Synapsen waren, was den Hippocampus betrifft, von Ramon y Cajal zum erstenmal beschrieben worden (siehe Abbildung 2).[4] Die Buchstaben in der Zeichnung beziehen sich auf verschiedene Teile des Hippocampus sowie auf die Typen von Neuronen (angedeutet durch schwarze Ellipsoide und ausgestattet mit langen, dünnen Dendriten und Axonen-Fortsätzen) mitsamt ihren synaptischen Verbindungen, auf die in der Legende zu dieser Abbildung angespielt wird. Um die Funktionsweise des Hippocampus aus ingenieurtechnischer Sicht zu verstehen, bedarf es der Darstellung eines neuronalen Netzwerks, wie sie auf der rechten Seite der Abbildung 2 geboten und in der Legende beschrieben wird. Hier werden die Neuronenarten durch Kreise angedeutet, ihre dendritischen und axonalen Fortsätze durch Geraden und die Synapsen durch kleine Dreiecke. Als junger Mann, der gerade sein Studium der Elektrotechnik abgeschlossen hatte, war ich überaus angetan von Brindleys Vorschlag, einige Synapsen in derartigen Netzen könnten wohl modifizierbar sein.[5] Mit diesem Ausdruck meinte Brindley folgendes: Nachdem ein Aktionspotential in der Axonterminale angekommen ist, sind die Synapsen dazu fähig, ihre Eigenschaften dauerhaft zu verändern. Unter Voraussetzung dieser Möglichkeit könne es sein,

3 M. R. Bennett/W. G. Gibson/J. Robinson, »Dynamics of the CA3 pyramidal neuro autoassociative memory network in the hippocampus«, in: *Philosophical Transactions of the Royal Society of London – B – Biological Sciences* 343 (1994), S. 167-187.

4 S. Ramon y Cajal, *Histology of the Nervous System* [1904], übers. von N. Swanson/L. W. Swanson, Oxford: Oxford University Press 1995.

5 G. S. Brindley, »The classification of modifiable synapses and their use in models for conditioning«, in: *Philosophical Transactions of the Royal Society of London – B – Biological Sciences* 168 (1967), S. 361-376.

daß »Konditionierung und Gedächtnismechanismen des Nervensystems mit Hilfe modifizierbarer Synapsen Informationen speichern«. Später zeigte Brindley, wie solche modifizierbaren Synapsen in neuronalen Modellnetzen »viele einfache Lernaufgaben bewältigen können«.[6] Danach meinte David Marr, der damals ebenfalls an der Universität Cambridge tätig war: »Das wichtigste Merkmal des Archikortex (Hippocampus) ist seine Fähigkeit, einfache Gedächtnisaufgaben auszuführen.«[7] Marr war auch der erste, der vorschlug, ein rekurrentes Netz von Kollateralen (Abbildung 2) könne als autoassoziatives Gedächtnis fungieren, wenn es möglich wäre, die Wirkung der exzitatorischen (erregenden) Synapsen zu modifizieren und das Membranpotential der Pyramidenzellen durch inhibitorische (hemmende) Interneuronen, welche die Gesamtaktivität des Netzes messen, festzusetzen. Dieser Vorschlag war in einer ingenieurtechnisch ausgerichteten Terminologie formuliert, die mich und viele andere zu weiteren theoretischen und experimentellen Forschungsarbeiten anregte. Meine Kollegen und ich folgten diesem generellen begrifflichen Ansatz von Brindley und Marr und ermittelten die Bedingungen, unter denen eine Darstellung des Hippocampus als neuronales Netz (wie in Abbildung 2) funktionieren könnte.[8] Wir machten nun geltend, »daß die Abrufung einer Erinnerung mit dem Feuern einer Menge von CA3-Pyramidenzellen beginnt, die sich mit der abzurufenden Erinnerung überschneiden«.[9] Anschließend geht das »Feuern verschiedener Mengen von Pyramidenzellen durch

6 G.S. Brindley, »Nerve net models of plausible size that perform many simple learning tasks«, in: *Philosophical Transactions of the Royal Society of London – B – Biological Sciences* 174 (1969), S. 173-191.
7 D. Marr, »Simple memory. A theory for archicortex«, in: *Philosophical Transactions of the Royal Society of London – B – Biological Sciences* 262 (1971), S. 23-81.
8 Bennett/Gibson/Robinson, »Dynamics of the CA3 pyramidal neuro autoassociative memory network in the hippocampus«, S. 167-187.
9 Ebd.

diskrete synchrone Schritte vonstatten«, bis das gespeicherte Erinnerungsmuster der Neuronen wiedergewonnen ist (Abbildung 2).[10] Dieser ingenieurtechnische Ansatz zur Deutung der Funktionsweise synaptischer Netze und daher des Gehirns hat jedoch zwei Aspekte, die mir rätselhaft vorkamen. Auf diese Aspekte werde ich im folgenden näher eingehen.[11]

10 Es gibt wichtige Hinsichten, in denen dieser Gebrauch von Ausdrücken wie »Speicher« und »Gedächtnis« zu kritisieren ist. Siehe PFN, S. 158-171.

11 In der Anmerkung 15 seines Texts schreibt Dennett, ich hätte mich auf der APA-Tagung »ganz bestürzt über die nach Aufmerksamkeit haschenden Hypothesen und Modelle der heutigen Forscher auf dem Gebiet der kognitiven Neurowissenschaft geäußert und deutlich gemacht, daß [ich] das alles für unverständlich [halte]. Wenn sich Hacker auf einen Gewährsmann wie Bennett stützt, ist es kein Wunder, daß er der kognitiven Neurowissenschaft nichts abgewinnen kann.« Ferner deutet Dennett an, ich beteiligte mich offenbar an der »gegenseitigen Mißachtung«, die zwischen sogenannten synaptischen und kognitiven Neurowissenschaftlern üblich sei. Das ist nicht zutreffend. Erstens, oft wird David Marr in den Lehrbüchern als genialer kognitiver Neurowissenschaftler hingestellt (siehe etwa M.S. Gazzaniga/R.B. Ivry/G.R. Mangun, *Cognitive Neuroscience. The Biology of the Mind*, New York: Norton [2]2002, S. 597), und ich selbst habe Artikel über die Theorie synaptischer Netze veröffentlicht, die ganz im Geiste Marrs geschrieben sind. Darin sehe ich keine ungereimte Feindseligkeit gegenüber den kognitiven Neurowissenschaften (siehe beispielsweise Bennett/ Gibson/Robinson, »Dynamics of the CA3 pyramidal neuro autoassociative memory network in the hippocampus«). Das von Hacker und mir verfaßte Buch *History of Cognitive Neuroscience* wäre nicht geschrieben worden, wenn wir der kognitiven Neurowissenschaft wirklich in irrationaler Feindschaft gegenüberstünden. Zweitens, auf der APA-Tagung habe ich keineswegs behauptet, daß ich die »Modelle der heutigen Forscher auf dem Gebiet der kognitiven Neurowissenschaft« allesamt »für unverständlich halte«. Vielmehr habe ich die enorme Komplexität der dargestellten biologischen Gegebenheiten betont sowie die daraus resultierende Dürftigkeit unseres biologischen Wissens. Aufgrund dieser Tatsache ist es sehr schwierig, Modelle zu konstruieren, die über die Funktionen synaptischer Netze Aufschluß geben. Im zweiten Teil des vorliegenden Beitrags werden Beispiele genannt, um diese Auffassung zu untermauern. Allerdings habe ich auf der APA-Tagung im weiteren darauf hingewiesen, daß es seltsam ist, von solchen Netzen und Gruppen von Netzen zu sagen, daß sie etwas »sehen«, »sich erinnern« usw., also die gleichen psychologischen Eigenschaften besitzen wie der Mensch (siehe den dritten Abschnitt).

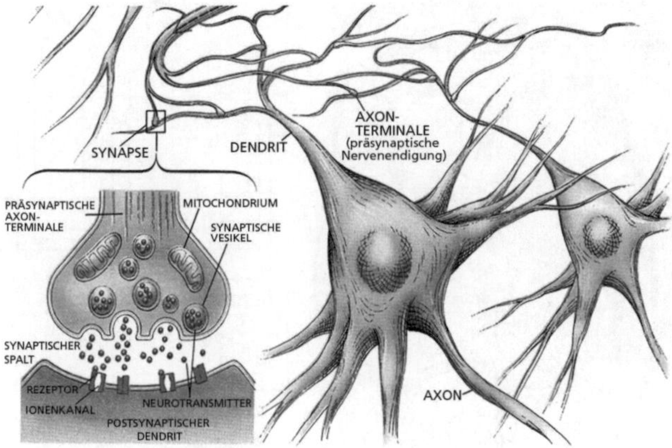

Abbildung 1: Die Axonen zweier Nervenzellen besitzen Fortsätze, die in engem wechselseitigem Kontakt an Stellen auslaufen, die als Synapsen bezeichnet werden. Eine dieser Stellen ist eingerahmt, und eine Vergrößerung der eingerahmten Synapse wird in der linken unteren Ecke gezeigt. Wie die Synapse arbeitet, wird im Text beschrieben.

Erster Hauptgrund zur Sorge im Hinblick auf unser Verständnis der Funktion zellularer Netze im Kortex

Da wir wissen, daß man durch eine Verletzung des Hippocampus daran gehindert wird, sich länger als etwa eine Minute an ein Ereignis zu erinnern, fragt es sich, wie die mit unserer Erinnerungsfähigkeit zusammenhängenden Zellen im normalen Hippocampus identifiziert werden können. Außerdem stellen sich folgende Fragen: Welches sind die synaptischen Beziehungen zwischen diesen Zellen, und wie funktionieren die relevanten Synapsen? Es ist zum Beispiel so, daß es in jedem gegebenen Teil des Hippocampus mehr Gliazellen gibt als Neuronen; und diese Gliazellen sind, ebenso wie die Neuronen, ganz unterschiedlicher Art. Seit man erkannt hat, daß es zwischen Astro-

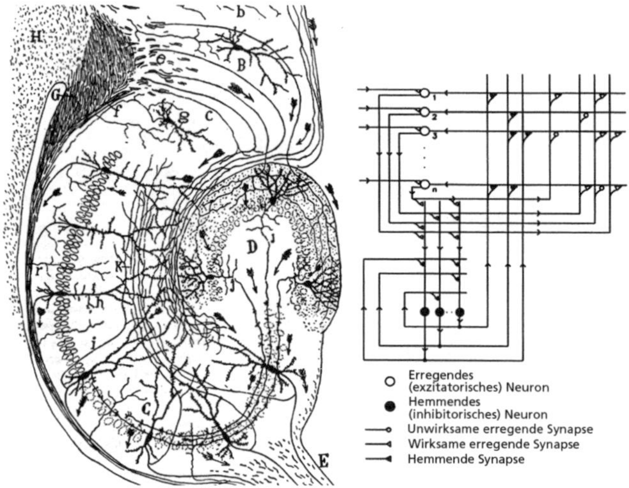

Abbildung 2: Die Zeichnung links veranschaulicht Neuronen und ihre synaptischen Verbindungen im Hippocampus nach der Färbung durch Ramon y Cajal (Abbildung 479 in: S. Ramon y Cajal [1904], *Histology of the Nervous System*, Oxford: Oxford University Press 1995). Die Buchstaben in der Zeichnung beziehen sich auf verschiedene Teile des Hippocampus, darunter die folgenden, die uns hier besonders interessieren: D – Gyrus dentatus; K – rekurrente Kollateralen von Pyramidenzellen in der CA3-Region des Hippocampus (C), die dort Synapsen aneinander bilden bzw. projizieren, um Synapsen an Pyramidenzellen in der CA1-Region des Hippocampus (h) zu bilden.
Auf der rechten Seite findet sich ein Diagramm des synaptischen Basisnetzes in der CA3-Region des Hippocampus. Es besteht aus Pyramidenzellen (offene Kreise) und inhibitorischen Interneuronen (ausgefüllte Kreise). Die Pyramidenzellen stellen durch ihre rekurrenten Kollateralen wechselseitige Zufallsverbindungen her. Ehe gelernt wird, sind diese Verbindungen unwirksam. Nach dem Lernen wird eine Teilmenge dieser Verbindungen wirksam, und im entwickelten Endstadium des Netzes gibt es erregende synaptische Verbindungen, deren Stärke hier als Eins (offenes Dreieck) wiedergegeben wird, während anderen die Stärke Null zugeordnet wird (offener Kreis). Diese hemmenden Interneuronen empfangen zufällige Verbindungen von seiten vieler Pyramidenzellen sowie von inhibitorischen Neuronen. Die hemmenden Neuronen projizieren ihrerseits auf Pyramidenzellen. Die Stärke jeder Synapse, bei der hemmende Interneuronen ins Spiel kommen, wird als

feststehend angesehen. Der Ausgangszustand des Systems wird durch ein Erregungsmuster bestimmt, das von den Moosfaser-Axonen aus der Region D in Ramon y Cajals Zeichnung herkommt oder aus der direkten perforanten Bahn oberhalb der Region D. Das wird im Diagramm durch die von links kommenden Linien angedeutet. Sobald der Ausgangszustand gegeben ist, wird die externe Quelle beseitigt. Das rekurrente CA3-Netz erneuert seinen internen Zustand sodann zyklisch und synchron.

In dem neuralen Modellnetz werden inhibitorische Neuronen als schnell wirkende lineare Vorrichtungen wiedergegeben, von denen Outputs hervorgebracht werden, die zu ihren Inputs proportional sind. Sie erfüllen eine wichtige regulative Funktion, indem sie das Membranpotential der Pyramidenzellen bestimmen. Die Wahrscheinlichkeit, mit der ein Neuron in einer sogenannten gespeicherten Erinnerung feuert, ist für die Durchschnittszahl der beim »Abrufen einer Erinnerung« aktiven Neuronen maßgeblich. Diese Wahrscheinlichkeit kann beliebig festgesetzt werden. In diesem Netz sollen die »Erinnerungen« gemäß einer zweiwertigen Hebbschen Formel an den rekurrenten Kollateralsynapsen gespeichert werden. Die Theorie berücksichtigt sowohl die räumlichen Korrelationen zwischen der gelernten Stärke der rekurrenten Kollateralsynapsen als auch die zeitlichen Korrelationen zwischen dem Zustand des Netzes und dieser Synapsenstärke. Man nimmt an, daß die Abrufung einer Erinnerung mit dem Feuern einer Menge von CA3-Pyramidenzellen beginnt, die sich mit der abzurufenden Erinnerung überschneiden, sowie mit dem Feuern einer Menge von Pyramidenneuronen, die ihren Ort nicht in der abzurufenden Erinnerung haben. Das Feuern beider Neuronenmengen wird wahrscheinlich durch Synapsen ausgelöst, die durch Axonen in der perforanten Bahn an CA3-Neuronen gebildet werden. Das Feuern verschiedener Mengen von Pyramidenzellen geht sodann durch diskrete synchrone Schritte vonstatten (Einzelheiten in: M. R. Bennett/W. G. Gibson/J. Robinson, »Dynamics of the CA3 pyramidal neuron autoassociative memory network in the hippocampus«, in: *Philosophical Transactions of the Royal Society of London B Biological Sciences* 334 [1994], S. 167-187).

zyten (einer Art von Gliazellen) zu Aktivitätswellen der Ausbreitung und Übertragung kommt, die freilich sehr viel langsamer sind als zwischen Neuronen, ist die Suche nach zellularen Korrelaten der Erinnerung im Hippocampus erheblich komplexer geworden.[12] Man hat diese Gliazellen zwar abgetan und gemeint, es sei unwahrscheinlich, daß sie bei der Suche nach zellularen Korrelaten unserer psychologischen Eigenschaften eine Rolle spielen,[13] aber es sind noch keine Versuche durchgeführt worden, die diese Annahme bestätigen. Angesichts der physischen Nähe zwischen Gliazellen und Neuronen wird es schwerfallen, auf der Suche nach zellularen Korrelaten den Nachweis für die Relevanz oder Irrelevanz der ersteren zu erbringen, obwohl wir durchaus dazu in der Lage sind, die Proteine in diesen verschiedenen Zelltypen genetisch zu manipulieren. Nach meinem Dafürhalten wäre es klüger, nicht nur die Suche nach *neuronalen*, sondern auch die Erforschung *zellularer* Korrelate in Betracht zu ziehen. Außerdem stehen wir erst am Anfang des Weges zum Verständnis der Vielfalt synaptischer Beziehungen zwischen Neuronen, zwischen Gliazellen sowie zwischen beiden Klassen von Zellen und den spezialisierten synaptischen Mechanismen, die zwischen allen diesen Zellen zu finden sind. Nach meiner Überzeugung ist die derzeit herrschende Hybris auf seiten der Neurowissenschaften, in denen beispielsweise Netze der in Abbildung 2 dargestellten Art so aufgefaßt werden, als lieferten sie bedeutsamen Aufschluß über das Funktionieren der synaptischen Netze in irgendeinem Teil des Gehirns, völlig verfehlt. Um diese These zu belegen, werde ich im folgenden Beispiele für die quälende Langsamkeit anführen, mit der das Verständnis selbst relativ simpler synaptischer Netze vor-

12 M. R. Bennett/L. Farnell/W. G. Gibson, »A quantitative model of purinergic junctional transmission of calcium waves in astrocyte networks«, in: *Biophysics Journal* 89 (2005), S. 2235-2250.
13 C. Koch, *The Quest for Consciousness*, Greenwood Village, CO: Roberts and Company 2004.

ankommt. Diese Netze wirken im Bereich der Netzhaut, des primären visuellen Kortex und des Kleinhirns.

Netze in der Retina

Der einfachste und zugänglichste Teil des Zentralnervensystems ist die Netzhaut (Retina), die während der Entwicklung des Organismus zunächst wie eine Außenstation des Gehirns erscheint. Aus diesem Grund hatte Ramon y Cajal, der bedeutendste Histologe des Nervensystems, gemeint, die Netzhaut sei der ideale Ort, an dem die Erforschung der Funktionsweise synaptischer Netze im Zentralnervensystem ansetzen sollte. Kurz nachdem ich mit meinen eigenen Forschungen begonnen hatte, entdeckten Barlow und Levick in der Retina einiger Spezies die sogenannten richtungsselektiven Ganglienzellen.[14] Eine richtungsselektive Ganglienzelle ist derart beschaffen, daß sie sehr rasch feuert, wenn sich ein Objekt in einer bestimmten (nämlich der »bevorzugten«, also »präferierten«) Richtung an den darüber liegenden, lichtempfindlichen und mit der Ganglienzelle verbundenen Stäbchen-Photorezeptoren vorbeibewegt. Wenn sich das Objekt in der entgegengesetzten Richtung bewegt, feuert die Ganglienzelle nicht (dies ist also die sogenannte Null-Richtung). Barlow und Levick schlugen nun das in Abbildung 3 (unteres Bild) gezeigte Schema vor, um zu erklären, wie die Richtungsselektivität durch das Netz bedingt ist. In diesem Netz unterbindet ein räumlich abgesetztes inhibitorisches Signal das exzitatorische Signal zur Bewegung in Null-Richtung. Ein seitliches Interneuron leitet ein inhibitorisches Signal in Null-Richtung weiter, aber nicht in die bevorzugte Richtung, während das exzitatorische Signal lokal wirksam ist (Abbildung 3). Daher kommt die Hemmung früher als der Im-

14 H.B. Barlow/W.R. Levick, »The mechanism of directionally selective units in rabbit's retina«, in: *Journal of Physiology* 178 (1965), S. 477-504.

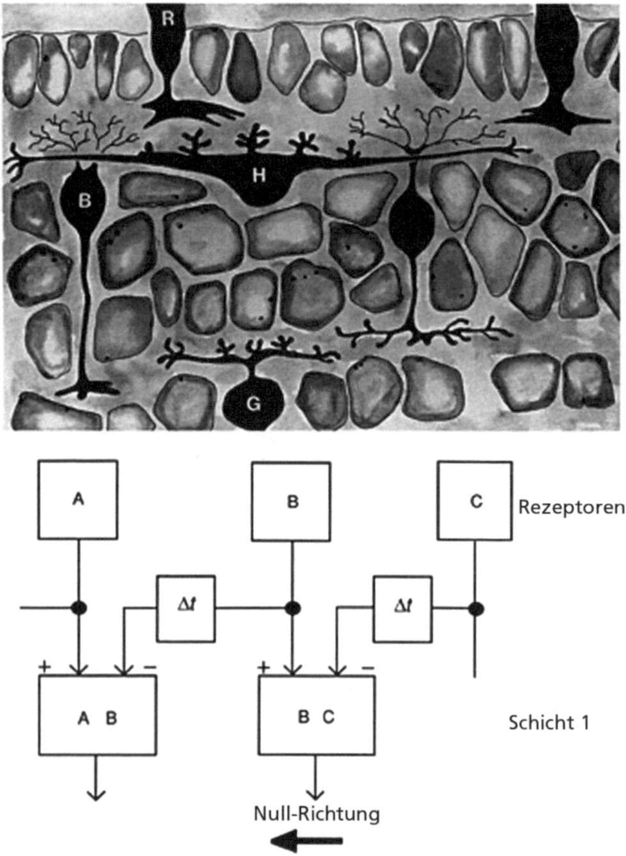

Abbildung 3: Das obere Bild zeigt ein Diagramm einiger besonders wichtiger Zellen in der Netzhaut entsprechend dem Erkenntnisstand von 1965. R – Stäbchen-Photorezeptor; B – Bipolarzelle; H – Horizontalzelle; G – Ganglienzelle, welche die Retina mit dem Gehirn verbindet. Das untere Bild ist eine Darstellung des von Barlow und Levick (»The mechanisms of directionally selective units in rabbit's retina«, in: *Journal of Physiology* 178 [1965], S. 477-504) vorgeschlagenen Algorithmus, der die Richtungsselektivität der Ganglienzellen erklären soll. A, B und C sind Rezeptoren, die auf ein Objekt ansprechen können, das sich entweder in Null-Richtung (Pfeil) oder in die präferierte Richtung gehend

über sie hinwegbewegt. Jeder dieser Rezeptoren kann in den unmittelbar darunter liegenden Einheiten Aktivität auslösen. Jedes Kästchen, das ein Δt enthält, stellt eine Einheit dar, die, wenn sie durch den mit ihr verbundenen Rezeptor erregt wird, nach einer Verzögerung der Dauer Δt die Erregung der in Null-Richtung benachbarten Einheit verhindern wird. Wenn sich ein Objekt in Null-Richtung bewegt, erregt (+) die von einem erregten Rezeptor (z.B. C) herrührende elektrische Tätigkeit eine Einheit in der unmittelbar darunter liegenden Schicht, während sie zugleich die nächste in Null-Richtung liegende Einheit hemmt (-). Jeder der Rezeptoren C, B und A führt diesen Vorgang aus, während sich das Objekt über sie hinwegbewegt. Sofern die Bewegung in Null-Richtung geht, sorgen die Verzögerungseinheiten (hier durch Δt gekennzeichnet) dafür, daß der Hemmungsprozeß die von A und B durch diese Pforten herkommende Erregung anhält; doch sofern die Bewegung in die bevorzugte Richtung geht, erreicht der Hemmungsprozeß die Pforten zu spät, um Erfolg zu haben.

puls zur Bewegung in Null-Richtung an und kann mit ihm interagieren, während die Hemmung hinter der Erregung herhinkt, wenn die Bewegung in die präferierte Richtung geht. Dieser Algorithmus wird in der Legende zur Abbildung 3 erläutert. Als dieses simple Netz in einer Veröffentlichung von 1967 vorgestellt wurde, war ich sehr beeindruckt. Das war die erste Analyse dieser Art, die das Funktionieren eines echten synaptischen Netzes erklären sollte.

Wenn dieser Algorithmus zutreffend ist, stellt sich die Frage nach der Identität des seitlichen Interneurons und seiner synaptischen Verbindungen. Welche Fortschritte haben wir Neurowissenschaftler in den letzten vierzig Jahren gemacht, seit dieser Algorithmus vorgeschlagen wurde? Inwieweit ist es uns gelungen, die zellularen Komponenten und Verbindungen, welche die notwendigen Berechnungen ausführen, zu ermitteln? Zur Zeit der ersten Erforschung der Richtungsselektivität kannte man etwa zehn der verschiedenen Zelltypen, aus denen die Netzhaut der Wirbeltiere besteht.[15] Heute kennt man wenig-

15 Siehe Ramon y Cajal, *Histology of the Nervous System*, sowie S.L. Polyak, *The Retina*, Chicago: University of Chicago Press 1941.

sten fünfzig verschiedene Zelltypen,[16] ohne die verschiedenen Arten von Gliazellen mitzuzählen, die zwar in engen Kontakt mit den Neuronen kommen, aber keine Aktionspotentiale leiten. Vierzig Jahre Forschung waren nötig, um einige der zellularen Mechanismen nachzuweisen, die in der Retina für Richtungsselektivität verantwortlich sind, wobei etliche wichtige Fragen nach wie vor offen sind.[17] Ein Neuron, das einige der von Barlow und Levick genannten Kennzeichen aufweist, ist als sogenannte *Starburst*-Amakrinzelle identifiziert worden.[18] Das ganze Schema mußte jedoch von Grund auf modifiziert werden, als man erkannte, daß die Inputs, welche die Ganglienzellen erreichen, ihrerseits richtungsselektiv sind.[19] Demnach sieht es so aus, als gebe es im Schaltsystem der Netzhaut mehrere verschiedene Ebenen, die für die Richtungsselektivität der Ganglienzellen maßgeblich sind. Dabei spielt wahrscheinlich die Aktivität von wenigstens vier verschiedenen und spezifischen synaptischen Netzen in der Retina eine Rolle, und diese Netze müssen erst noch erläutert werden.[20] Das zeigt, wie schwierig die Ergründung einer Netzeigenschaft selbst dann ist, wenn es sich um den, wie man meint, einfachsten und zugänglichsten Teil des Zentralnervensystems handelt.

16 Siehe R. H. Masland, »The fundamental plan of the retina«, in: *Nature Neuroscience* 4 (2001), S. 877-886.
17 Vgl. S. I. Fried/T. A. Munch/F. S. Werblin, »Directional selectivity is formed at multiple levels by laterally offset inhibition in the rabbit retina«, in: *Neuron* 46 (2005), S. 117-127.
18 Barlow/Levick, »The mechanism of directionally selective units in rabbit's retina«, sowie Fried/Munch/Werblin, »Directional selectivity is formed at multiple levels by laterally offset inhibition in the rabbit retina«.
19 D. I. Vaney/W. R. Taylor, »Direction selectivity in the retina«, in: *Current Opinion in Neurobiology* 12 (2002), S. 405-410.
20 Vgl. Fried/Munch/Werblin, »Directional selectivity is formed at multiple levels by laterally offset inhibition in the rabbit retina«.

Netze im primären visuellen Kortex

Die spannendste wissenschaftliche Tagung, an der ich je teilgenommen habe, fand vor über dreißig Jahren statt. Das war das 1975 veranstaltete Cold Spring Harbor Symposium über die Synapse. James Watson hatte mich eingeladen, über unsere Ergebnisse zur Plastizität von Synapsen zwischen Nerven und Muskelzellen zu berichten. Vor allem ging es um unsere Entdeckungen bezüglich der Entwicklung des ersten Kontaktpunkts zwischen Nervenendigung und Muskel. An dieser Stelle bilden sich anschließend überzählige Nervenendigungen, die später im Zuge der weiteren Entwicklung alle bis auf eine eliminiert werden.[21] Was ich vor der Ankunft am Ort des Symposiums nicht wußte, war, daß auf meinen Vortrag eine Präsentation von Hubel, Wiesel und LeVay folgen sollte.[22] Sie gaben eine vorzügliche Darstellung der Entwicklung von synaptischen Netzverbindungen im primären visuellen Kortex (V1), die der Bildung von Neuronenkolonnen zugrunde liegen, welche ihrerseits durch Verbindungen mit dem einen oder dem anderen Auge dominiert werden. Im Frühstadium der Entwicklung stehen diese Neuronen mit beiden Augen in Verbindung, doch durch synaptische Elimination geschieht es, daß später das eine oder das andere Auge die Konnektivität dominiert. In recht spektakulärer Form zeigten die Autoren, daß dieser Prozeß ein erhebliches Maß an Plastizität aufweist, denn wenn das Sehen in der Frühentwicklung auf ein einziges Auge beschränkt wird, dominiert das andere Auge die synaptische Konnektivität. Das läßt sich während einer kritischen Phase der Entwicklung rück-

21 Siehe M. R. Bennett/A. G. Pettigrew, »The formation of neuromuscular synapses«, in: *Cold Spring Harbor Symposium in Quantitative Biology* 40 (1976), S. 409-424.

22 D. H. Hubel/T. N. Wiesel/S. LeVay, »Functional architecture of area 17 in normal and monocularly deprived macaque monkeys«, in: *Cold Spring Harbor Symposium in Quantitative Biology* 40 (1976), S. 581-589.

gängig machen, sofern das Sehvermögen beider Augen wiederhergestellt wird.

Fünfzehn Jahre später, beim Cold Spring Harbor Symposium von 1990, kam Wiesel zusammen mit seinen Kollegen Gilbert und Hirsch auf das Thema der Plastizität synaptischer Verbindungen im primären visuellen Kortex (V1) zurück. Dieses Mal lag die Betonung jedoch auf der Frage, in welchem Maße das synaptische Netz des visuellen Kortex von Erwachsenen Plastizität aufweist. Die Autoren bedienten sich elektrophysiologischer Aufzeichnungsverfahren, und ihre Forschungsarbeit deutete darauf hin, daß es wenige Monate nach einer kleinen Netzhautläsion zu erheblichen Umstrukturierungen der synaptischen Netze im Kortex kommt.[23] Dieses Ergebnis wurde so gedeutet, daß sich kortikale synaptische Netze bei Erwachsenen im Anschluß an den Verlust eines sensorischen Inputsignals wieder erholen können.[24] Daß man sich von den Plastizitätsmechanismen, die für diese Wiederanpassung verantwortlich sind, eine klare Vorstellung macht, ist von erheblicher Bedeutung, wenn man den Patienten, die einer entsprechenden Behandlung bedürfen, helfen will.

Es hieß: Zwei bis sechs Monate nach den binokularen Netzhautläsionen, die einem Teil des primären visuellen Kortex (V1) den normalen Input entziehen, ist die reizbedingte Aktivität in einem Bereich bis zu 5 mm innerhalb des Randes des Kortex, dem der visuelle Input entzogen worden war, wiederhergestellt.[25] Geringere Veränderungen der kortikalen Topographie in einem Bereich von 1 bis 2 mm sollten unmittelbar – das heißt innerhalb von Minuten oder Stunden – nach den Läsionen statt-

23 C.D. Gilbert/J.A. Hirsch/T.N. Wiesel, »Lateral interactions in visual cortex«, in: *Cold Spring Harbor Symposium in Quantitative Biology* 55 (1990), S. 663-677.

24 C.D. Gilbert, »Adult cortical dynamics«, in: *Physiology Review* 78 (1998), S. 467-485.

25 Ebd.

finden.[26] Fünfzehn Jahre nach diesen Forschungen zur Plastizität des visuellen Kortex von Erwachsenen untersuchten Logothetis und seine Kollegen die Signale im primären visuellen Kortex von Makaken mit kleinen binokularen Netzhautläsionen, um das Ausmaß und den zeitlichen Verlauf der Umstrukturierung im visuellen Kortex (V1) zu klären.[27] Die Netzhautläsionen wurden durch Laserkoagulation ausgelöst, wobei so verfahren wurde, daß ein homonymes Skotom des Gesichtsfelds mit einem Durchmesser von 4 bis 8 Grad entstand. Diese Läsionen entzogen dem Kortex einen Teil des von jedem der beiden Augen herrührenden visuellen Inputs, wobei es sich um einen Prozeß handelte, von dem man annahm, er werde die Umstrukturierung maximieren. Jene Region des visuellen Kortex, die keinen Netzhautinput mehr erhält, wird als läsionale Projektionszone bezeichnet. Magnetresonanztomographie wurde benutzt, um Veränderungen zu ermitteln, die sich nach diesen binokularen Netzhautläsionen in der kortikalen Topographie des visuellen Kortex der Makaken einstellen mochten. Anders als bei den oben genannten Studien mit Hilfe elektrophysiologischer Verfahren, ließ das durch Magnetresonanztomographie ermöglichte weite Blickfeld erkennen, daß der primäre visuelle Kortex während der siebeneinhalb Monate nach den Netzhautläsionen seine normale Reaktionsfähigkeit nicht einmal annähernd erreicht. An der Topographie ändert sich nichts (Abbildung 4). Indem man sich das durch die bildgebenden Verfahren ermöglichte weite Blickfeld zunutze machte, konnten elektrophysiologische Aufzeichnungselektroden mit großer Genauigkeit in den läsionalen Projektionszonen angebracht werden. Dadurch wurden die Ergebnisse der Magnetre-

26 C.D. Gilbert/T.N. Wiesel, »Receptive field dynamics in adult primary visual cortex«, in: *Nature* 356 (1992), S. 150-152.

27 S.M. Smirnakis/A.A. Brewer/M.C. Schmid/A.S. Tolias/A. Schuz/M. Augath/W. Inhoffen/B.A. Wandell/N.K. Logothetis, »Lack of long-term cortical reorganization after macaque retinal lesions«, in: *Nature* 435 (2005), S. 300-307.

sonanztomographie bestätigt. So ergab sich aus den auf zwei verschiedene Verfahren gestützten Beobachtungen von Logothetis und seinen Kollegen, daß der primäre visuelle Kortex nur über ein begrenztes Potential zur Umstrukturierung synaptischer Netze verfügt – zumindest was den Zeitraum während der ersten paar Monate nach der Netzhautverletzung betrifft.

Die Einzelheiten der Vorgänge, die in den vorangegangenen fünfzehn Jahren der Forschungsarbeit zur Frage der kortikalen Plastizität schiefgegangen sein können, sind auch heute noch nicht klar. Hier mag es genügen zu sagen, daß die Bestimmung der Eigenschaften dieser ersten Stelle im Kortex, die von der Netzhaut Input empfängt, dermaßen komplex ist, daß dazu ein enormes Maß an Sorgfalt, technischem Geschick, theoretischer Einsicht und Entschlossenheit nötig ist. Der Nobelpreisträger Wiesel ist ebenso wie sein Kollege Gilbert ein Neurowissenschaftler ersten Ranges. Dennoch waren fünfzehn Jahre intensiver Forschungsarbeit nicht ausreichend, um hinsichtlich der überaus wichtigen Frage, ob die neuronalen Netze des primären visuellen Kortex von Erwachsenen Plastizität aufweisen, zu einem Konsens zu gelangen.[28] Diese Geschichte habe ich nicht erzählt, um Schuldzuweisungen vorzunehmen, sondern um zu betonen, daß die Komplexität der synaptischen Netzsysteme, die wir zu verstehen versuchen, erheblich ist und die Fähigkeiten der besten Neurowissenschaftler auf die Probe stellt. Wir müssen einige der grundlegenden Eigenschaften dieser ersten kortikalen Schaltstelle verstehen, die der Verbindung mit anderen visuell relevanten Hirnarealen dient, beispielsweise der Verbindung mit dem Temporallappen, dessen normales Funktionieren für die Gesichtserkennung erforderlich ist. Falls das nicht gelingt, ist es äußerst unwahrscheinlich, daß wir die syn-

28 D. V. Giannikopoulos/U. T. Eysel, »Dynamics and specificity of cortical map reorganization after retinal lesions«, in: *Proceedings of the National Academy of Sciences, USA* 103 (2006), S. 1085-1110.

aptischen Netze begreifen, die unsere visuellen Fähigkeiten in Arealen wie dem Temporallappen stützen.

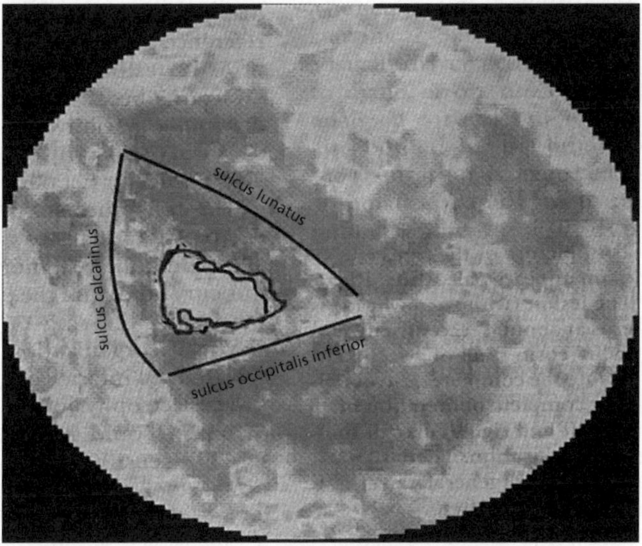

Abbildung 4: Nach der Netzhautläsion kommt es zu keiner zeitbedingten Veränderung der durch Magnetresonanztomographie in einer läsionalen Projektionszone gemessenen Durchblutung, die wahrscheinlich die synaptische Aktivität reflektiert. Gezeigt wird ein etwa 3 cm umfassendes Gebiet des visuellen Kortex (V1) in der Nähe der Fovea. Das Gebiet ist abgeflacht, und die Umrisse des sulcus calcarinus, des sulcus lunatus und des sulcus occipitalis inferior sind angedeutet. Die Regionen außerhalb dieses Gebiets entsprechen weitgehend dem nichtvisuellen Kortex. Die Grenzen der läsionalen Projektionszone werden zum Zeitpunkt 0 Tage (innere Kontur), 4 Monate (äußere Kontur) und 7½ Monate (Zwischenkontur) nach Durchführung der Läsion gezeigt. Die läsionale Projektionszone umfaßte 158, 179 bzw. 180 mm^2 (aus Abbildung 2 in: S.M. Smirnakis/A. A. Brewer/M.C. Schmid/A.S. Tolias/A. Schuz/M. Augath/W. Inhoffen/B.A. Wandell/N.K. Logothetis, »Lack of long-term cortical reorganization after macaque retinal lesions«, in: *Nature* 435 [2005], S. 300-307).

Netze im Kleinhirn

Die Kleinhirnrinde besitzt eine Reihe von Neuronentypen und synaptischen Verbindungen, deren Anordnung und Funktion offenbar besonders einfach ist (siehe Abbildung 5). Daher kann man annehmen, daß das Kleinhirn nicht nur für experimentelle Analysen besonders geeignet ist, sondern auch für die Aufstellung empirisch verifizierbarer Theorien – ein Thema, das ich persönlich äußerst spannend finde.[29] Es war kein anderer als der brillante David Marr, der die Idee ins Spiel brachte, der Erwerb neuer motorischer Fertigkeiten sei abhängig von der Plastizität der Synapsen zwischen Parallelfaser-Axonterminalen und Purkinjezell-Neuronen im Kleinhirn (Abbildung 5).[30] Das war offenbar ein enorm fruchtbarer Vorschlag, denn in den folgenden fünfunddreißig Jahren hat man sich auf die Plastizität dieser Synapsen gestützt, um den Erwerb und die lebenslange Bewahrung vieler motorischer Fähigkeiten zu erklären, darunter auch die erlernte zeitliche Abstimmung von Bewegungsabläufen und die Reflexadaptation.[31] Es gibt eine Vielzahl von Untersuchungen des synaptischen Netzmodells, bei denen Aktivität in Kletterfaser-Axonterminalen an Purkinjezellen die Stärke von Parallelfaser-Axonterminal-Synapsen an Purkinjezellen schwächen, wenn die beiden Inputs (also Kletterfaser-Axonterminale und Parallelfaser-Axonterminale) zusammen aktiv sind (Abbildung 5). Diese Form von synaptischer Plastizi-

29 Siehe etwa W. G. Gibson/J. Robinson/M. R. Bennett, »Probabilistic secretion of quanta in the central nervous system. Granule cell synaptic control of pattern separation and activity regulation«, in: *Philosophical Transactions of the Royal Society of London – B – Biological Sciences* 332 (1991), S. 199-220.

30 Siehe D. Marr, »A theory of cerebellar cortex«, in: *Journal of Physiology* 202 (1969), S. 437-470.

31 M. Ito, »Cerebellar long-term depression. Characterization, signal transduction, and functional roles«, in: *Physiology Review* 81 (2001), S. 1143-1195.

tät, so heißt es, liegt dem Erwerb neuer motorischer Fertigkeiten zugrunde. Wenn elektrische Stimulation eingesetzt wird, um Kletterfaser-Axonterminale und Parallelfaser-Axonterminale gleichzeitig zu reizen, wird die Amplitude der durch Parallelfaser-Axonterminale in Purkinjezellen ausgelösten synaptischen Potentiale tatsächlich abgeschwächt.[32] Diese Abschwächung der synaptischen Potentiale setzt wiederholte Paarungen der synaptischen Inputs von Kletterfaser-Axonterminalen und Parallelfaser-Axonterminalen voraus. Die Abschwächung bleibt für viele Stunden nach Abschluß dieser regulierten Stimulation erhalten und wird als Langzeitdepression (*long-term depression* = LTD) bezeichnet. In den dreiundzwanzig Jahren seit der Entdeckung von LTD durch Ito und seine Kollegen ist enorm viel auf diesem Gebiet geforscht worden, um Klarheit über die molekulare Basis dieses Geschehens zu gewinnen.[33]

Angesichts dieser Sachlage kam es im vorigen Jahr sehr überraschend, als ein maßgebliches Experiment zeigte, daß die Langzeit-Depression beim motorischen Lernen im Kleinhirn keine Rolle spielt. Llinas und seine Kollegen benutzten pharmakologische Mittel, um die Langzeit-Depression zu verhindern, die sich an den Synapsen von Parallelfaser-Axonterminalen an Purkinjezell-Neuronen einstellt, nachdem Kletterfaser-Axonterminale und Parallelfaser-Axonterminale zusammen stimuliert worden sind (Abbildung 6).[34] Dieses Vorgehen hatte weder einen Effekt auf den Erwerb motorischer Fähigkeiten, die beim

32 M. Ito/M. Kano, »Long-lasting depression of parallel fiber-Purkinje cell transmission induced by conjunctive stimulation of parallel fibers and climbing fibers in the cerebellar cortex«, in: *Neuroscience Letters* 33 (1982), S. 253-258.

33 M. Ito, »The molecular organization of cerebellar long-term depression«, in: *Nature Reviews Neuroscience* 3 (2002), S. 896-902.

34 J.P. Welsh/H. Yamaguchi/X.H. Zeng/M. Kojo/Y. Nakada/A. Takagi/M. Sugimori/R.R. Llinas, »Normal learning during pharmacological prevention of Purkinje cell long-term depression«, in: *Proceedings of the National Academy of Sciences, USA* 102 (2005), S. 17166-17171.

Rotorod-Test eine Rolle spielen,[35] noch auf die Entwicklung der Abstimmung zeitlicher Abläufe während der Konditionierung des Lidschlagreflexes.[36] Auch nach sechsunddreißigjähriger Forschungsarbeit bedürfen die synaptischen Netze und die molekularen Mechanismen, die mit den motorischen Lernprozessen im Kleinhirn zusammenhängen, einer Erläuterung.

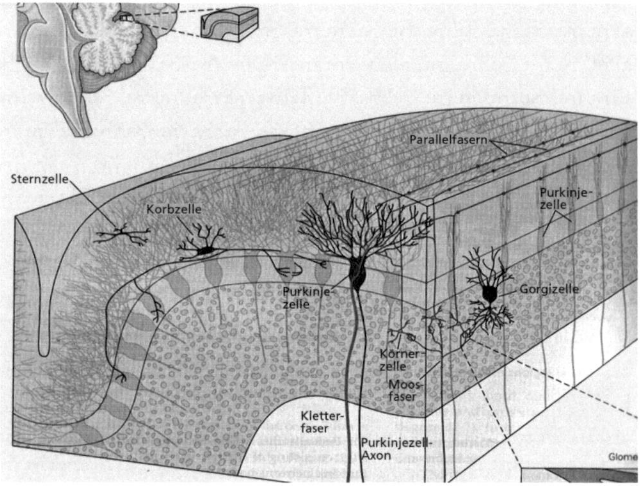

Abbildung 5: Kleinhirnrinde. Gezeigt werden die großen Purkinjezell-Neuronen mit ihren sehr langen Dendriten-Bäumen. Diese bekommen synaptische Verbindungen von Parallelfaser-Axonterminalen, die von ganz kleinen Körnerzell-Neuronen herrühren, die ihrerseits synaptische Verbindungen von Moosfaser-Axonterminalen bekommen. Purkinjezell-Neuronen bekommen erstaunlicherweise auch von einem einzelnen Kletterfaser-Axon synaptische Verbindungen. Dieses Schaltsystem ist in einer sich hübsch wiederholenden und regelmäßigen Weise arrangiert, weshalb die Kleinhirnrinde ein idealer Gegenstand experi-

35 R. Lalonde/A. N. Bensoula/N. Filali, »Rotorod sensorimotor learning in cerebellar mutant mice«, in: *Neuroscience Research* 22 (1995), S. 423-426.
36 D. A. McCormick/R. F. Thompson, »Cerebellum. Essential involvement in the classically conditioned eyelid response«, in: *Science* 223 (1984), S. 296-299.

menteller Untersuchungen ist. Ebenfalls dargestellt sind Neuronen des inhibitorischen Typs (nämlich Korbzellen, Sternzellen und Golgizellen).

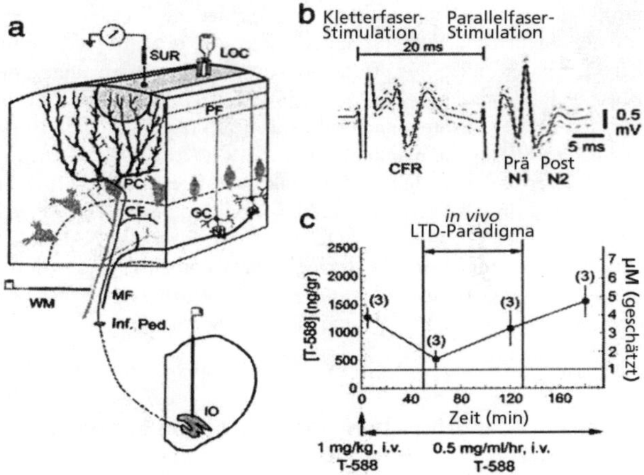

Abbildung 6: Das Pharmakon T-588 verhindert die durch verknüpfte In-vivo-Stimulation von Kletterfasern und Parallelfasern ausgelöste Langzeitdepression der Synapse zwischen Parallelfaser und Purkinjezelle. Ähnliche Konzentrationen von T-588 im Gehirn verhaltensgeteteter Mäuse und Ratten beeinträchtigten weder das motorische Lernen beim Rotorod-Test noch das Lernen der Abstimmung zeitlicher Bewegungsabläufe bei der klassischen Konditionierung des Eyeblink-Reflexes. Das heißt, die von Kletterfasern gesteuerte Langzeitdepression der synaptischen Verbindung zwischen Parallelfaser und Purkinjezelle ist nicht erforderlich für die motorische Anpassung oder das Lernen der Reaktionszeitabstimmung bei zwei verbreiteten Modellen von Formen des motorischen Lernens, für die man das Kleinhirn verantwortlich zu machen pflegte. Bild (a) stellt dar, wie konzentrische bipolare Reizelektroden zum einen auf der Kleinhirnoberfläche (LOC) angebracht werden, um ein Bündel von Parallelfasern (PF) zu stimulieren, zum anderen in der weißen Substanz des Kleinhirns (WM), um Kletterfasern (CF) zu stimulieren. Eine Silberkugel-Oberflächenelektrode (SUR) wird benutzt, um die an Purkinjezell-Neuronen (PC) ausgelösten Feldpotentiale zu messen. Direkte Reizung der unteren Olive (IO) wurde eingesetzt, um zu bestätigen, daß es sich bei den von der WM-Elektrode

ausgelösten Potentialen um Kletterfaser-Reaktionen (CFR) handelte. Bild (b) zeigt, welche Reaktionen durch verbundene CF- und PF-Stimulation bei CFR- sowie bei präsynaptischen (N1) und postsynaptischen (N2) PF ausgelöst wurden, wenn man ein Zwischenstimulus-Intervall von 20 ms benutzte, um für die N2-PF-Reaktion Langzeitdepression hervorzurufen. Die gestrichelten Linien zeigen eine Standardabweichung. Bild (c) stellt die Resultate für verschiedene T-588-Konzentrationen im Gehirn dar. Vier verschiedene Zeitpunkte während der ununterbrochenen intravenösen Infusion von T-588 werden angegeben, wobei das Langzeitdepressionsparadigma (LTD) in dem Zeitraum zwischen 50 und 130 Minuten nach Infusionsbeginn liegt. Die horizontale Linie bei 1 µM gibt die Konzentration von T-588 an, die LTD in vitro verhindert hatte. Die zu jedem Zeitpunkt getestete Anzahl von Gehirnen ist in Klammern angegeben. (Nach Abbildung 1 in: J. P. Welsh/H. Yamaguchi/X. H. Zeng/M. Kojo/Y. Nakada/A. Takagi/M. Sugimori/R. R. Llinas, »Normal learning during pharmacological prevention of Purkinje cell long-term depression«, in: *Proceedings of the National Academy of Sciences, USA* 102 [2005], S. 17166-17171).

Komplexität der Erforschung des Zentralnervensystems

Die oben genannten drei Beispiele veranschaulichen den relativ langsamen Fortschritt der Neurowissenschaft, wenn es darum geht, der Komplexität auch nur der »einfachsten« Teile des Zentralnervensystems Herr zu werden. Sie legen nahe, sich der Hybris derjenigen, die meinen, die Neurowissenschaftler hätten viele – ja überhaupt irgendwelche – Funktionen des Zentralnervensystems verstanden, nicht umstandslos anzuschließen, und zeigen, wie sehr man zunächst innehalten und nachdenken sollte, ehe man viele der Thesen über die Leistung synaptischer Netze im Gehirn akzeptiert.

Zweiter Hauptgrund zur Sorge im Hinblick auf unser Verständnis der Funktion zellularer Netze im Kortex

Ich habe zwei Aspekte des ingenieurtechnischen Ansatzes zur Deutung synaptischer Netze genannt, die uns zum Nachdenken anregen sollten. Den ersten dieser Aspekte habe ich im zweiten Abschnitt des vorliegenden Kapitels betrachtet. Damit meine ich die enorme Schwierigkeit, biologisch relevante Eigenschaften zu ermitteln, die für die Konstruktion eines technisch nachvollziehbaren Netzes relevant sind, das benutzt werden kann, um die Einsicht in das biologische Netz zu fördern. Die zweite Schwierigkeit ergibt sich, wenn normalerweise dem Menschen und manchmal auch anderen Tieren zugeschriebene psychologische Attribute von synaptischen Netzen ausgesagt werden – sei es bevor oder nachdem sie zu technischen Vorrichtungen unterschiedlicher Komplexität und Modifizierbarkeit reduziert worden sind. Von einzelnen synaptischen Netzen oder Bündeln synaptischer Netze wird gesagt, daß sie sich an etwas erinnern, etwas sehen und etwas hören. Ein Autor schreibt etwa: »Das Sehen können wir durchweg als ständiges Suchen nach Antworten auf vom Gehirn gestellte Fragen auffassen. Die von der Netzhaut ausgehenden Signale bilden ›Botschaften‹, die diese Antworten mitteilen«.[37] Vom visuellen Kortex im Occipitallappen (Abbildung 7) wird behauptet, seine »Neuronen unterbreiten dem Gehirn Argumente, anhand deren es seine Wahrnehmungshypothesen aufstellt«.[38] Über jene Areale des Gehirns, die funktionieren müssen, damit wir Farben sehen können, wird gesagt, sie spielten eine Rolle bei »der Interpretation, die das Gehirn der physikalischen Eigenschaft

37 J.Z. Young, *Programs of the Brain*, Oxford: Oxford University Press 1978.

38 C. Blakemore, *Mechanisms of the Mind*, Cambridge: Cambridge University Press 1997.

von Gegenständen (nämlich ihrer Reflektanz) angedeihen läßt – eine Interpretation, die es dem Gehirn gestattet, rasch Wissen über die Eigenschaft der Reflektanz zu erwerben«.[39]

Nicht nur von Bündeln synaptischer Netze im Gehirn wird behauptet, daß sie diverse psychologische Eigenschaften besäßen, sondern auch von ganzen Hemisphären solcher Netze (Abbildung 7). So wird beispielsweise angedeutet, daß »die rechte Hemisphäre zwar Sprache, aber keine Syntax verstehen kann«. Außerdem sei »die Fähigkeit der rechten Hemisphäre, Schlüsse zu ziehen, äußerst begrenzt«.[40] Im weiteren heißt es: »Die linke Hemisphäre kann auch Gesichter wahrnehmen und wiedererkennen, und sie kann über höhere Fähigkeiten Aufschluß geben, wenn die Gesichter vertraut sind.« Darüber hinaus »macht sich die linke Hemisphäre beim Problemlösen eine nützliche Strategie zu eigen, wogegen die rechte Hemisphäre keine zusätzlichen kognitiven Fertigkeiten besitzt«.[41]

Diese Behauptungen, wonach synaptische Netze – seien es biologische oder in nützlicher Form auf technische Hilfsmittel reduzierte Netze – psychologische Eigenschaften besitzen, sind mir schon früher übertrieben vorgekommen. Es ist zwar keine logische Folgerung, doch der langsame und mühsame Fortschritt der Neurowissenschaft, die sich des ingenieurtechnischen Ansatzes bedient, um Aufschluß über synaptische Netze zu geben, hat in mir nicht viel Hoffnung aufkommen lassen, die These, solche Netze besäßen psychologische Eigenschaften, lasse sich aufrechterhalten. Aus diesem Grund suchte ich, um mir bei der Begriffsklärung helfen zu lassen, die Unterstützung jener Wissenschaftler, die von Berufs wegen zur Beschäftigung mit solchen Fragen ausgebildet sind, also die Unterstützung der

39 S. Zeki, »Splendours and miseries of the brain«, in: *Philosophical Transactions of the Royal Society of London – B – Biological Sciences* 354 (1999), S. 2053-2065.

40 Gazzaniga/Ivry/Mangun, *Cognitive Neuroscience. The Biology of the Mind.*

41 Ebd.

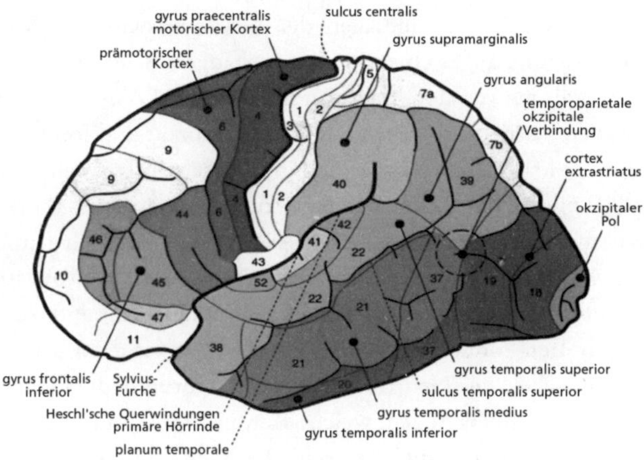

Abbildung 7: Großhirnrinde. Seitenansicht mit den numerierten Brodman-Arealen, die die zytologisch unterscheidbaren Zellklassen und die Beziehungen zwischen ihnen andeuten. Zellulare Netze, welche das Sehvermögen betreffen, finden sich beispielsweise im Pol des Occipitallappens.

Philosophen. Nachdem ich einige der wichtigsten Denker des vorigen Jahrhunderts – wie Russell, Wittgenstein und Quine – gelesen hatte, ließ ich mich auch mit einigen zeitgenössischen Philosophen auf Diskussionen ein, insbesondere mit Peter Hacker in Oxford. Unser Dialog über die Frage, ob es möglich wäre, synaptischen Netzen psychologische Eigenschaften zuzuschreiben, wurde ausschließlich per Internet geführt, und er war abgeschlossen, ehe wir uns zum ersten Mal persönlich trafen. Für mich war das ein enorm befriedigender Weg, der mich dazu gezwungen hat, die Geschichte der Neurowissenschaft von Galen im zweiten Jahrhundert bis in die Gegenwart zu bedenken und mich zusammen mit Peter Hacker an der kritischen Analyse der Meinungen der bedeutendsten Autoren auf diesem Gebiet zu beteiligen – Meinungen, die dazu geführt haben, daß die Neurowissenschaftler in ihren gegenwärtigen Schwierigkeiten stecken. Ein Ergebnis dieses Dialogs ist unser Buch über die philosophischen Grundlagen der Neurowissenschaft. Meine Befriedigung angesichts dieses Unterfangens wurde noch verstärkt, als ich von der American Philosophical Association eingeladen wurde, zusammen mit Daniel Dennett und John Searle an einer kritischen Debatte über die Thesen unseres Buchs teilzunehmen. Diese Auseinandersetzung hat zu einer weiteren Klärung geführt und auf diese Weise unserem Versuch genützt, die Wahrheit über das herauszufinden, was die Neurowissenschaften wirklich nachgewiesen haben und in Zukunft zu leisten hoffen können. Auf diese Weise haben wir dazu beigetragen, die Ziele der Neurowissenschaft zu fördern, die nicht nur helfen will zu verstehen, welche Bewandtnis es mit dem Menschen hat, sondern auch menschliches Leid lindern möchte.

Die Erwiderungen

Daniel Dennett

Philosophie als naive Ethnologie

Anmerkungen zu Bennett und Hacker

Das Buch *Philosophical Foundations of Neuroscience*, ein Ergebnis der Zusammenarbeit zwischen einem Philosophen (Hacker) und einem Neurowissenschaftler (Bennett), ist ein ehrgeiziger Versuch, das Forschungsunterfangen der kognitiven Neurowissenschaft umzuformulieren. Dazu soll nachgewiesen werden, daß Kognitionswissenschaftler und andere Theoretiker, zu denen auch ich selbst gerechnet werde, einander durch systematisch »inkohärenten« Sprachmißbrauch und »Begriffsverwirrung« gegenseitig verhext haben. Stilistisch und inhaltlich gesehen, erinnert das Buch an das Oxford der frühen 1960er Jahre, als die Ordinary Language Philosophy dominierte und Ryle wie Wittgenstein den Ton angaben, wenn es um die Bedeutung unserer mentalistischen oder psychologischen Alltagsausdrükke ging. Ich selbst bin (ebenso wie übrigens auch Searle) ein Produkt dieser Zeit und dieses Orts und meine, daß den Zielen und Voraussetzungen der Autoren in vieler Hinsicht zuzustimmen ist. Ehe ich mich meiner – überaus strengen – Kritik zuwende, möchte ich hervorheben, was ich am Ansatz unserer Autoren für genau richtig halte, nämlich die häufig vergessenen Lehren der Ordinary Language Philosophy.

> Die neurowissenschaftliche Forschung [...] berührt sich mit der psychologischen, und Klarheit hinsichtlich der Leistungen der Hirnforschung setzt Klarheit bezüglich der Kategorien der normalen psychologischen Beschreibung voraus, also bezüglich solcher Kategorien wie Empfinden und Wahrnehmen, Erkennen und Erinnern, Nachdenken und Sich-etwas-

> Vorstellen, Fühlen und Wollen. Insoweit es den Neurowissenschaftlern mißlingt, die Umrisse der relevanten Kategorien zu erfassen, laufen sie nicht nur Gefahr, die falschen Fragen zu stellen, sondern sie riskieren, die eigenen Versuchsergebnisse falsch zu interpretieren.[1]

Stimmt.[2] Wenn sich die Neurowissenschaftler der gewöhnlichen Terminologie bedienen, die den Bestand der von mir als »Alltagspsychologie«[3] bezeichneten Kenntnisse formt, müssen sie äußerst behutsam vorgehen, denn diese Ausdrücke gehen mit Gebrauchsvoraussetzungen einher, die den Vorhaben der Wissenschaftler schaden und ansonsten aussichtsreiche empirische Theorien und Modelle in dürftig kaschierten Unsinn verwandeln können. Der Philosoph – ein Experte für Bedeutungsnuancen, die die Phantasie des Theoretikers betören können – ist genau der Richtige für die Durchführung dieses wichtigen Geschäfts der Begriffshygiene.

Anschließen kann ich mich den beiden Autoren auch (obwohl ich es anders formulieren würde), wenn sie schreiben:

1 M. R. Bennett/P. M. S. Hacker, *Philosophical Foundations of Neuroscience* (= PFN), Oxford: Blackwell 2003, S. 115.

2 In meinem 1969 veröffentlichten Buch *Content and Consciousness* (London: Routledge & Kegan Paul, ²1986) hatte ich mir vorgenommen, »den begrifflichen Hintergrund darzustellen, vor dem die ganze Geschichte erzählt werden muß, und die Bedingungen zu bestimmen, in deren Rahmen sich jede befriedigende Theorie entwickeln muß (S. ix) [...] sowie den Begriff einer spezifischen Diskursform – der Sprache des Geistes – deutlich zu machen, deren wir uns normalerweise bedienen, um unsere mentalen Erfahrungen zu beschreiben und zu erklären, und die sich nur indirekt zur Diskursform der naturwissenschaftlichen Formulierungen in Beziehung setzen läßt« (S. x).

3 Der Ausdruck »Alltagspsychologie« [*folk psychology*] ist zwar schon von früheren Theoretikern (wie z. B. Freud) in einem wenn auch etwas anderen Sinn gebraucht worden, aber ich glaube als erster den Vorschlag gemacht zu haben, man solle ihn zur Bezeichnung dessen verwenden, was Bennett und Hacker die »normale psychologische Beschreibung« nennen (vgl. meinen Artikel »Three Kinds of Intentional Psychology« [1978, abgedr. in: R. Healey (Hg.), *Reduction, Time and Reality*, Cambridge: Cambridge University Press 1981, S. 37-60]). Bennett und Hacker betonen, ebenso wie ich selbst, daß es sich dabei nicht um eine *Theorie* handelt.

»Die Belege für die Fremdzuschreibung psychologischer Attribute sind nicht induktiver, sondern kriterialer Art; diese Belege sind aus logischen Gründen gute Belege.«[4] Damit schlage ich mich – gegen Fodor zum Beispiel – auf die Seite von Bennett und Hacker.[5]

Ihrer motivierenden Grundvoraussetzung kann ich also rückhaltlos zustimmen. Meinen Beifall finden auch einige ihrer wichtigsten Kritikpunkte, insbesondere die These, überall in der kognitiven Neurowissenschaft gebe es cartesianische Überbleibsel, die erhebliches Unheil anrichten. So sagen sie beispielsweise:

> Die Neurowissenschaftler sind heute im großen und ganzen der Meinung, Farben, Klänge, Gerüche und Geschmäcke seien »mentale Konstruktionen, die durch Sinnesverarbeitung im Gehirn geschaffen werden. Außerhalb des Gehirns existieren sie als solche gar nicht«. Auch dieser Gedanke unterscheidet sich nur insofern vom Cartesianismus, als der Geist durch das Gehirn ersetzt wird.[6]

Das hier bemängelte Beispiel fällt unter meine Rubrik »cartesianischer Materialismus«,[7] und meines Erachtens haben die Autoren recht mit ihrer Ansicht, viele kognitive Neurowissenschaftler seien geblendet von der Vorstellung, im Gehirn gebe es einen Ort (der bei mir das »cartesianische Theater« heißt), an dem für eine im Publikum sitzende (materielle) *res cogitans* eine

4 PFN, S. 82.
5 Siehe meine diesbezügliche Erörterung in: »A Cure for the Common Code«, in: *Brainstorms*, Montgomery, VT: Bradford Books 1978, sowie meine neuere Veröffentlichung »Intentional Laws and Computational Psychology« (Abschnitt 5 von »Back from the Drawing Board«, in: B. Dahlbom [Hg.], *Dennett and His Critics*, Oxford: Blackwell 1993, S. 203-235).
6 PFN, S. 113. Das Zitat im Zitat stammt aus Eric R. Kandel/James H. Schwartz/Thomas M. Jessell, *Essentials of Neural Science and Behavior*, Stamford: Appleton and Lange 1995, S. 370.
7 Siehe mein Buch *Consciousness Explained*, Harmondsworth: Penguin 1991 (übers. von F. Wuketits: *Philosophie des menschlichen Bewußtseins*, Hamburg: Hoffmann und Campe 1994).

innere Vorführung erstaunlicher Konstruktionen in Szene gesetzt wird.

Besonders richtig liegen unsere Autoren, wenn sie an Benjamin Libets Auffassung intentionalen Handelns und einigen theoretischen Arbeiten von Stephen Kosslyn über bildliche Vorstellungen abträgliche Auswirkungen des Cartesianismus monieren. Ebenso wie sie beklage ich den philosophischen »Fachbegriff« *Qualia* – ein vergiftetes Geschenk sondergleichen –, und ich schließe mich einigen Zweifeln an, die sie im Hinblick auf die zuerst von Brian Farrell (1950) erkundete und später von Thomas Nagel (1974) popularisierte Redeweise (»wie es ist«, »wie es sich anfühlt«) äußern. Introspektion ist, wie sie sagen, keine Form inneren Sehens. Der Geist hat kein Auge. Einverstanden. Und wenn man Schmerzen hat, ist das Haben nicht das gleiche wie in »einen Groschen haben« – die Schmerzen *sind kein Ding*, das da ist. Jawohl. Ich stimme zwar nicht allem zu, was Bennett und Hacker auf dem Weg zu den eben genannten Ergebnissen sagen, aber ihre Schlußfolgerungen bejahe ich. Genauer gesagt: Sie bejahen meine Schlußfolgerungen, die sie jedoch unerwähnt lassen.[8]

Was mich mehr überrascht hat als das Versäumnis der Autoren, diese ziemlich substantiellen Übereinstimmungen einzuräumen, ist der Umstand, daß der Kern ihres Buchs – der zugleich der Kern ihrer erstaunlich kränkenden Attacke auf mich[9]

8 Die Liste ihrer diesbezüglichen Versäumnisse ist lang. Siehe außer den in früheren Anmerkungen bereits zitierten Arbeiten meine kritischen Bemerkungen über bildliche Vorstellungen, Qualia, Introspektion und Schmerzen in *Brainstorms*. Ich bin allerdings nicht der einzige Theoretiker, dessen ihre Ergebnisse vorwegnehmenden Arbeiten von ihnen übersehen werden. In ihrer Erörterung bildlicher Vorstellungen zum Beispiel erfinden sie einige Gedanken von Zenon Pylyshyn neu, ohne es zu merken. Bennett und Hacker sind nicht die ersten Begriffsanalytiker, die in diesen Gewässern fischen. Die meisten der von ihnen genannten Punkte sind längst publiziert und gebührend in Betracht gezogen worden, allerdings in Veröffentlichungen, die sie nicht zitieren. Ich habe in ihrem Buch nichts Neues gefunden.

9 Der Anhang zu PFN, in dem Bennett und Hacker meine Ansichten at-

ist – auf einen Gedanken hinausläuft, den ich selbst 1969 in die Welt gesetzt und damals ziemlich herausgestrichen habe. Hier ein Zitat zum »mereologischen Fehlschluß«, wie Bennett und Hacker sagen:

> Wir wissen, was es heißt, daß Menschen etwas erfahren, etwas sehen, etwas wissen oder glauben, Entscheidungen treffen, mehrdeutige Daten interpretieren, Mutmaßungen anstellen und Hypothesen bilden. Wir wissen, was es heißt, daß Personen induktive Schlüsse ziehen, Wahrscheinlichkeiten schätzen, Argumente unterbreiten und die in der Erfahrung angetroffenen Dinge klassifizieren und kategorisieren. Wir werfen Fragen auf und suchen nach Antworten. Wir gebrauchen einen Symbolismus (die Sprache), mit dessen Hilfe wir Dinge repräsentieren. Haben wir jedoch eine Ahnung, was es heißt, ein *Gehirn* sehe oder höre etwas, ein *Gehirn* mache Erfahrungen, wisse oder glaube etwas? Haben wir eine Vorstellung davon, was es hieße, daß ein *Gehirn* eine Entscheidung trifft?[10]

Sie antworten mit einem schallenden NEIN!

> Es hat keinen Sinn, dem Gehirn psychologische Prädikate (oder deren Negation) zuzuschreiben, es sei denn, man gebraucht die Worte metaphorisch oder metonymisch. Die

tackieren, ist eine lange Tirade der Verhöhnungen, eine Ansammlung törichter Fehldeutungen, die mit folgenden Worten schließt: »Wenn unsere Argumente richtig sind, leisten Dennetts Theorien der Intentionalität und des Bewußtseins keinen Beitrag zur philosophischen Klärung der Intentionalität oder des Bewußtseins. Ebensowenig liefern sie Richtlinien für die neurowissenschaftliche Forschung oder das Verständnis der Neurowissenschaft« (S. 435). Argumente werden aber gar nicht angeführt, sondern es gibt nur Behauptungen der »Inkohärenz«. Bei der Tagung der American Philosophical Association (APA), auf der ich den vorliegenden Text vortrug, hat Hacker ins gleiche Horn gestoßen. Im Oxford der sechziger Jahre pflegte es so zu sein, daß ein feiner Schauder des Unverständnisses die Stelle einer Begründung einnehmen konnte. Diese Zeiten sind vorbei. Hacker möchte ich folgenden Rat geben: »Wenn Sie diese Fragen unverständlich finden, sollten Sie sich mehr Mühe geben. Sie haben ja kaum angefangen, sich in der Kognitionsforschung umzuschauen.«

10 PFN, S. 70, siehe oben, S. 36.

> Wortverbindung, die sich dabei ergibt, besagt nichts Falsches, sondern sie besagt gar nichts, denn sie hat keinen Sinn. Es ist den psychologischen Prädikaten wesentlich, daß sie nicht auf die Teile eines Lebewesens, sondern nur auf das ganze Lebewesen zutreffen können. Es ist nicht das Auge (geschweige denn das Gehirn), das sieht, sondern *wir* sehen *mit* unseren Augen (und wir sehen nicht *mit* dem Gehirn, obwohl wir ohne ein im Hinblick auf das Sehsystem normal funktionierendes Gehirn nichts sehen würden).[11]

Diese Ausführungen sind meinem Gedanken von 1969 zumindest sehr nahe verwandt, denn damals unterschied ich zwischen einer personalen und einer subpersonalen Erklärungsebene: *Ich* empfinde Schmerzen – mein Gehirn empfindet sie nicht. *Ich* sehe Dinge – meine Augen sehen sie nicht. Zum Thema Schmerz habe ich damals beispielsweise folgendes geschrieben:

> Eine Analyse unserer normalen Art und Weise, über Schmerzen zu reden, zeigt, daß es ausgeschlossen wäre, im Gehirn Vorgänge oder Prozesse zu entdecken, welche die Merkmale der mutmaßlichen »mentalen Phänomene« der Schmerzen an den Tag legen würden, denn Aussagen über Schmerzen sind wesentlich nichtmechanischer Art, während die Vorgänge und Prozesse im Gehirn etwas wesentlich Mechanisches sind.[12]

Trotz der vielen Gemeinsamkeiten äußern sich Bennett und Hacker äußerst abschätzig über meine Arbeiten. Wie läßt sich das erklären? Wie so häufig in der Philosophie, ist es auch hier nützlich, wenn jemand entschieden und klar sagt, was von anderen nur angedeutet oder stillschweigend vorausgesetzt wird. Bennett und Hacker gelingt es, Standpunkte zu artikulieren, die ich seit vierzig Jahren *indirekt* bekämpfe, aber noch nie direkt habe angehen können, da sie von niemandem geradeheraus vertreten wurden. Ebenso wie Jerry Fodor, bei dem ich mich seit

11 Ebd., S. 72, siehe oben, S. 41.
12 Dennett, *Content and Consciousness*, S. 91.

Jahren darauf verlassen kann, daß er in anschaulicher Form genau die Dinge ausplaudern wird, die ich bestreiten möchte, und mir damit Angriffe auf Pappkameraden erspart, offerieren mir auch Bennett und Hacker eine kühne Doktrin, die ich kritisieren kann. Die Aufgabe, auf ihre Behauptungen zu antworten und zu diesem Zweck meine Gedanken über diese Themen zu ordnen, war für mich erhellend – für andere hoffentlich ebenfalls.

Der philosophische Hintergrund

In diesem Abschnitt werde ich ausschließlich über Hacker reden und seinen Mitautor Bennett aus dem Spiel lassen, denn die Punkte, die ich hier zu bemängeln habe, gehen offenbar auf Hacker zurück. Sie sind ein – oft in die gleichen Worte gekleideter – Widerhall von Thesen, die er schon in seinem Buch *Wittgenstein: Meaning and Mind*[13] vertreten hat, und sie sind rein philosophischer Art.

Wenn Hacker mir immer wieder vorwirft, ich hätte den mereologischen Fehlschluß nicht in Betracht gezogen, ist das so ähnlich, als wolle man einem alten Hasen das Hakenschlagen beibringen. Da ich selbst diesen Gedanken aufs Tapet gebracht habe, bin ich durchaus mit ihm vertraut. Habe ich mich vielleicht verlaufen, seit ich Oxford verlassen habe? Unter den Philosophen, die sich meine Unterscheidung zwischen personaler und subpersonaler Ebene zu Herzen genommen haben, findet sich zumindest eine Vertreterin des Fachs – nämlich Jennifer Hornsby –, die die Vermutung geäußert hat, in meinen späteren Veröffentlichungen sei ich davon abgekommen.[14] Habe ich die-

13 P.M.S. Hacker, *Wittgenstein: Meaning and Mind*, Oxford: Blackwell 1990, zweibändiges Paperback 1993.

14 J. Hornsby, »Personal and Sub-Personal. A Defence of Dennett's Early Distinction«, in: *Philosophical Explorations: An International Journal for*

ser guten Idee tatsächlich den Rücken gekehrt? Nein.[15] Bei dieser Gelegenheit dürfte es besonders angebracht sein, aus meiner 1980 veröffentlichten Kritik an Searles Apologie des auf unsere Intuitionen abzielenden Beispiels vom »Chinesisch-Zimmer« zu zitieren:

> Die systembezogene Replik legt den meines Erachtens völlig richtigen Gedanken nahe, daß Searle verschiedene Ebenen der Erklärung (und der Zuschreibung) miteinander verwechselt: *Ich* verstehe Deutsch, mein Gehirn versteht es nicht – und ebensowenig versteht es insbesondere jener Bestandteil (sofern er isoliert werden kann), durch dessen Funktion die hereinkommenden Sätze »verarbeitet« und meine Sprechakt-Intentionen umgesetzt werden.[16]

(Von Searle wurde meine These übrigens in Bausch und Bogen abgetan, als er in derselben Zeitschrift darauf replizierte. Ich bin gespannt, was er mit der Unterscheidung zwischen personaler und subpersonaler Ebene anfängt, wenn sie im Gewand des mereologischen Fehlschlusses auftritt.)[17]

Der maßgebliche Text, auf dem Hackers Glauben an den mereologischen Fehlschluß beruht, ist ein einziger Satz von St. Ludwig, nämlich:

the Philosophy of Mind and Action (2000), S. 6-24. Daß Hacker meine Unterscheidung nicht zur Kenntnis nimmt, läßt sich eigentlich nicht auf Kurzsichtigkeit zurückführen. Neben Hornsby gibt es mehrere Oxforder Autoren, die sich ausführlich damit auseinandergesetzt haben, wie z. B. Martin Davies, »Persons and Their Underpinnings«, in: *Philosophical Explorations* (2000), S. 83-131; Susan Hurley, »Perception and Action. Alternative Views«, in: *Synthese* 21 (2001), S. 3-40; Jose Luis Bermudez, »Nonceptual Content. From Perceptual Experience to Subpersonal Computational States«, in: *Mind and Language* (1995), S. 333-369.

15 Siehe auch den Artikel »Conditions of Personhood«, in *Brainstorms*.

16 D. Dennett, »The Milk of Human Intentionality«, *Behavioral and Brain Sciences* 3 (1980), S. 428-30, hier S. 429. Siehe auch die Erörterung verschiedener Erklärungsebenen in *Consciousness Explained*.

17 Auf der APA-Tagung, bei der dieser Text vorgetragen wurde, ist Searle nicht dazu gekommen, sich zu dieser Frage zu äußern, da er schon zu viele Einwände gegen Bennett und Hacker in petto hatte.

> Es kommt darauf hinaus: man könne nur vom lebenden Menschen, und was ihm ähnlich ist, (sich ähnlich benimmt) sagen, es habe Empfindungen; es sähe; sei blind; höre; sei taub; sei bei Bewußtsein, oder bewußtlos.[18]

Genau dies ist die Stelle, an der Hackers Weg und der meine auseinandergehen. Ich selbst zitiere diese Wittgenstein-Stelle gern. Nach meiner Einschätzung *erweitere* ich den Standpunkt Wittgensteins sogar: Aus meiner Sicht ist es tatsächlich so, daß Roboter und Schachcomputer, ja auch Gehirne und deren Teile »dem lebenden Menschen ähnlich sind (indem sie sich so ähnlich wie Menschen benehmen)«, und diese Ähnlichkeit genügt, um einen Gebrauch des psychologischen Vokabulars zu rechtfertigen, der so angepaßt wurde, daß er auch dieses Verhalten charakterisiert. Hacker sieht das nicht ein. Er und Bennett nennen alle Beispiele für diesen Sprachgebrauch »inkohärent«, und sie behaupten immer wieder, daß dergleichen »keinen Sinn hat«. Wer hat nun recht?

Kommen wir auf das Jahr 1969 zurück, um zu sehen, wie ich die Sache damals formuliert habe:

> In einer Hinsicht ist die Unterscheidung zwischen personaler und subpersonaler Erklärungsebene gar nicht neu. Die von Ryle und Wittgenstein inaugurierte Philosophie des Geistes ist weitgehend eine Analyse der Begriffe, die wir auf der personalen Ebene verwenden, und die Lektion, die aus Ryles Angriffen auf »paramechanische Hypothesen« und aus Wittgensteins oft verblüffendem Pochen darauf, daß unsere Erklärungen früher als geglaubt an ein Ende gelangen, läuft auf den Gedanken hinaus, daß personale und subpersonale Ebenen nicht miteinander verwechselt werden dürfen. Diese Lektion ist allerdings hin und wieder falsch interpretiert worden, so als besagte sie, daß **die personale Erklärungsebene die einzige Erklärungsebene sei, sobald es um den Geist**

18 L. Wittgenstein, *Philosophische Untersuchungen*, Frankfurt/M.: Suhrkamp 1984 u.ö., §281.

> **und die Handlungen des Menschen geht.** In einem wichtigen, aber engen Sinn ist das richtig, denn wie man am Beispiel der Schmerzen erkennt, zieht das Verlassen der personalen Ebene die Konsequenz nach sich, daß man gar nicht mehr über Schmerzen redet. In einem anderen wichtigen Sinn ist diese Auffassung jedoch falsch, und das wird häufig verkannt. Die Einsicht, daß es zwei Erklärungsebenen gibt, verpflichtet dazu, sie zueinander in Beziehung zu setzen, und **das ist eine Aufgabe, die nicht außerhalb des Zuständigkeitsbereichs der Philosophen liegt.** [...] Nach wie vor stellt sich die Frage, in welchem Verhältnis die einzelne *sprachliche Äußerung* über Schmerzen zu neuronalen Impulsen oder Äußerungen über neuronale Impulse steht. Diese und parallele Fragen in bezug auf andere Phänomene bedürfen auch dann detaillierter Antworten, wenn man sich bereits darüber geeinigt hat, daß es verschiedene Arten von Erklärung, verschiedene Ebenen und Kategorien gibt.[19]

Dieses Zitat skizziert die Aufgabe, an deren Erfüllung ich in den letzten fünfunddreißig Jahren gearbeitet habe. Die fettgedruckten Stellen bezeichnen die wichtigsten Punkte der Meinungsverschiedenheit mit Hacker, denn mein Weg ist ganz und gar nicht derselbe, den er eingeschlagen hat. Er nennt seine Gründe, und es lohnt sich, sie sorgfältig zu prüfen:

> [A] Begriffliche Fragen kommen *vor* allen Überlegungen, die Wahrheit und Falschheit betreffen. [...] Daher sind begriffliche Fragen weder erfahrungswissenschaftlichen Untersuchungen und Experimenten noch erfahrungswissenschaftlichen Theorien zugänglich.[20]

Was die erste These betrifft, kann man seine Zweifel haben. Sind Antworten auf begriffliche Fragen denn nicht wahr oder falsch? Nein, nach Hacker sind sie es nicht:

19 Dennett, *Content and Consciousness*, S. 95 f.
20 PFN, S. 2, siehe oben, S. 16 f.

> [B] Was Wahrheit und Falschheit für die Wissenschaft sind, das sind Sinn und Unsinn für die Philosophie.[21]

Also wenn der Philosoph Fehler macht, produziert er nichts Falsches, sondern Unsinn; und wenn der Philosoph seine Sache gut macht, dürfen wir nicht sagen, er habe es *richtig* gemacht oder die *Wahrheit* gesprochen, sondern nur, daß er etwas Sinnvolles gesagt habe.[22] Ich tendiere zu der Auffassung, daß Hackers [B] nicht unsinnig, sondern schlicht *falsch* ist. Aber wie dem auch sein mag, Hackers zweite These unter [A] ist – trotz des »Daher« – ein *non sequitur.* Selbst wenn begriffliche Fragen tatsächlich den Belangen der Wahrheit und der Falschheit »vorhergehen«, dürfte es jedem, der sich Klarheit über die guten Antworten verschaffen will, obliegen, die einschlägigen wissenschaftlichen Untersuchungen aufmerksam zu studieren. Diesen Vorschlag, in dem Hacker den Naturalismus à la Quine erkennt, wischt er mit der folgenden irrelevanten Bemerkung beiseite: »Wir glauben, daß die empirische Forschung philosophische Probleme ebensowenig lösen kann, wie sie mathematische Aufgaben zu lösen vermag.«[23] Natürlich kann sie das nicht! Die empirische Forschung *löst* diese Probleme nicht, aber sie *prägt* sie; manchmal *verbessert* und *revidiert* sie die Problemstellung. Dann geschieht es mitunter, daß sich die Probleme *auflösen*,

21 Ebd., S. 6, siehe oben, S. 27.

22 Für einen Philosophen, der Wahrheit und Falschheit nicht als Prüfstein philosophischer Aussagen gelten lassen möchte, kennt Hacker erstaunlich wenig Zurückhaltung, wenn es darum geht, unbegründete, unverblümte Behauptungen aufzustellen, die besagen, dieser oder jener habe sich geirrt, das und das sei verfehlt usw. Diese Obiter Dicta sind schwer zu interpretieren, es sei denn, man unterstellt, daß sie wahr (und nicht falsch) sein sollen. Vielleicht sollen wir es so auffassen, daß nur ein winziger Bruchteil von Hackers Aussagen – nämlich die spezifisch philosophischen Aussagen – »vor« der Wahrheit und der Falschheit kommen, während die überwiegende Mehrzahl seiner Sätze genau das sind, was sie zu sein scheinen, nämlich Behauptungen, die auf die Wahrheit abzielen. Als solche unterliegen sie vermutlich der Bestätigung und der Widerlegung durch die Empirie.

23 PFN, S. 414.

und manchmal können sie durch weitere philosophische Reflexion gelöst werden.

Hacker beharrt darauf: die Philosophie verfahre apriorisch und stehe in keiner kontinuierlichen Beziehung zur empirischen Wissenschaft. Diese These ist, wie wir sehen werden, die Hauptquelle der Schwierigkeiten, die sein Vorhaben heimsuchen.

> [C] Wie ist es möglich, die Grenzen des Sinns zu erkunden? Nur dadurch, daß man den Gebrauch von Wörtern untersucht. Oft entsteht Unsinn, wenn ein Ausdruck im Widerspruch zu seinen Gebrauchsregeln verwendet wird. Bei dem fraglichen Ausdruck kann es sich um eine normale Alltagsformulierung handeln; und in diesem Fall lassen sich die Gebrauchsregeln der üblichen Verwendung und anerkannten Bedeutungserklärungen entnehmen. Oder es handelt sich womöglich um einen Fachausdruck; dann müssen die Gebrauchsregeln aus den terminologischen Festsetzungen des Theoretikers, der den Ausdruck eingeführt hat, und seinen Erklärungen dieser Bestimmung herausgelesen werden. Ausdrücke beider Arten können mißbraucht werden, und wenn das geschieht, ergibt sich Unsinn: eine Zusammenstellung von Wörtern, die aus der Sprache ausgeschlossen wird. Denn entweder ist nicht festgesetzt worden, was der Ausdruck in dem fraglichen anomalen Kontext heißen soll, oder die betreffende Zusammenstellung von Wörtern wird tatsächlich durch eine Regel ausgeschlossen, die angibt, daß es so etwas wie ... gar nicht gibt (beispielsweise, daß es so etwas wie »östlich des Nordpols« nicht gibt, also daß dies eine Formulierung ist, die keinen Gebrauch hat).[24]

Dieses Zitat erinnert durchweg an die Zeit um 1960, und nun möchte ich einige der damit einhergehenden Schwierigkeiten ins Gedächtnis rufen. Eigentlich hatte ich geglaubt, diese Pro-

24 Ebd., S. 6, siehe oben, S. 27f.

bleme seien schon vor vielen Jahren erkannt worden, doch damals hatten wir es nicht mit dieser unverblümten Lesart zu tun, die wir jetzt als Zielscheibe benutzen können:

> Wie ist es möglich, die Grenzen des Sinns zu erkunden? Nur dadurch, daß man den Gebrauch von Wörtern untersucht.

Zunächst ist zu beachten, daß eine Untersuchung des Wortgebrauchs eine empirische Untersuchung ist – egal, was dieser oder jener Philosoph dagegen einwenden mag. Eine solche Untersuchung ergibt häufig ganz gewöhnliche Alltagswahrheiten bzw. Alltagsfalschheiten, und sie unterliegt der Korrektur durch normale Beobachtungen und Einwände. Vielleicht war es eine vage Ahnung von dem sich hier abzeichnenden Widerspruch, die Hacker dazu veranlaßt hat, in seinem Buch von 1990 folgende These zu verkünden:

> Die Grammatik ist autonom und keinen faktenbezogenen Aussagen verantwortlich, sondern sie wird von diesen Aussagen vorausgesetzt. In diesem Sinn ist sie – im Gegensatz zu Zweck-Mittel-Regeln – willkürlich. Dennoch ist sie dem Nichtwillkürlichen verwandt. Sie wird von der menschlichen Natur und der uns umgebenden Welt geprägt.[25]

Räumen wir ein, die Grammatik sei autonom, was immer das heißen mag. Dennoch kann man sie nicht untersuchen, ohne Fragen zu stellen; und selbst wenn man die Fragen nur an die *eigene* Adresse richtet, muß man dennoch verstehen, was man sagt. Die Überzeugung, diese Methode der Befragung der eigenen (grammatischen oder sonstigen) Intuitionen sei etwas völlig anderes als eine empirische Untersuchung, hat einen Stammbaum, der weit zurückreicht (nicht nur bis ins Oxford um 1960, sondern bis hin zu Sokrates), aber sie hält dem Nachdenken nicht stand.

Das leuchtet ohne weiteres ein, wenn man diesen Stil des Philosophierens mit der Ethnologie vergleicht – einer offenkundig

25 Hacker, *Meaning and Mind*, S. 148; Paperback, Band I, S. 60.

empirischen Forschungstätigkeit, der man erfolgreich oder weniger erfolgreich nachgehen kann. Wenn man zweitrangige Gewährsleute auswählt oder es versäumt, sich zunächst mit ihrer Sprache vertraut zu machen, geschieht es leicht, daß man drittrangige Arbeit leistet. Aus diesem Grund befleißigen sich einige Ethnologen lieber der einen oder anderen Form von Autoethnologie, bei der man sein eigener Gewährsmann ist und sich zusätzlich vielleicht von einigen guten Kollegen als Gesprächspartnern unterstützen läßt. An der empirischen Beschaffenheit dieses Unterfangens ändert das jedoch nichts.[26] Die Sprachwissenschaftler betreiben bekanntlich eine Form dieser Autoethnologie, und mittlerweile wissen sie eine ganze Menge über die Fallstricke und Risiken ihrer spezifischen Versuche, grammatische Intuitionen hinsichtlich der eigenen Muttersprache hervorzulocken. So weiß man beispielsweise, daß es sehr schwierig ist, eine Verunreinigung der eigenen Intuitionen bezüglich Grammatikalität durch die eigenen theoretischen Lieblingsideen zu vermeiden. Manche Sprachwissenschaftler haben sich sogar zu der Anschauung bewegen lassen, theoretische Linguisten seien als Gewährsleute ausgeschlossen oder sollten ausgeschlossen werden, weil ihre Urteile nicht unbefangen sind. Darin liegt eine Herausforderung für Hacker und ähnlich gesinnte Philosophen: Wie unterscheiden sie die eigene Forschung eigentlich von der Autoethnologie – einer empirischen Untersuchung, die sich offenbar genau der gleichen Methoden bedient und zu ganz gleichartigen Urteilen gelangt?[27]

26 In *Sweet Dreams* kennzeichne ich einige Stränge der modernen Philosophie des Geistes als *naive, aprioristische Autoethnologie* (siehe *Sweet Dreams. Philosophical Obstacles to a Science of Consciousness*, Cambridge, MA: MIT Press 2005, übers. von G. Reuter: *Süße Träume*, Frankfurt/M.: Suhrkamp 2007). Nach meinem Eindruck sind Hackers Schriften ein Paradebeispiel für diese Kategorie.

27 Zu beachten ist, daß ich nicht behaupte, die Autoethnologie sei immer ein törichtes oder nutzloses Unterfangen. Ich behaupte lediglich, daß sie eine empirische Untersuchung darstellt, die – wenn sie richtig durchgeführt wird – Resultate bezüglich der Intuitionen liefert, die der Forscher an der

Wer glaubt, die Philosophen hätten eine Methode der *grammatischen* Untersuchung gefunden, die irgendwie gegen die Schwierigkeiten, die sich für die ethnologische Forschung ergeben können, gefeit sei (bzw. quer dazu stehe oder ihnen »vorhergehe«), schuldet uns eine Rechtfertigung, aus der hervorgeht, wie das Kunststück im einzelnen ausgeführt wird. Wer unverblümt behauptet, *so verführen die Philosophen nun einmal*, weicht der Herausforderung nur aus. Wie mir mein Kollege Avner Baz mitteilt, hat Stanley Cavell einen interessanten Schachzug gemacht, der in die Richtung einer Lösung geht.[28] Denn Cavell behauptet, die Beobachtungen des Philosophen über das, was wir sagen würden, glichen eher *ästhetischen* Urteilen. Baz formuliert es (in seiner privaten Mitteilung) wie folgt: »Man stellt sein Urteil als *exemplarisch* hin und spricht *für* die Gemeinschaft.« Daran ist zunächst einmal nichts auszusetzen, doch da der Ethnologe auch damit befaßt ist, *die beste und kohärenteste* Interpretation der gesammelten Daten zu ermitteln (hier kommen Quines Hinweis auf das Prinzip der Nachsichtigkeit und mein Hinweis auf die Rationalitätsvoraussetzung der intentionalen Einstellung ins Spiel), ist dieses normative oder empfehlende Element in der Untersuchung des Ethnologen von vornherein angelegt, wird aber ausgeklammert. Der Ethnologe kann nicht verstehen, was seine Gewährsleute *sagen*, ohne herauszubekommen, was sie (in ihrer eigenen Gemeinschaft) unter vielen Umständen *sagen sollten*. Was jedoch beim Unterfangen des Ethnologen bewußt ausgeklam-

eigenen Personen ermittelt, sowie bezüglich der Implikationen dieser Intuitionen. Das können durchaus nützliche Ergebnisse der Forschung sein, aber es ist ein weitergehender Schritt anzugeben, unter welchen Bedingungen solche Implikationen als Anhaltspunkte bezüglich der Wahrheit über irgendeinen Gegenstand ernst genommen werden sollten. Weitere Ausführung zu diesem Thema findet der Leser in meinem Buch *Sweet Dreams*.

28 S. Cavell, *The Claim of Reason. Wittgenstein, Skepticism, Morality, and Tragedy*, New York: Oxford University Press 1979, ²1999 (übers. von C. Goldmann: *Der Anspruch der Vernunft*, Frankfurt/M.: Suhrkamp 2006).

mert wird und beim Unterfangen des Philosophen der Rechtfertigung bedarf, ist eine *Begründung* der folgenden Behauptung: Das ist es, was diese Leute tun und sagen, *und du solltest das gleiche tun*. Wie wir sehen werden, scheitert Hackers Vorhaben an dem Versäumnis, die Gemeinschaft, für die er spricht, zu identifizieren.

Kommen wir zurück auf [C]:

> Oft entsteht Unsinn, wenn ein Ausdruck im Widerspruch zu seinen Gebrauchsregeln verwendet wird.

Es ist höchste Zeit, philosophischen Anmaßungen dieser Art Einhalt zu gebieten. Ryle hat bekanntlich unter Berufung auf die »Logik« von Existenzaussagen behauptet, er könne »Kategorienverwechslungen« ausfindig machen, aber wir müssen einsehen, daß das ein Bluff war. Er verfügte gar nicht über eine artikulierte Logik der Existenzausdrücke, um seine Behauptungen zu untermauern. Obwohl derartige Äußerungen seit Ryle, Wittgenstein und einer Vielzahl von Nachahmern beliebt sind, hat kein Philosoph *jemals* »die Regeln« für den Gebrauch eines normalen Ausdrucks artikuliert. Freilich ist es den Philosophen gelungen, Hunderte von Urteilen über abweichenden Sprachgebrauch zu generieren, aber die Feststellung, daß »wir dies oder jenes nicht sagen würden«, läuft nicht auf die Äußerung einer Regel hinaus. Sprachwissenschaftler benutzen für den gleichen Zweck ein Sternchen, und sie haben Tausende von so gekennzeichneten Sätzen erzeugt, wie zum Beispiel:

> *Aus einer Eichel ist jede Eiche gewachsen.
>
> *Das Haus war rattenstarrend.

Doch wie uns jeder Sprachwissenschaftler versichern wird, ist der Hinweis auf ein Urteil über abweichenden Sprachgebrauch nicht das gleiche wie die Ermittlung der Regeln, die diese Fälle regieren, und zwar selbst dann nicht, wenn es sich um einen Teil eines großen und genau beschriebenen Musters abweichenden Sprachgebrauchs handelt. Die Linguisten arbeiten seit über vierzig Jahren hart daran, die Regeln der englischen

Syntax und Semantik zu artikulieren, und es gibt einige wenige anspruchslose Eckchen, von denen sie einleuchtenderweise behaupten können, es sei ihnen gelungen, »die Regeln«, die dort gelten, ans Licht zu bringen. Doch bei dieser Arbeit sind sie auch auf große Bereiche gestoßen, in denen die Dinge verschwommen sind. Wie steht es etwa mit dem folgenden Beispielsatz von Jackendoff?

*Die Katze ist den Baum hinabgeklettert.

Ist das Unsinn, der gegen »die Regeln« für das Verb *klettern* verstößt? Diese Frage ist nicht leicht zu beantworten. Außerdem kann es sein, daß sich der Sprachgebrauch verändert. Es gibt eine Unzahl solcher Beispiele. Die Linguisten haben die Erfahrung gemacht, daß etwas seltsam klingen und ein wenig fragwürdig wirken kann, ohne gegen eine klare Regel zu verstoßen, die irgend jemand aufzustellen und zu verteidigen in der Lage wäre. Und der Gedanke, es könne nichtartikulierbare *Regeln* geben, ist zu obskurantistisch, um darüber zu diskutieren. Die Intuitionen des Philosophen mögen noch so ausgefeilt sein, auf diesem offenkundig empirischen Forschungsgebiet sind sie keine überlegene Quelle von Belegen.

Zurück zu [C]. Hacker fährt fort und gliedert das Wörterbuch in zwei Teile:

> Bei dem fraglichen Ausdruck kann es sich um eine normale Alltagsformulierung handeln; und in diesem Fall lassen sich die Gebrauchsregeln der üblichen Verwendung und anerkannten Bedeutungserklärungen entnehmen. Oder es handelt sich womöglich um einen Fachausdruck; dann müssen die Gebrauchsregeln aus den terminologischen Festsetzungen des Theoretikers, der den Ausdruck eingeführt hat, und seinen Erklärungen dieser Bestimmung herausgelesen werden.

Ich bin versucht zu behaupten, daß Hacker zwar nicht Unsinn redet, aber schlicht einen Fehler begeht, wenn er implizit sagt, es sei das Kennzeichen eines Fachausdrucks oder Terminus technicus, daß er von einem Theoretiker »eingeführt« wird, der den Gebrauch des Ausdrucks »festsetzt«. Entweder Hacker irrt sich, oder er definiert das Wort »Fachausdruck« so eng, daß viele Ausdrücke, die wir normalerweise übereinstimmend als technische bezeichnen würden, von ihm nicht so klassifiziert werden würden. Doch »Fachausdruck« ist ein Fachausdruck, dessen Gebrauch Hacker hier und jetzt festsetzt. Nun, dann wollen wir ihm diese Definition der Fachausdrücke zugestehen, obwohl sie so eng ist. Allerdings ist kein Ausdruck, der im Brennpunkt der Kritik des Buches steht, in diesem Sinne ein Fachausdruck, also muß es sich um »normale Alltagsformulierungen« handeln oder um Zwischendinge – eine Möglichkeit, auf die Hacker in seinem Buch von 1990 kurz eingeht, um sie sodann abzutun:

> Möchten Neurophysiologen, Psychologen, Spezialisten für Künstliche Intelligenz oder Philosophen die Grammatik in ihrer jetzigen Form verändern, um neue Redeweisen einzuführen, ist ihnen das unbenommen. Aber ihre neuen Festsetzungen müssen erklärt und die Anwendungsbedingungen müssen angegeben werden. Dagegen darf man nicht geltend machen, da wir wüßten, was »denken«, »sehen« oder »folgern« bedeuten, und wüßten, was »Gehirn« bedeutet, müßten wir auch wissen, was »Das Gehirn denkt, sieht und folgert« bedeutet. Was diese Verben bedeuten, wissen wir nämlich nur insofern, als wir ihren bestehenden Gebrauch beherrschen, der es eben nicht gestattet, sie auf den Körper oder dessen Teile anzuwenden, es sei denn, in abgeleiteter Form. Es ist auch nicht zulässig, den neuen »technischen« Gebrauch mit dem alten zu kreuzen, wie es die Neurowissenschaftler in ihren theoretischen Ausführungen typischerweise tun. Denn dadurch kommt es zu einem Konflikt der Regeln und infolgedessen zu Inkohärenzen *im neurowissenschaftlichen Gebrauch* dieser Ausdrücke.[29]

29 Hacker, *Meaning and Mind*, S. 148 f., Paperback, Band 1, S. 60 f.

Diese Schlußthese, die auch das Kernstück des Buchs von 2003 [= PFN; Übers.] ausmacht, beinhaltet eine Petitio principii. Wenn Hacker dazu imstande wäre, uns die Regeln zu *zeigen* und darzutun, inwiefern die neuen Wortverwendungen diesen Regeln zuwiderlaufen, wären wir vielleicht dazu in der Lage, der gleichen oder einer anderen Meinung zu sein. Aber er erfindet das doch nur. Er hat keine Ahnung, welches »die Regeln« für den Gebrauch dieser psychologischen Alltagsausdrücke sind. Noch aufschlußreicher ist, daß ihn sein Festhalten an einer aprioristischen Methodologie systematisch blind macht für das, was er hier eigentlich tut. Gestehen wir ihm zu, daß er *recht*[30] hat mit seiner Überzeugung, er verfüge über eine apriorische Methode, die ihm »vorgängige« Einsichten in die Bedeutung seiner psychologischen Alltagsausdrücke verschafft. Dennoch muß er nachweisen, inwiefern sein Prolegomenon bzw. seine Vorstudien den Fallstricken entgehen, die, wie man sagen könnte, mit »begrifflicher Kurzsichtigkeit« verknüpft sind, also damit, daß man die *eigenen* (möglicherweise engen und laienhaften) Begriffe als verbindlich hinstellt für Personen mit ganz anderen Vorhaben und anderer Ausbildung. Auf welche Weise kann er denn belegen, daß er die gleiche Sprache spricht wie jene, deren Arbeiten er kritisiert? Das ist doch gewiß eine empirische Frage, und der Umstand, daß er nicht sorgfältig genug darauf eingeht, hat ihn auf Irrwege geführt. Was er treibt, ist eigentlich keine gute Philosophie, sondern schlechte Ethnologie: Er hat sich in den Bereich der Kognitionswissenschaft begeben, um »den Gebrauch von Wörtern zu untersuchen«, ohne zu merken, daß er selbst *seine* Alltagssprache in fremdes Territorium mitschleppt und daß *seine* Intuitionen nicht unbedingt zutreffen müssen. Wenn er den Sprachgebrauch der *anderen* als »irrig« bezeichnet, begeht er einen Anfängerfehler.

Der Gebrauch psychologischer Prädikate in den theoreti-

30 Kann ein Philosoph wie Hacker überhaupt *recht* haben, obwohl es ihm gar nicht um die Wahrheit geht?

schen Ausführungen der Kognitionswissenschaftler ist tatsächlich ein besonderer Jargon, eine von der Ausdrucksweise der Oxforder Philosophiedozenten grundverschiedene Abart des Englischen mit eigenen »Regeln«. Woher ich das weiß? Daher, daß ich meine ethnologische Arbeit getan habe. (Man muß ein Naturalist à la Quine sein, um diese simplen Fehler zu vermeiden.) Es gibt eine aufschlußreiche Stelle, an der Hacker diese Möglichkeit einräumt, aber zugleich zu erkennen gibt, daß er sie nicht ernst zu nehmen vermag. Dort schreibt er:

> Ist es eine neue *Entdeckung*, daß Gehirne ebenfalls diesen menschlichen Tätigkeiten nachgehen? Oder handelt es sich um eine von Neurowissenschaftlern, Psychologen und Kognitionsforschern ins Werk gesetzte sprachliche Neuerung, durch die der normale Gebrauch dieser psychologischen Ausdrücke aus triftigen theoretischen Gründen erweitert wird? Oder handelt es sich um den bedenklicheren Fall einer Begriffsverwirrung?[31]

Hacker entscheidet sich für die dritte Möglichkeit, ohne diese Entscheidung zu begründen, während ich behaupte, daß die ersten beiden Möglichkeiten zutreffen. Entdeckungen kommen tatsächlich ins Spiel. Es ist ein empirisches Faktum, und zwar ein überraschendes, daß unser Gehirn – insbesondere bestimmte *Teile* des Gehirns – an Prozessen beteiligt ist, die Mutmaßungen, Entscheidungen, Überzeugungen, voreiligen Schlußfolgerungen usw. *frappierend ähnlich* sind. Dieses Verhalten ist Verhaltensweisen auf der personalen Ebene *hinreichend* ähnlich, um die Erweiterung des normalen Sprachgebrauchs zur Abdeckung dieser Verhaltensweisen zu rechtfertigen. Dadurch, daß man sich hier die intentionale Einstellung zu eigen macht, sind hervorragende wissenschaftliche Untersuchungen möglich geworden, doch wenn man sich mit diesen Leistungen nicht

31 PFN, S. 70 f., siehe oben, S. 37.

auseinandersetzt, wird man es für abwegig halten, so zu reden. Ist es aber nicht.

Diese Sachlage hat mich dazu angeregt, meine Erklärung der intentionalen Einstellung zu entwickeln. Als ich damit begann, Gespräche mit Computerspezialisten und kognitiven Neurowissenschaftlern zu führen, fiel mir auf, wie unbefangen sie – ohne sich zuzublinzeln oder die Stirn zu runzeln – darüber redeten, daß Computer (sowie Programme, Subroutinen, Gehirnteile usw.) *wollen*, *denken*, *folgern*, *entscheiden* usf. Da habe ich mich gefragt: »Welches sind die Regeln?« Und die Antwort, die mir in den Sinn kam, sind die Regeln für das Einnehmen der intentionalen Einstellung. Die *faktenbezogene* Frage lautet: Reden die Leute in diesen Bereichen so, und gelingt es dem intentionalen Standpunkt, wenigstens einen zentralen Teil der »Regeln« ihrer Redeweise zu erfassen? Die (durch Fakten begründete) Antwort lautet: Ja.[32] Außerdem stellt sich hier ver-

32 Vermutlich ist Bennett, der ja ein bekannter Neurowissenschaftler ist, der Gewährsmann des Ethnologen Hacker. Aber wie ist dann Hackers nachgerade unbegrenzter Mangel an Sensibilität für die Feinheiten des *Jargons* (sowie der Modelle und Entdeckungen) der Neurowissenschaft zu erklären? Hat sich Hacker den falschen Gewährsmann gesucht? Vielleicht hat Bennett vor allem auf der Ebene der Synapse geforscht: Wer auf dieser subneuronalen Ebene arbeitet, ist von den Fächern der Kognitionswissenschaft ungefähr so weit entfernt wie die Molekularbiologen von der ethologischen Feldforschung. Zwischen derart weit auseinanderliegenden Fachgebieten findet nicht viel Kommunikation statt, und selbst unter den günstigsten Verhältnissen gibt es zahlreiche Kommunikationsmängel – und leider auch ein erhebliches Maß an gegenseitiger Mißachtung. Ich erinnere mich an einen Laborleiter, der bei der Eröffnung eines neuen Werkraums sagte: »In unserem Labor kursiert der folgende Spruch: Wer sich mit einem Neuron befaßt, treibt Neurowissenschaft; wer sich mit zwei Neuronen befaßt, treibt Psychologie.« Und das war nicht als Kompliment gemeint. Wenn man sich für einen der Sache nicht wohlgesinnten Gewährsmann entscheidet, ist die ethnologische Katastrophe damit natürlich schon vorentschieden. (Zusatz nach der APA-Tagung: Diese Vermutung hat Bennett mit seinen einleitenden Worten bestätigt. Nach einem Überblick über seine Laufbahn auf dem Gebiet der Synapsenforschung äußerte er sich ganz bestürzt über die nach Aufmerksamkeit haschenden Hypothesen und Modelle der heutigen Forscher auf dem Gebiet der kognitiven Neurowissenschaft

mutlich die politische Frage, ob die Leute das Recht haben, sich so auszudrücken. Nun, es hat sich prächtig bewährt. Auf diese Weise werden prüfbare Hypothesen aufgestellt, Theorien artikuliert, schrecklich komplexe Phänomene in leichter verständliche Teile zerlegt usw.

Nun stößt Hacker ebenfalls auf diesen in der Neurowissenschaft allgemein verbreiteten Gebrauch intentionaler Ausdrükke und ist – ohne Witz – schockiert! So viele Leute machen derart krasse begriffliche Schnitzer! Dabei hat er noch gar nicht alles mitgekriegt. Es sind ja nicht bloß die Neurowissenschaftler. Computerspezialisten (und zwar nicht nur auf dem Gebiet der KI), kognitive Ethologen, Zellbiologen und Evolutionstheoretiker – sie alle beteiligen sich unbekümmert an diesem Spiel und bringen ihren Studenten bei, ebenfalls so zu denken und zu reden. Eine sprachliche Pandemie! Wenn Sie mal einen ganz normalen Elektrotechniker bitten, Ihnen die Funktionsweise einiger elektronischer Geräte in Ihrer Wohnung zu erklären, würden Sie eine Antwort erhalten, die vor intentionalen Ausdrücken strotzt und den mereologischen Fehlschluß begeht – falls es sich wirklich um einen Fehlschluß handelt.

Es ist kein Fehlschluß. Man schreibt den Gehirnteilen keine *ausgewachsenen* Überzeugungen (bzw. Entscheidungen, Wünsche oder um Himmels willen gar Schmerzen) zu – das wäre tatsächlich ein Fehlschluß. Nein, man schreibt diesen Teilen eine abgeschwächte Form von Überzeugung und Wunsch zu: Überzeugungen und Wünsche, denen viele ihrer Alltagskonnotationen genommen wurden (beispielsweise im Hinblick auf Verantwortung und Verständnis). Genauso wie ein kleines Kind *irgendwie* glauben kann, daß sein Papa Arzt ist (ohne wirklich begriffen zu haben, was ein Papa oder ein Arzt ist),[33] so kann

und machte deutlich, daß er das alles für unverständlich hält. Wenn sich Hacker auf einen Gewährsmann wie Bennett stützt, ist es kein Wunder, daß er der kognitiven Neurowissenschaft nichts abgewinnen kann.)

33 Siehe Dennett, *Content and Consciousness*, S. 183.

ein Roboter – oder ein Teil des Gehirns einer Person – *irgendwie* glauben, daß wenige Meter geradeaus eine Tür offen ist oder daß irgendwo rechts etwas nicht stimmt usw. Seit Jahren verteidige ich solche Verwendungen der intentionalen Einstellung zur Charakterisierung komplexer Systeme (vom Schachcomputer bis zum Thermostat) und auf vielen Ebenen auch zur Charakterisierung der Subsysteme des Gehirns. Der Grundgedanke ist der, daß man beim Aufbau eines komplexen Systems (oder bei der Zerlegung eines biologischen Systems wie einer Person oder des Gehirns einer Person) Fortschritte erzielen kann, indem man die ganze wunderbare Person in so etwas wie Teilpersonen zergliedert – in einen Akteur ähnlicher Systeme, die über einen *Teil* des Könnens einer Person verfügen –, so daß diese Homunkuli sodann in einfachere, weniger personenähnliche Akteure zerlegt werden können usw. Das ist kein unendlicher, sondern ein *endlicher* Regreß, der zum Abschluß kommt, sobald wir zu Akteuren gelangen, die so dumm sind, daß sie durch eine Maschine ersetzt werden können. Mag sein, daß alle meine Versuche, diesen Schritt zu begründen und zu erklären, verfehlt sind, doch da Bennett und Hacker nie darauf eingehen, sind sie nicht dazu imstande, sie zu beurteilen.

In einem Artikel, den Hacker mehrmals zitiert, schreibe ich an einer Stelle (die er allerdings nicht anführt) folgendes:

> Hier ist man vielleicht versucht zu fragen: Sind die subpersonalen Komponenten *echte* intentionale Systeme? An welchem Punkt der Abnahme des Könnens auf dem Weg herab zu schlichten Nervenzellen verflüchtigt sich die *eigentliche* Intentionalität? Diese Frage sollte man unterlassen. Die Gründe, die dafür sprechen, eine einzelne Nervenzelle (oder einen Thermostaten) als intentionales System anzusehen, sind zwar nicht beeindruckend, aber auch nicht gleich Null, und die Sicherheit, mit der wir auf den höchsten Ebenen Zuschreibungen von Intentionalität vornehmen, hängt nicht da-

von ab, daß es gelingt, eine niedrigste Ebene echter Intentionalität zu ermitteln.[34]

Der Homunkulus-*Fehlschluß*, der begangen wird, wenn man einem echten Teil des Systems den *ganzen* Geist zuschreibt, schiebt die Analyse lediglich auf und würde daher einen unendlichen Regreß erzeugen, da keines dieser Postulate einen Fortschritt bedeuten würde. Doch wenn man den mereologischen Teilen der Person Hemi-Semi-Demi-Proto-Quasi-Pseudo-Intentionalität zuschreibt, ist das überhaupt kein *Fehler*, sondern gerade der Schritt, der uns erkennen läßt, wie es denn eigentlich gelingt, aus rein mechanischen Teilen prächtige Personen zu gewinnen. Es ist höllisch schwer, sich davon ein Bild zu machen, und die dichterische Freiheit, die wir der intentionalen Einstellung verdanken, macht die Erfüllung der Aufgabe sehr viel leichter.[35] Aus meiner Sicht erweist sich Hacker auf ulkige Weise als naiv und wirkt wie ein Grammatiker alter Schule, der die Menschen wegen ihres Gebrauchs umgangssprachlicher Ausdrücke tadelt und ihnen entgegenhält: *»Das können Sie doch nicht sagen!«*, obwohl sie es offenbar tatsächlich sagen können und auch wissen, was sie damit meinen. In seinem Buch von 1990 hatte Hacker das bereits vorhergesehen und eigentlich recht gut beschrieben:

Wenn das alles [die Kognitionswissenschaft] für bare Münze

34 D. Dennett, »Self-portrait«, in: S. Guttenplan (Hg.), *A Companion to the Philosophy of Mind*, Oxford: Blackwell 1994, von Bennett und Hacker zitiert unter dem Titel »Dennett, Daniel C.«.

35 Um nur *ein* Beispiel anzuführen: Wenn Hacker meinen »barbarischen Nominalausdruck ›Über-etwas-Sein‹« mißbilligt (PFN, S. 422) und betont, daß »Opioidrezeptoren genausowenig *über* Opioide sind wie Katzen über Hunde oder Enten über Enteriche« (ebd., S. 423), hat er natürlich völlig recht. Auf die feine Art formuliert, liefe die Beziehung zwischen Opioiden und Opioidrezeptoren nicht auf regelrechtes Über-etwas-Sein hinaus (man verzeihe den barbarischen Ausdruck), sondern auf bloßes Proto-Über-etwas-Sein (o weh!). Doch das ist *genau* der Eigenschaftstyp, den man an einem bloßen Teil einer mereologischen Summe schätzen würde, die (sofern richtig strukturiert) tadellose, waschechte, philosophisch einwandfreie und paradigmatische … Intentionalität an den Tag legen kann.

zu nehmen ist, scheint es erstens zu zeigen, daß die grammatische Bemerkung, wonach diese Prädikate in ihrem buchstäblichen Sinn Menschen und Wesen mit menschenähnlichem Verhalten vorbehalten sind, entweder schlicht falsch ist oder eine »semantische Trägheit« an den Tag legt, die durch den Vormarsch der Wissenschaft längst überholt ist, denn Maschinen verhielten sich tatsächlich wie Menschen. Zweitens, sofern es buchstäblich sinnvoll ist, Maschinen, die zur Simulierung bestimmter menschlicher Tätigkeiten und zur Durchführung bestimmter menschlicher Aufgaben gebaut wurden, epistemische und sogar wahrnehmungsbezogene Prädikate zuzuschreiben, dürfte es einleuchtend sein anzunehmen, das menschliche Gehirn müsse eine abstrakte Funktionsstruktur ähnlicher Art aufweisen wie der Entwurf der Maschine. In diesem Fall muß es freilich auch sinnvoll sein, dem menschlichen Gehirn doch die vielfältigen psychologischen Prädikate zuzuschreiben.[36]

Genau! Das ist die These. Wie wird sie von Hacker widerlegt? Gar nicht. Er schreibt: »Philosophische Probleme gehen aus Begriffsverwirrung hervor. Sie werden nicht durch empirische Entdeckungen ausgeräumt, und durch Begriffswandel können sie nicht gelöst, sondern nur unter den Teppich gekehrt werden.«[37] Da Hackers philosophische Probleme ihre Aktualität einbüßen, dürfen wir sie vermutlich einfach unter den Teppich kehren, obwohl es mir persönlich lieber wäre, wenn sie ein anständiges Begräbnis bekämen.

Die neurowissenschaftlichen Einzelheiten

Sobald Bennett und Hacker auf die neurowissenschaftliche Literatur eingehen, fällt ihre Kritik nicht sonderlich abwechs-

36 Hacker, *Meaning and Mind*, S. 160 f., Paperback, Band 1, S. 72 f.
37 Ebd., S. 161.

lungsreich aus. Sie zitieren Crick, Edelman, Damasio, Gregory und viele andere Autoren, die Dinge gesagt haben, die ihnen »inkohärent« vorkommen, da sich diese Wissenschaftler den sogenannten mereologischen Fehlschluß haben zuschulden kommen lassen:

> Die von ihnen gebrauchten psychologischen Ausdrücke sind durchaus keine neuen Homonyme, sondern sie werden in ihrem üblichen Sinn in Anspruch genommen, denn sonst würden die Neurowissenschaftler nicht die tatsächlich gezogenen Schlüsse daraus ziehen. Wenn Crick behauptet: »Was man sieht, ist nicht, was *wirklich* da ist; es ist das, wovon Ihr Hirn *glaubt*, es sei da«, ist es wichtig, daß er das Wort »glauben« im normalen Sinn auffaßt, also nicht so, als bedeute es das gleiche wie der neuartige Ausdruck »glauben*«. Denn es gehört ja zu der von Crick erzählten Geschichte, daß das Glauben das Ergebnis einer auf vorgängigen *Erfahrungen* und *Informationen* beruhenden *Interpretation* ist (und nicht das Ergebnis einer auf vorgängigen Erfahrungen* und Informationen* beruhenden Interpretation*).[38]

Tatsächlich ist es so, daß unsere Autoren zwar keinen Unsinn reden, aber schlicht unrecht haben. Cricks Geschichte (bei der es sich in diesem Fall um eine völlig banale und unstrittige Erklärung handelt) soll auf der subpersonalen Ebene aufgefaßt werden. Die Interpretation, um die es geht, betrifft *nicht* eine (auf der personalen Ebene gegebene) Erfahrung, sondern beispielsweise *Daten aus dem ventralen Strom*, und hier soll der Interpretationsprozeß natürlich subpersonaler Art sein. In die gleiche Richtung geht die folgende Stelle:

> Ebenso verhält es sich, wenn [J. Z.] Young meint, das Gehirn enthalte Wissen und Informationen, die dort genauso enkodiert seien, »wie Wissen in Büchern oder Computern aufgezeichnet werden kann«. Hier meint er Wissen (und nicht Wis-

38 PFN, S. 75, siehe oben, S. 47.

sen*), denn es sind Wissen und Informationen (und nicht Wissen* und Informationen*), die in Büchern und Computern aufgezeichnet werden können.[39]

Unsere Autoren haben sich gar nicht um den Nachweis bemüht, daß es keinen Begriff des Wissens oder der Information gibt, wonach Wissen oder Informationen nicht nur in Büchern, sondern auch im Gehirn aufgezeichnet werden können. Es gibt eine umfangreiche und komplexe kognitionswissenschaftliche Literatur sowohl zum Begriff der Information als auch zum Begriff des Wissens. (Man denke nur an die Ausführungen zum impliziten, unbewußten Wissen [*cognizing*], mit denen Chomsky seinerzeit auf einen früheren, mit ähnlicher Stoßrichtung wie die Attacke unserer Autoren geführten Angriff reagiert hat.) Daß sie den damaligen Diskussionen keine Beachtung schenken, zeigt, daß sie ihre Aufgabe nicht sonderlich ernst nehmen. Es ließen sich noch viele weitere Beispiele der gleichen Art zitieren. Sie haben *eine* Idee – den mereologischen Fehlschluß –, und diese Idee bringen sie pauschal zum Einsatz, ohne die Details im geringsten zu berücksichtigen. Jedesmal zitieren sie die beanstandete Stelle – und sie hätten hundertmal so viele Fälle finden können, in denen Subsystemen des Gehirns eine intentionale Einstellung zugeschrieben wird –, und anschließend erklären sie das Zitat einfach für Unsinn, da dort ihr Fehlschluß vorkomme. Nicht ein einziges Mal machen sie den Versuch zu zeigen, daß der betreffende Autor durch diesen mutmaßlich schrecklichen Fehler wirklich in die Irre geführt worden und einen Irrtum begangen oder etwas Widersprüchliches gesagt hat. Wer hätte gedacht, daß die Philosophie der Neurowissenschaft so leicht ist?

Schauen wir uns an, was Bennett und Hacker über das faszinierende und umstrittene Thema »bildliche Vorstellungen« zu sagen haben. Zunächst zeigen sie (was wohl nie jemand bezwei-

39 Ebd., siehe oben, S. 48.

felt hat), daß schöpferische Phantasie und bildliche Vorstellungen wirklich verschiedene und voneinander unabhängige Phänomene sind. Darauf folgt ihr K. o.-Schlag: »Ein topographisch geordneter sensorischer Bereich ist kein Vorstellungsbild von etwas; im Gehirn gibt es keine Vorstellungsbilder, und das Gehirn *hat* keine Bilder.«[40] Als jemand, der schon seit Jahren geltend macht, daß wir nicht den voreiligen Schluß ziehen dürfen, das »bildliche Vorstellen« beinhalte wirkliche Bilder im Gehirn, und daß die dort zu findenden retinotopischen Arrays bei der Verarbeitung durch das Gehirn vielleicht gar nicht als Bilder *fungieren*, muß ich festhalten, daß ich die unverblümte These unserer Autoren überhaupt nicht hilfreich finde. Es tut einfach nichts zur Sache, ob »wir sagen würden«, daß das Gehirn *Vorstellungsbilder hat*. Ob einige jener Stimulationsarrays im Gehirn, die offenkundig die geometrischen Eigenschaften von Bildern haben, auch wirklich als Bilder *fungieren*, ist eine empirische Frage, deren Beantwortung wohl nicht mehr lange auf sich warten läßt. Die philosophische Analyse kann dazu nichts beitragen – außer etwa der zutiefst reaktionären Behauptung, daß diese bildähnlichen Datenstrukturen, denen offenbar in einer Weise Informationen entnommen werden, die derjenigen gleicht, in der wir Personen (auf der personalen Ebene) öffentlichen Bildern visuell Informationen entnehmen, nicht als Bilder *zählen*. Die Philosophie bekommt in kognitionswissenschaftlichen Kreisen ein ernstes Glaubwürdigkeitsproblem, wenn sie solche Nebelkerzen wirft.

Allerdings gibt es tatsächlich gravierende begriffliche Probleme im Hinblick auf die Art und Weise, in der Kognitionswissenschaftler über Vorstellungsbilder, Wissen, Repräsentationen, Informationen usw. reden. Es bedarf jedoch harter Detailarbeit, um *nachzuweisen*, daß die verwendete Terminologie in einer Form mißbraucht wird, die den Wissenschaftler fatal in die Irre

40 Ebd., S. 183.

führt. Meistens ist es so, daß diese Ausdrücke in ihrem kognitionswissenschaftlichen Gebrauch keine im Rahmen einer Theorie ausdrücklich festgesetzten Fachausdrücke[41] sind, sondern eigentlich zur »normalen Sprache« gehören. Die Wissenschaftler finden es häufig hilfreich, *ein wenig* impressionistisch darüber zu reden, wie Informationen verarbeit, Entscheidungen vollzogen und Repräsentationen konsultiert werden. Sie verfahren anders als der Philosoph, der auf die kritische Frage, was er denn eigentlich meine, vermutlich die von ihm gebrauchten *Ausdrücke genauer definieren würde*, und zeigen statt dessen auf ihre Modelle und sagen: »Schau her: Dies sind Mechanismen, die etwas leisten und die Informationsverarbeitung, von der die Rede war, wirklich zustande bringen.« Und diese Modelle funktionieren in der Tat. Sie *verhalten sich* so, wie sie sich verhalten müssen, damit *dieser* spezielle Homunkulus dabei herauskommt. Daher erübrigen sich alle weiteren kritischen Fragen darüber, was dem System denn eigentlich zugeschrieben worden ist.

Es kommt jedoch überhaupt nicht selten vor, daß Wissenschaftler durch ihre Begeisterung für intentionale Interpretationen der eigenen Modelle irregeleitet werden.[42] Im Rahmen der Debatte um die Frage bildlicher Vorstellungen etwa ist es – beispielsweise auf seiten von Stephen Kosslyn – zu Überinterpre-

41 In dem von Hacker gemeinten engen Sinn.

42 Das ist ein Thema, das in kritischen Arbeiten zur Kognitionswissenschaft oft angeschnitten worden ist. Die klassischen Artikel auf diesem Gebiet reichen zurück bis hin zu William Wood, »What's in a Link?« (in: D. G. Bobrow/A. Collins [Hg.], *Representation and Understanding*, Orlando, FL: Academic Press 1975); D. McDermott, »Artificial Intelligence Meets Natural Stupidity« (in: J. Haugeland, *Mind Design*, Cambridge, MA: MIT Press 1981); U. Neisser, *Cognition and Reality* (New York: Freeman 1976), und R. A. Brooks, »Intelligence Without Representation« (in: *Artificial Intelligence Journal* 47 [1991], S. 139-159). Der Strom dieser Publikationen hat bis heute nicht aufgehört zu fließen und umfaßt auch Beiträge von Philosophen, die ihre Hausaufgaben gemacht haben und wissen, um welche Einzelheiten es bei diesen Fragen geht.

tationen gekommen, die richtiggestellt werden müssen. Es ist zwar nicht so, als seien Aussagen über Karten oder Bilder in der Neurowissenschaft *völlig* chancenlos, aber solche Ausdrücke müssen sorgfältig eingeführt werden – was jedoch nicht immer der Fall ist. Kann die Philosophie hier Hilfestellung leisten? Bennett und Hacker sagen ja, das könne sie: »Sie kann – wie wir es getan haben – erklären, wieso Vorstellungsbilder keine ätherischen Bilder sind und warum sie nicht im mentalen Raum gedreht werden können.«[43] Diese pauschale Herangehensweise ist nicht hilfreich. Was wirklich im Gehirn geschieht, wenn sich die Menschen etwas bildlich vorstellen, läßt sich nicht entscheiden, indem man darauf hinweist, daß die personale Ebene nicht das gleiche ist wie die subpersonale Ebene. Das wissen die Forscher bereits; *diesen* Fehler machen sie nicht. Ihre Gedankengänge sind eigentlich ganz vorsichtig und subtil, und *trotzdem* wollen manche dieser Theoretiker sagen, daß Vorstellungsbilder im Gehirn als Bilder fungieren. Es kann durchaus sein, daß sie recht haben.[44] Philosophen wie Hacker verlieren vielleicht das Interesse an der Sache, sobald die subpersonale Ebene themati-

43 PFN, S. 405.

44 Hacker und Bennett schreiben: »Ebenso wäre es irreführend, wenn auch im übrigen harmlos, falls mit der Rede von Karten im Gehirn nichts anderes gemeint wäre, als daß bestimmte Merkmale des Gesichtsfelds auf das Feuern bestimmter Gruppen von Zellen im ›visuellen‹ Kortex abgebildet werden können. In diesem Fall kann man aber nicht wie Young verfahren und im weiteren behaupten, das Gehirn mache von seinen Karten Gebrauch, wenn es seine Hypothesen über das Sichtbare aufstellt« (ebd., S. 77, siehe oben, S. 50). Doch das Reden über Karten wird gerade dadurch anschaulich, daß man sagt, das Gehirn benutze sie tatsächlich *als* Karten. Sonst wäre diese Ausdrucksweise wirklich witzlos. Und ebendarum besagt Kosslyns Hinweis auf die Muster, die während des bildlichen Vorstellens auf dem Kortex zu sehen sind, nichts über die Beschaffenheit der Prozesse, die dem zugrunde liegen, was man auf der personalen Ebene als visuelle Vorstellungsbilder bezeichnet. Siehe Zenon Pylyshyns Diskussionsbeitrag in *Behavioral and Brain Sciences* (April 2002, S. 157-182) sowie meinen Kommentar »Does Your Brain Use the Images on It, and If So, How?« (ebd., S. 189-190).

siert wird,[45] doch dann sollten sie nicht den Fehler begehen, einen Bereich zu kritisieren, von dem sie kaum etwas verstehen.

Mitunter schaffen es unsere Autoren, mit unbekümmertem Selbstvertrauen auf nachgerade erheiternde Weise die Pointe zu übersehen. Ein Beispiel ist ihre strenge Kritik an David Marr:

> Sehen heißt nicht, daß man anhand eines Bilds oder Musters von Lichtreizen, die auf die Netzhaut einwirken, etwas entdeckt. Denn es ist unmöglich, einer Sache, die man nicht wahrnehmen kann, etwas zu entnehmen. (Das Muster der Lichtreize, die auf die Netzhaut einwirken, nehmen wir nämlich nicht wahr, sondern was wir wahrnehmen, ist das, was uns die Lichtreize wahrzunehmen gestatten.)[46]

Kapiert. Da *wir* das Muster der Lichtreize, die auf die Netzhaut einwirken, nicht wahrnehmen, liegt es auf der Hand, daß *wir* nichts entdecken. Marr war aber kein Schwachkopf. *Das* hatte er verstanden. Doch wie steht es nun mit seiner Theorie über die subpersonalen Prozesse des Sehens?

> Außerdem ist *völlig unklar* [Hervorhebung hinzugefügt], wie es durch den Zugang des Geistes zu vermeintlichen neuronalen *Beschreibungen* gelingen soll, daß die Person die Fähigkeit erhält, etwas zu *sehen*. Und wenn Marr (zu Recht) darauf bestehen würde, daß es nicht der Geist, sondern die Person ist, die sieht, fragt es sich, wie der Übergang vom Vorhandensein

45 »Philosophen sollten sich nicht in eine Lage manövrieren, in der sie gezwungen sind, ihre Lieblingstheorien über das Wesen des Bewußtseins angesichts wissenschaftlicher Belege preiszugeben. Derartige Lieblingstheorien sollten sie gar nicht erst vertreten, denn es steht ihnen nicht zu, erfahrungswissenschaftliche Theorien vorzuschlagen, die der empirischen Bestätigung und Widerlegung ausgesetzt sind. Sie sollten sich nicht mit empirischen Urteilen beschäftigen, sondern mit Begriffen; nicht mit dem Inhalt des Denkens, sondern mit dessen Formen; nicht mit dem empirisch Wirklichen, sondern mit dem logisch Möglichen; nicht mit dem, was wahr bzw. nicht wahr ist, sondern mit dem, was Sinn hat oder nicht« (PFN, S. 404). Diese bornierte Auffassung vom eigentlichen Geschäft des Philosophen macht es möglich, daß Hacker dermaßen weit am Ziel vorbeischießt, wenn er sich daranmacht, die Naturwissenschaftler zu kritisieren.

46 PFN, S. 144.

> einer im Gehirn verschlüsselten Beschreibung eines dreidimensionalen Modells zum Erlebnis des Sehens dessen, was man vor Augen hat, zu erklären ist. *Das* ist freilich kein empirisches Problem, das durch weitere Untersuchungen zu lösen wäre, sondern es ist das Produkt einer Begriffsverwirrung, die aufgedröselt werden müßte.[47]

Ich hingegen hätte gesagt, daß es sich um ein philosophisches Problem handelt, das gelöst werden müßte, indem man jene anspricht, die hier etwas »völlig unklar« finden, und ihnen verständlich macht, auf welche Weise Marrs Theorie tatsächlich jene Fähigkeiten erklären kann, über die der Sehende verfügt.[48] Marr ging mehr oder weniger davon aus, daß seine Leser dazu imstande wären, selbständig dahinterzukommen, inwiefern ein Modell des über ein konsultierbares 3-D-Modell der Welt verfügenden Gehirns weitgehend erklärt, wie es kommt, daß ein Wesen mit einem solchen Gehirn sehen kann. Doch falls das einigen Lesern nicht klar wird, wäre der Philosoph wahrscheinlich der geeignete Spezialist, um die Sache zu erklären. Durch die bloße *Behauptung*, Marr kranke an Begriffsverwirrung, verschafft man sich die Vorteile, die (um Russells treffende Formulierung zu zitieren) den Diebstahl gegenüber der ehrlichen Arbeit auszeichnen.

> Denn etwas sehen ist die Ausübung einer Fähigkeit. Es ist *nicht* [Hervorhebung hinzugefügt] die Verarbeitung von Informationen im semantischen Sinn noch ist es die Hervor-

47 Ebd., S. 147.

48 Ein Beispiel für diesen Erklärungs*typus* wäre meine vereinfachte Erklärung der Art und Weise, in der der Roboter Shakey die Schachteln von den Pyramiden unterscheidet (ein Robotertalent auf »personaler Ebene«), indem er (auf subpersonaler Ebene) Strichzeichnungen seiner Netzhautbilder anfertigt und sich sodann seines Strich-Semantikprogramms bedient, um die für Schachteln bezeichnenden Merkmale zu ermitteln. Siehe die Darstellung in meinem Buch *Consciousness Explained*, Harmondsworth: Penguin 1993, S. 142-144 (übers. von F. Wuketits: *Philosophie des menschlichen Bewußtseins*, Hamburg: Hoffmann und Campe 1994).

> bringung einer Beschreibung im Gehirn, sondern ein Gebrauch des visuellen Vermögens.[49]

Dieses *nicht* ist ebenfalls Diebstahl. Was erklärt werden soll, ist die Leistungsfähigkeit des »visuellen Vermögens«, und diese Leistungsfähigkeit wird erklärt, indem man sich auf die geringeren Fähigkeiten seiner Teile bezieht, zu deren Tätigkeiten auch die Verfertigung und die Konsultation von (so etwas wie) Beschreibungen gehören. Diese Beispiele ließen sich vervielfachen, bis es langweilig wird:

> Wenn man von bildlichen Ausdrücken absieht, hat es keinen Sinn zu sagen, daß es (wie LeDoux schreibt) »unserem Gehirn möglich ist zu wissen, daß etwas gut oder schlecht ist, ehe es genau weiß, worum es sich handelt«.[50]

Doch wer wird hier in die Irre geführt? Nicht LeDoux, und auch nicht die Leser von LeDoux, sofern sie sorgfältig lesen, denn sie können erkennen, daß es ihm gelungen ist, auf äußerst anschauliche Weise die überraschende Einsicht zu verdeutlichen, daß es im Gehirn einen spezialisierten Schaltkreis gibt, der etwas beispielsweise als gefährlich oder als wünschenswert einstufen kann, indem er sich gewissermaßen auf eine rasch durchgeführte Triage stützt, die vorgenommen wird, *ehe* die Informationen an jene Netzwerke weitergeleitet werden, die für die abschließende Identifikation des Reizes zuständig sind. (Ja, ja, ich weiß schon: Nur eine Person – etwa ein Arzt oder eine Krankenschwester – ist zu jenem Verhalten imstande, das wir als Triage kennzeichnen. Ich bediene mich hier einer »metonymischen« Redeweise. Daran sollte man sich gewöhnen.)

Abschließend möchte ich sagen, daß ich meinen Kollegen aus der Neurowissenschaft mitteilen werde, daß hier nichts vorliegt, worauf man replizieren müßte. Unsere Autoren behaupten, daß praktisch jeder kognitive Neurowissenschaftler einen recht simplen begrifflichen Schnitzer macht. Meiner Ansicht

49 PFN, S. 147.
50 Ebd., S. 152.

nach sollte man alle diese Vorwürfe ignorieren, bis die Autoren einige Einzelheiten vorlegen, auf die es sich lohnt einzugehen. Haben sie sonst noch etwas anzubieten, was für die Neurowissenschaften von Wert sein könnte? Sie offerieren weder positive Theorien oder Modelle noch Hinweise darauf, wie solche Theorien oder Modelle zu konstruieren wären, denn das fiele freilich nicht in den Bereich der Philosophie. Ihre »richtigen« Darstellungen der Kommissurotomie und des Blindsehens beispielsweise sind gar keine Erklärungen, sondern schmucklose Wiedergaben der dargebotenen Phänomene. Im Rahmen ihrer selbstgesetzten Ziele ist daran nichts auszusetzen: So stellen sich diese erstaunlichen Phänomene dar. Doch wie sollen wir sie nun erklären? Wie Wittgenstein sagt: Die Erklärung muß irgendwo ein Ende finden – aber doch nicht hier. Bennett und Hacker zitieren voller Bestürzung einige der grobschlächtigen und abschätzigen Bemerkungen, die Glynn, Crick, Edelman, Zeki und andere Autoren über die Philosophie gemacht haben.[51] Wenn man von der hier vorgelegten Leistung ausgeht, kann man verstehen, warum die Neurowissenschaftler eine so geringe Meinung von der Philosophie haben.[52]

51 Siehe ebd., S. 396-398.

52 Der Anhang, den Bennett und Hacker meinen Arbeiten widmen, verdient keine detaillierte Erwiderung, da es dort, wie schon gesagt, von Fehldeutungen aus dem Zusammenhang gerissener Zitate wimmelt und die Stellen, an denen ich mich eigens gegen die von ihnen aufgetischten Fehldeutungen wehre, offenbar bewußt außer acht gelassen werden. Ich kann mir jedoch die Feststellung nicht verkneifen, daß sie auf die kreationistische Ente hereinfallen, von der sie annehmen, sie werde alle Erklärungen biologischer Merkmale vereiteln, die sich auf den »funktionalen« oder »planungsbezogenen« Standpunkt stützen (also das, was in meiner Terminologie *design stance* heißt): »Die Evolution hat gar nichts *geplant*. Darwins Leistung bestand gerade darin, daß er auf einen Plan abhebende Erklärungen durch evolutionstheoretische Erklärungen ersetzt hat« (PFN, S. 425). Offenbar haben unsere Autoren nicht verstanden, wie die evolutionstheoretische Erklärung funktioniert.

John Searle

Packt das Bewußtsein wieder ins Gehirn[1]

Erwiderung auf Bennett und Hacker, *Philosophical Foundations of Neuroscience*

Dies ist ein umfangreiches Buch: Auf mehr als 450 Seiten werden enorm viele Themen abgehandelt. Es enthält zahlreiche Einwände gegen meine Ansichten sowie einen Anhang, der ausschließlich der Kritik meiner Thesen gewidmet ist. Hier werde ich mich darauf beschränken, einige der in diesem Buch thematisierten Grundprobleme zu erörtern und auf die nach meiner Überzeugung wichtigsten Einwände Bennetts und Hackers zu replizieren. Dagegen werde ich keinen Versuch machen, auf alle Hauptfragen, die in ihrem Buch aufgeworfen werden, einzugehen.

Da ich mich im folgenden vor allem kritisch äußern werde, möchte ich zunächst auf einige wichtige Bereiche hinweisen, in denen Übereinstimmung herrscht. Unsere Autoren haben recht, wenn sie darlegen, daß in der Wahrnehmung normalerweise keine inneren Bilder oder Vorstellungen von Gegenständen, sondern wirkliche, in der Welt gegebene Gegenstände wahrgenommen werden. Richtig ist auch ihre Feststellung, daß man sich zu den eigenen Erfahrungen im Regelfall nicht epistemisch verhält. Es ist verfehlt, unsere Beziehung zu den eigenen Wahrnehmungen nach dem Vorbild des »privilegierten Zugangs« oder irgendeiner anderen Form von epistemischem »Zugang« zu begreifen; und das Modell der »Introspektion«, wonach wir den eigenen Geist introspizieren, ist zu konfus, um

1 Ich danke Romelia Drager, Jennifer Hudin und Dagmar Searle für ihre Anmerkungen zu früheren Fassungen dieses Artikels.

damit überhaupt etwas anfangen zu können. Alle diese Gedanken habe ich selbst in einer Reihe von Schriften dargelegt, und es freut mich zu sehen, daß wir im Hinblick auf diese Fragen einer Meinung sind.[2]

Ich habe den Autoren die erste Fassung meines Texts zugeschickt, und sie waren so freundlich, mich auf einige Stellen hinzuweisen, an denen ich ihre Anschauungen nach ihrer Meinung mißverstanden oder falsch wiedergegeben hatte. Das hat mir die Möglichkeit gegeben, bestimmte Mißverständnisse zu korrigieren.

Die von unseren Autoren vertretene Grundauffassung mentaler Phänomene ist meines Erachtens verfehlt, und im folgenden werde ich mich bemühen zu erklären, inwiefern das so ist. Um den Unterschied zwischen meinen und ihren Ansichten zu formulieren, werde ich zunächst einen Teil meiner eigenen Auffassung knapp zusammenfassen. Anschließend kann ich die Meinungen unserer Autoren durch den Gegensatz verdeutlichen. Um die Erörterung kurz zu halten, werde ich sie auf das Thema »Bewußtsein« beschränken, obwohl Ähnliches mutatis mutandis auch über die Intentionalität gesagt werden könnte.

Bewußtsein als biologisches Phänomen

1. Das Bewußtsein besteht per definitionem aus Zuständen qualitativer und subjektiver Art (das Wort »Zustand« wird hier benutzt, um nicht nur eigentliche Zustände, sondern auch Prozesse, Vorgänge usw. zu bezeichnen). Von pathologischen Fällen abgesehen, kommen Bewußtseinszustände nur als Teile eines *einzigen, einheitlichen Bewußtseinsfelds* vor. Das Bewußtsein ist insofern qualitativ, als jedem Bewußtseinszustand eine be-

2 Siehe z. B. J. Searle, *The Rediscovery of the Mind*, Cambridge, MA: MIT Press 1992 (übers. von H. P. Gavagai: *Die Wiederentdeckung des Geistes*, Frankfurt/M.: Suhrkamp 1996).

stimmte qualitative Beschaffenheit entspricht, ein Aspekt des Wie-es-ist bzw. des Wie-es-sich-anfühlt. Die qualitative Beschaffenheit des Biertrinkens zum Beispiel ist eine andere als die qualitative Beschaffenheit des Hörens von Beethovens Neunter. *Subjektiv* sind diese Zustände in dem folgenden ontologischen Sinn: Sie existieren nur, insofern sie von einem menschlichen oder einem tierischen Subjekt erfahren werden. Etwas *Einheitliches* sind sie in dem Sinn, daß jeder Bewußtseinszustand – beispielsweise die Art, wie sich die Tastatur jetzt gerade für meine Finger anfühlt – als Teil eines bewußten Gesamtzustands existiert, nämlich als Teil meines gegenwärtigen Bewußtseinsfelds. Aufgrund ihrer subjektiven, qualitativen Beschaffenheit werden diese Zustände manchmal als »Qualia« bezeichnet. Im allgemeinen halte ich diesen Begriff nicht für nützlich, da er eine Unterscheidung zwischen qualitativen und nicht qualitativen Bewußtseinszuständen impliziert – eine Unterscheidung, die es nach meiner Auffassung nicht gibt. »Bewußtsein« und »Qualia« sind schlicht umfangsgleiche Ausdrücke. Doch da Bennett und Hacker die Existenz von Qualia bestreiten, werde ich den Ausdruck im vorliegenden Text verwenden, um unsere Meinungsverschiedenheiten zu betonen. Wenn ich sage, daß es Bewußtseinszustände gibt, meine ich, daß es Qualia gibt. Wenn unsere Autoren sagen, daß es Bewußtseinszustände gibt, meinen sie, wie wir sehen werden, etwas völlig anderes.

Bewußtseinsphänomene sind konkrete Phänomene in Raum und Zeit. Sie sind keine abstrakten Entitäten wie die Zahlen etwa. Früher habe ich geglaubt, Qualitativität, Subjektivität und Einheit seien drei getrennte Merkmale des Bewußtseins, doch nach einigem Nachdenken ist mir aufgegangen, daß jedes von ihnen das nächste impliziert. Diese drei Merkmale sind verschiedene Aspekte des Wesens des Bewußtseins, der qualitativen, einheitlichen Subjektivität.

2. Diese Zustände – die Qualia – werden zur Gänze von Gehirnvorgängen verursacht. Wir sind uns zwar nicht ganz sicher,

welches die kausalen Mechanismen sind, doch das Feuern von Neuronen an den Synapsen spielt offenbar eine in funktionaler Hinsicht besonders wichtige Rolle.

3. Bewußtseinszustände existieren im Gehirn. Dort werden sie als Merkmale einer höheren Ebene bzw. des Systems realisiert. Gedanken, über die Großmutter etwa, sind Prozesse, die im Gehirn stattfinden, doch soweit wir wissen, kann kein Einzelneuron Gedanken über die Großmutter verursachen und realisieren. Die Ebene, auf der das Bewußtsein ein Merkmal des Gehirns ist, liegt höher als die des einzelnen Neurons.[3]

Natürlich gibt es noch sehr viel mehr über das Bewußtsein zu sagen, und einiges davon habe ich an anderer Stelle ausgeführt. Nach meiner Auffassung entsprechen 1 bis 3 mehr oder weniger dem naturwissenschaftlich gebildeten Common sense. Für unsere Diskussion hier ist jedoch von Interesse, daß Bennett und Hacker – so erstaunlich das auch erscheinen mag – *alle drei Thesen bestreiten*.

Sie beanspruchen gezeigt zu haben, daß der Begriff der Qualia – also der Begriff der qualitativen Beschaffenheit bewußter Erfahrungen – »inkohärent« ist. Außerdem schreiben sie: »Wir sind anderer Meinung als Searle, wenn er behauptet, daß mentale Phänomene durch neurophysiologische Vorgänge im Gehirn verursacht werden und ihrerseits Merkmale des Gehirns sind.«[4]

Um die Tragweite ihrer negativen These und deren Folgen für Philosophie und Neurowissenschaft einzusehen, wollen wir meine drei Grundsätze auf ein konkretes Beispiel anwenden: Im Augenblick sehe ich eine Hand vor meinem Gesicht. Welches sind die Bestandteile des Vorgangs des Sehens meiner Hand? Nun, zunächst einmal muß dort eine Hand sein, und

3 Mögliche Gegenbelege werden von Christof Koch angeführt; siehe beispielsweise Kochs Artikel über das »Halle-Berry-Neuron« in *New York Times*, 5. Juli 2005.

4 M. R. Bennett/P. M. S. Hacker, *Philosophical Foundations of Neuroscience* (= PFN), Oxford: Blackwell 2003, S. 444.

diese Hand muß eine bestimmte Wirkung auf meine visuellen und neurobiologischen Organe haben (die Einzelheiten werde ich dem Leser ersparen). Im Normalfall, in dem also kein Blindsehen vorkommt, wird diese Wirkung ein bewußtes visuelles Erlebnis hervorbringen, bei dem es sich um ein in meinem Sinn qualitatives, subjektives Vorkommnis handelt – ein Quale. Betonen möchte ich, daß dieses visuelle Erlebnis alle eben genannten Merkmale aufweist: Es ist qualitativ, subjektiv und existiert als Teil eines einheitlichen Felds. Es wird von Gehirnvorgängen verursacht und existiert im Gehirn. Der Schauplatz des Sehens weist also drei Komponenten auf: den Wahrnehmenden, den wahrgenommenen Gegenstand und die qualitative visuelle Erfahrung. Viele der erfolgreichsten neurowissenschaftlichen Forschungsarbeiten bemühen sich zu erklären, wie die visuelle Erfahrung durch Gehirnprozesse verursacht wird sowie wo und wie sie im Gehirn realisiert ist. Verblüffenderweise bestreiten Bennett und Hacker die Existenz der visuellen Erfahrung in diesem Sinn, das heißt im Sinn eines Quale. Sie haben zwar völlig recht, wenn sie darauf hinweisen, daß ich keine visuelle Erfahrung wahrnehme, sondern eine Hand, aber es ist nachgerade grotesk, die Existenz qualitativer visueller Erlebnisse im Sinne visueller Qualia überhaupt zu bestreiten. Was geschieht denn etwa, wenn ich die Augen schließe? Die qualitative visuelle Erfahrung hört auf. Darum sehe ich keine Hand mehr, denn die bewußte visuelle Erfahrung wird abgebrochen. Zu beachten ist, daß das Vorhandensein der Hand unabdingbar ist, damit ich die Hand tatsächlich sehen kann, aber es ist nicht unentbehrlich für die Existenz des visuellen Erlebens, denn im Falle von Halluzinationen etwa kann ich eine davon nicht zu unterscheidende Erfahrung haben, ohne daß eine Hand vorhanden wäre.

Bennett und Hacker sind zwar nicht die ersten Autoren, von denen die Existenz der Qualia bestritten wird, aber das Motiv ihrer negativen These ist nicht der geistlose Materialismus derjenigen, die befürchten, mit Descartes gemeinsame Sache zu machen, wenn sie die Existenz subjektiver, nicht weiter zurückführbarer mentaler Phänomene einräumen. Doch worin liegt ein wirkliches oder mögliches Motiv dafür, die Existenz von Bewußtseinszuständen in dem von mir definierten Sinn zu bestreiten?

Die wittgensteinianische Sichtweise

Am besten versteht man das Buch unserer Autoren, wenn man es als Anwendung von Wittgensteins Philosophie des Geistes auf die moderne Neurowissenschaft auffaßt. Ein großer Teil der Originalität des Buchs liegt darin, daß es dafür keine Vorläufer gibt. Der Standpunkt von Bennett und Hacker ist, soweit ich weiß, im Rahmen der heutigen Debatten in der Philosophie des Geistes ohne Konkurrenz.

Wie sieht (ihre Interpretation von) Wittgensteins Philosophie des Geistes aus, und wie wird sie von ihnen auf die Neurowissenschaft angewandt? Ein von ihnen angeführtes, maßgebliches Wittgensteinzitat ist die folgende Behauptung:

> [...] man könne nur vom lebenden Menschen, und was ihm ähnlich ist, (sich ähnlich benimmt) sagen, es habe Empfindungen; es sähe; sei blind; sei taub; sei bei Bewußtsein, oder bewußtlos.«.[5]

Daß man einem Wesen mentale Prädikate zuschreibt, hat demnach nur dann *Sinn*, wenn dieses Wesen ein lebender Mensch ist oder sich wie einer verhält. Welche Rolle spielt das Verhalten bei der Zuschreibung solcher Prädikate? Das Verhalten liefere nicht nur induktive Gründe für das Vorhandensein mentaler Phänomene, sondern logische Kriterien. Wir sollten die Verhaltensäußerung als logisches *Kriterium* für die Anwendung dieser Begriffe auffassen. Es gebe einen bedeutungsrelevanten Zusam-

5 L. Wittgenstein, *Philosophische Untersuchungen*, Frankfurt/M.: Suhrkamp 1984 u.ö., § 281, zitiert in: PFN, S. 71 und oben, S. 53 f.

menhang zwischen dem äußeren Verhalten und den mentalen Begriffen, denn nur bei einem Wesen, das eine bestimmte Form des Verhaltens an den Tag zu legen vermag, könne man von einem mentalen Phänomen sprechen. Zwei Schlüsselsätze aus dem Buch unserer Autoren lauten wie folgt: »*Die kriterialen Gründe für die Zuschreibung eines psychologischen Prädikats sind teilkonstitutiv für die Bedeutung dieses Prädikats*«, und: »*Das Gehirn erfüllt die Kriterien dafür, ein möglicher Träger psychologischer Prädikate zu sein, nicht.*«[6]

Da Bennett und Hacker diese wittgensteinianische Auffassung akzeptieren, glauben sie, daraus ergebe sich die unmittelbare logische Folgerung, daß das Bewußtsein nicht im Gehirn existieren könne und daß mentale Tätigkeiten wie Denken und Wahrnehmen nicht vom Gehirn ausgeführt werden können, weil das Gehirn nicht dazu in der Lage ist, das entsprechende Verhalten an den Tag zu legen (S. 83). Nur von der ganzen Person oder gegebenenfalls vom ganzen Tier könne man sagen, daß es Schmerzen hat oder zornig ist, denn nur das ganze Lebewesen sei dazu imstande, das für die Anwendungsbedingungen des betreffenden Begriffs teilkonstitutive Verhalten zu zeigen. Aufgrund des kriterialen Zusammenhangs zwischen mentalen Zuständen und Verhalten sei es ausgeschlossen, die Trennung zwischen dem mentalen Phänomen und seiner Äußerung in traditioneller Weise vorzunehmen. Dieser kriteriale Zusammenhang erkläre auch, wieso wir es buchstäblich sehen können, daß jemand zornig ist, Schmerzen hat, bei Bewußtsein ist oder das Bewußtsein verloren hat. Außerdem sind Bennett und Hacker jetzt gezwungen, die Existenz von Qualia zu bestreiten, denn wenn es Qualia gäbe, wäre ihr Ort das Gehirn; und das ist nicht mit der These zu vereinbaren, im Gehirn könne das Bewußtsein nicht existieren. Aus Sicht unserer Autoren ist es nicht nur falsch, sondern sinnlos zu behaupten, im Gehirn gebe es Be-

6 PFN, S. 83.

wußtsein. Genausogut könne man sagen, das Bewußtsein existiere in Primzahlen.

Sie machen auch eine ganze Reihe wittgensteinianischer Schachzüge, die die Art und Weise betreffen, in der ein Kind das mentale Vokabular lernen und die Pointe eines solchen Vokabulars erfassen würde. Wenn ich mich richtig erinnere, benutzen sie den Begriff »Sprachspiel« zwar nicht, aber auch ohne ausgesprochen zu werden, durchzieht er das ganze Buch. Das Sprachspiel, das wir mit den mentalen Wörtern spielen, setzt öffentlich beobachtbare Verhaltenskriterien voraus, damit diese Wörter angewendet werden können.

Das ist ihre Sichtweise, und meines Erachtens folgen die meisten inhaltlichen Thesen des Buchs im Grunde aus dieser Art, die Dinge zu sehen. Ist das eine gültige Basis, von der aus die moderne Forschungsarbeit kritisiert werden kann? Ist sie ausreichend, um die Auffassung zu widerlegen, das Bewußtsein sei einheitliche, qualitative Subjektivität, die ihrerseits durch Gehirnvorgänge verursacht und im Gehirn realisiert werde? Nein, das glaube ich nicht, und meine Gründe sind die folgenden: Angenommen, unsere Autoren hätten nicht nur im Hinblick auf die kriteriale Basis recht, sondern auch mit ihrer These, damit das Sprachspiel gespielt werden könne, sei öffentlich beobachtbares Verhalten unabdingbar, eine private Sprache sei unmöglich usw. usf. Was folgt daraus? Keine ihrer spektakulären Konklusionen. Sobald man die unumgängliche und auch von Wittgenstein akzeptierte Einsicht zugibt, daß Schmerz und Schmerzverhalten, Zorngefühl und Zornverhalten, Gedanke und Denkverhalten usw. auseinanderzuhalten sind, kann man die Aufmerksamkeit bei der neurobiologischen Forschung auf die Schmerzen, die Zorngefühle, die visuelle Erfahrung usw. konzentrieren und das Verhalten außer acht lassen. Die Behavioristen von einst pflegten die Verhaltensbelege für geistige Zustände mit dem Vorhandensein der mentalen Zustände selbst zu verwechseln, und genauso begehen auch die Wittgensteinianer einen zwar weniger groben, aber dennoch im Grunde gleichartigen Fehler, indem sie die kriteriale Basis für die Anwendung mentaler Begriffe und die mentalen Zustände selbst durcheinanderwerfen. Das heißt, sie verwechseln die Verhaltenskriterien für die *Zuschreibung* psychologischer Prädikate mit den durch diese psychologischen Prädikate *zugeschriebenen Fakten* – und das ist ein ganz grundlegender Fehler.

Angenommen, Wittgenstein habe recht und das Schmerzvokabular wäre unmöglich, wenn es keine gemeinsamen, öffentlich ausdrückbaren Formen von Schmerzverhalten gäbe. Dann ist es trotzdem so, daß es, wenn ich mich frage »Welche mich betreffende Tatsache ist dafür verantwortlich, daß ich Schmerzen habe?«, keine mein Verhalten betreffende Tatsache gibt, die für meine Schmerzen verantwortlich ist. Die mich betreffende Tatsache, aufgrund deren ich Schmerzen habe, ist die Tatsache, daß ich eine unangenehme Empfindung einer bestimmten Art habe. Und was für Schmerzen gilt, gilt auch für Zorn, Denken und dergleichen mehr. Selbst wenn der wittgensteinianische Ansatz als philosophische Analyse des Wirkens unseres *Vokabulars* hundertprozentig richtig läge, wären wir in jedem Einzelfall dennoch stets dazu in der Lage, das Vorhandensein des inneren, qualitativen, subjektiven Gefühls von seiner Äußerung im Verhalten zu trennen. Dazu merken unsere Autoren an: Auch wenn man diese Unterscheidung in Einzelfällen treffen könne, sei die durchgängige Nichtexistenz einer öffentlich beobachtbaren Schmerzäußerung dennoch ausgeschlossen, denn andernfalls wären wir außerstande, das Schmerzvokabular zu gebrauchen. Gehen wir davon aus, daß sie damit recht haben. Dennoch ist es so, daß wir bei der Untersuchung der Ontologie der Schmerzen – also nicht der Bedingungen für das Spielen des Sprachspiels, sondern der ureigentlichen Ontologie des Phänomens selbst – das äußere Verhalten unberücksichtigt lassen und uns darauf beschränken können, herauszubekommen, wie das Gehirn die inneren Empfindungen verursacht.

Man darf nicht übersehen, daß Wittgenstein an der zitierten Stelle über das spricht, was wir *sagen* können:

> [...] man könne nur vom lebenden Menschen, und was ihm ähnlich ist, (sich ähnlich benimmt) *sagen*, es habe Empfindungen; es sähe; sei blind; sei taub; sei bei Bewußtsein, oder bewußtlos. [Hervorhebung hinzugefügt.]

Nehmen wir jedoch an, das Wort »sagen« werde aus dem Zitat entfernt, und die Stelle werde wie folgt umformuliert: »Nur lebende Menschen und was sich ähnlich verhält können wirklich bei Bewußtsein *sein*.« Wenn man das als begriffliche oder logische These auffaßt, ist sie offensichtlich falsch. Nehmen wir an, der Satz werde wie folgt interpretiert: »Es ist eine begriffliche bzw. logische Wahrheit, daß nur das, was sich wie ein Mensch verhält, wirklich bei Bewußtsein sein kann.«

Doch auch als begriffliche oder logische Wahrheit ist dieser Satz offenbar einfach falsch. Weichtiere und Krustentiere wie Austern oder Krabben zum Beispiel benehmen sich gar nicht »wie Menschen«, doch das trägt nichts zur Beantwortung der Frage bei, ob sie Lebewesen mit Bewußtsein sind. Unabhängig davon, inwiefern sich ihr Verhalten vom Verhalten des Menschen unterscheidet, können Austern dennoch Bewußtsein haben, wenn in ihrem Nervensystem neurobiologische Prozesse der richtigen Art ablaufen. Nehmen wir an, wir verfügten über die perfekte Gehirnwissenschaft und wüßten ganz genau, wie das Bewußtsein bei Menschen und höheren Tieren zustande kommt. Wenn wir sodann feststellten, daß der das Bewußtsein bewirkende Mechanismus bei Austern vorkommt, aber nicht bei Schnecken, hätten wir sehr gute, ja überwältigende Gründe für die Annahme, daß Austern Bewußtsein haben und Schnekken wahrscheinlich nicht. Die Existenz des Bewußtseins als solche hat gar nichts mit Verhalten zu tun, selbst wenn die Existenz des Verhaltens für die Funktionsmöglichkeit des Sprachspiels wesentlich (kriterial) ist. Durch Sprachanalyse ist die Frage »Welche der niedrigen Tiere haben Bewußtsein?« nicht zu beantworten.

Wittgenstein offeriert eine allgemeine Erklärung des Funktionierens unseres mentalen Vokabulars. Er weist darauf hin, daß es falsch ist, das Funktionieren des Sprachspiels nach dem Vorbild äußerer induktiver Belege für das Vorhandensein innerer, privater Phänomene zu deuten. Er ruft uns in Erinnerung: »Ein ›innerer Vorgang‹ bedarf äußerer Kriterien.« Doch selbst wenn wir diese Analyse des Vokabulars akzeptieren, gibt es nichts, was uns davon abhielte, die Art und Weise, in der Bewußtseinszustände durch Gehirnvorgänge verursacht und in Gehirnsystemen realisiert werden, neurobiologisch zu erklären. Außerdem impliziert die Forderung, das System – die ganze Person – müsse Verhalten an den Tag legen können, keineswegs, daß es kein Element des Systems geben könne, das wie beispielsweise das Gehirn als Ort der Bewußtseinsvorgänge fungiert. Dieser Punkt läßt sich abtrennen und wird im nächsten Abschnitt weiter erläutert.

Der Fehlschluß besteht, kurz gesagt, darin, daß die Regeln für den Gebrauch der Wörter und die Ontologie durcheinandergebracht werden. Genauso wie der Behaviorismus seinerzeit die *Belege* für mentale Zustände mit der *Ontologie* der mentalen Zustände verwechselte, so verwechselt dieser kriteriale Behaviorismus à la Wittgenstein die *Gründe für die Zuschreibung* mit *dem zugeschriebenen Faktum*. Es ist ein Fehlschluß zu behaupten, die Bedingungen des erfolgreichen Funktionierens des Sprachspiels seien Bedingungen für die Existenz der betreffenden Phänomene. Angenommen, wir verfügten über eine perfekte Gehirnwissenschaft und wüßten daher, wie das Gehirn Schmerzen hervorbringt. Ferner sei angenommen, daß wir eine Maschine herstellen, die Bewußtsein und sogar bewußte Schmerzen haben kann. Diese Maschine könnten wir so entwerfen, daß sie gar kein Schmerzverhalten zeigt. Der Entwurf liegt in unserer Hand. Tatsächlich gibt es Krankheitsformen, bei denen die Menschen Schmerzen ohne Schmerzverhalten haben. In manchen Fällen des Guillain-Barré-Syndroms ist der Patient zwar ganz bei Bewußtsein, aber zugleich vollständig gelähmt und besitzt nicht die geringste Fähigkeit, das seinen mentalen Zuständen entsprechende Verhalten an den Tag zu legen. Wie Bennett und Hacker ausführen, könne es nicht für alle Schmerzen gelten, daß Lebewesen mit Schmerzen nie Schmerzverhalten zeigen, denn dann könnten wir die Wörter gar nicht anwenden. Selbst wenn das zutrifft, handelt es sich um eine Bedingung für das erfolgreiche Spielen des Sprachspiels, aber nicht um eine Bedingung für die Existenz von Schmerzen.

Vorläufige Zusammenfassung der Argumentation

Sobald dieser grundlegende Fehlschluß ausgeräumt ist, fällt die zentrale Argumentation des Buchs nach meiner Überzeugung in sich zusammen. Auf die Details des Gedankengangs werde ich gleich eingehen, doch zunächst möchte ich die bisher angeführten Argumente resümieren. Nach Wittgensteins These sind öffentlich beobachtbare Verhaltensäußerungen innerer mentaler Phänomene eine Bedingung der Möglichkeit einer Sprache zur Beschreibung solcher Phänomene. Das Verhalten sei nicht bloß induktives Belegmaterial, sondern fungiere als Kriterium für die Anwendung der Begriffe. Um der Argumentation willen wollen wir davon ausgehen, daß Wittgenstein recht hat. Daraus folgt nach Ansicht unserer Autoren, mentale Phänomene könnten nicht im Gehirn existieren, denn das Gehirn sei außerstande, das kriteriale Verhalten an den Tag zu legen. Diese Folgerung stimmt aber nicht. Allenfalls könnte man den Schluß ziehen, daß das Gehirn, damit wir über mentale Zustände im Gehirn reden können, Teil eines kausalen Mechanismus sein muß, der Verhalten hervorbringen kann. (Auf diesen Punkt gehe ich im nächsten Abschnitt ein.) Normalerweise ist das Gehirn tatsächlich Teil eines solchen Mechanismus. Aber auch in Fällen, in denen es nicht so ist, müssen wir die reine Existenz der mentalen Phänomene von der Möglichkeit des Redens über sie unterscheiden. Die mich betreffende Tatsache, die dafür verantwortlich ist, daß ich tatsächlich Schmerzen habe, ist das Vorhandensein einer bestimmten Empfindung. Ob ich diese Empfindung durch mein Verhalten zum Ausdruck bringe oder nicht, ist für ihre bloße Existenz ohne Belang.

Das Hauptargument des Buchs: Der mereologische Fehlschluß

Das wichtigste Einzelargument des Buch, das unsere Autoren ständig wiederholen, ist die Entlarvung des »mereologischen Fehlschlusses«. Nach der Definition von Bennett und Hacker besteht er darin, daß Teilen zugeschrieben wird, was sinnvoll nur vom Ganzen ausgesagt werden kann. Die typische Form, die dieser Fehlschluß nach ihrer Darstellung annimmt, präsentiert sich in Äußerungen wie »Das Gehirn denkt, nimmt wahr, hofft, staunt, entscheidet« usw., während die richtige Charakterisierung besagt, daß die *ganze Person* denkt, wahrnimmt, hofft, staunt, entscheidet usw. Der Fehlschluß liegt darin, daß dem Teil – dem Gehirn – zugeschrieben wird, was sinnvoll nur vom Ganzen – von der ganzen Person – ausgesagt werden kann. Wie sich dieser Gedanke aus der wittgensteinianischen Sichtweise ergibt, liegt hoffentlich auf der Hand: Da das bewußte Verhalten nicht vom Teil – das heißt vom Gehirn – an den Tag gelegt werden kann, und da das bewußte Verhalten für die Zuschreibung von Bewußtsein wesentlich ist, können wir Schmerzen nicht dem Gehirn zuschreiben.

Hier möchte ich einen pedantischen Hinweis geben, der sich später als wichtig erweisen wird. Nach Bennetts und Hackers eigener Darstellung kann es sich hierbei strenggenommen nicht um einen mereologischen Fehlschluß handeln, also um einen Fall des Fehlschlusses, bei dem von einem Teil ausgesagt wird, was sinnvoll nur dem Ganzen zugeschrieben werden kann. Denn wenn es so wäre, könnte man den Fehlschluß ohne weiteres beheben, indem man eine Bezugnahme auf den übrigen Körper hinzufügt. Die Beziehung zwischen dem Gehirn und dem übrigen *Körper* entspricht tatsächlich dem Muster Teil-Ganzes. Das Gehirn ist ein Teil meines Körpers. Unsere Autoren sagen nun, kein bloßes Gehirn, sondern nur eine *Person* könne das Subjekt psychologischer Zuschreibungen sein. Aber die Person steht zum Gehirn nicht in der Beziehung des Ganzen zu einem Teil, was allerdings nicht impliziert, daß die Person etwas vom Körper Getrenntes oder »darüber Hinausgehendes« ist. Leider sagen Bennett und Hacker nirgends, was eine Person ist, obwohl das nach meinem Eindruck für ihre ganze Darstellung, ja für die ganze Diskussion ausschlaggebend ist. Was sie als mereologischen Fehlschluß bezeichnen, ist eher eine Kategorienverwechslung im Sinne Ryles. Nach ihrer Darstellung gehören Personen einer anderen logischen Kategorie an als das Gehirn, und das sei der Grund, weshalb es keinen Sinn habe, psychologische Eigenschaften, die Personen zugeschrieben werden, vom Gehirn auszusagen. Auch auf diesen Punkt werde ich später zurückkommen.

Unsere Autoren sind sich darüber im klaren, daß es de facto (mindestens) drei verschiedene Formen der subpersonalen Zuschreibung psychologischer Phänomene gibt, so daß Argumente, die gegen eine dieser Formen vorgebracht werden, nicht unbedingt auch auf die übrigen zutreffen. Der erste Fall ist das Gehirn als Subjekt und Akteur (zum Beispiel »Das Gehirn denkt«). Zweitens wird das Gehirn als Ort psychischer Vorgänge hingestellt (zum Beispiel »Das Denken geschieht im Gehirn«). Drittens gibt es den Fall, in dem Mikroelemente als Akteure erscheinen (zum Beispiel »Einzelne Neuronen denken«). Nun wollen wir diese Fälle nacheinander betrachten.

Erstens, das Gehirn als Subjekt und Akteur: Wie bereits angemerkt, kommt es sowohl in der philosophischen als auch in der neurobiologischen Literatur recht häufig vor, daß zur Kennzeichnung kognitiver Prozesse kognitive Verben so gebraucht werden, daß »das Gehirn« in der Rolle des Subjekts auftritt. Dementsprechend wird oft gesagt, das Gehirn nehme etwas wahr, das Gehirn denke, das Gehirn entscheide usw. Bennett und Hacker finden das aus dem bereits genannten Grund inakzeptabel: Das Gehirn kann das angemessene Verhalten gar nicht an den Tag legen. In der normalen Sprache müssen wir sagen, die Person entscheide etwas. Es ist nicht mein Gehirn, das sich entscheidet, für den Kandidaten der Demokratischen Partei zu stimmen, sondern ich bin es, der diese Entscheidung trifft.

Das Argument für diese Schlußfolgerung läuft, wie bereits gesagt, darauf hinaus, daß das Gehirn, da es kein Verhalten an den Tag legen kann, nicht das Subjekt psychologischer Prädikate sein kann. Doch sobald wir die Schwäche dieses Arguments erkannt haben, fragt es sich, ob uns ein anderer Grund für die Weigerung in den Sinn kommt, dem Gehirn psychische Prozesse zuzuschreiben. Ich stimme Bennett und Hacker insofern zu, als auch ich es für seltsam halte, wenn ich beispielsweise auf die folgende Äußerung stoße: »Mein Gehirn hat bei der vorigen Wahl beschlossen, für die Demokraten zu stimmen.« Wieso? Auf diese Frage komme ich weiter unten zurück.

Zweitens, das Gehirn als Ort: Eine weitere und im Grunde von der ersten grundverschiedene Form der Zuschreibung sind Aussagen darüber, *wo* sich die psychischen Vorgänge und Ereignisse eigentlich abspielen. Die These, die hier aufgestellt wird, besagt, daß sie sich im Gehirn abspielen. Bennett und Hacker sind sich im klaren über die Unterscheidung zwischen dem Versuch, das Gehirn als Akteur und Subjekt psychischer Vorgänge zu behandeln, und dem Versuch, das Gehirn als Ort psychischer Vorgänge zu deuten. Sie haben jedoch gegen beides Einwände. Nach ihrer Auffassung ist es nicht nur der Fall, daß das Gehirn nicht denken kann, sondern auch, daß sich das Denken nicht im Gehirn abspielt. Für den Nachweis, daß das Gehirn nicht der Ort solcher Prozesse sein kann, würden sie allerdings ein eigenes Argument benötigen, und dieses Argument kann ich nicht finden. Genaugenommen würde das wittgensteinianische Argument auch dann, wenn es gültig wäre, nicht gegen alle diese Zuschreibungen sprechen. Warum nicht? Das Argument besagt, der Akteur eines psychischen Vorgangs müsse ein System sein, das dazu in der Lage ist, das angemessene Verhalten an den Tag zu legen. In unserem Beispiel des Sehens etwa muß ein System, das zu sehen vermag, das entsprechende Verhalten an den Tag legen können. Daher können wir vom Gehirn nicht sagen, es sehe etwas, sondern das können wir nur vom ganzen System sagen, nämlich der Person. Das hindert uns aber nicht daran, die visuelle Erfahrung als Komponente des Sehens zu bestimmen und die visuelle Erfahrung selbst im Gehirn zu lokalisieren. Das wittgensteinianische Argument verlangt eigentlich nur, daß das Gehirn Teil eines kausalen Mechanismus eines Gesamtsystems sein muß, das imstande ist, das Verhalten hervorzubringen. Diese Bedingung kann auch dann erfüllt sein, wenn bestimmte psychische Prozesse im Gehirn angesiedelt werden.

Um das einzusehen, wollen wir uns einen Vergleich vornehmen. Angenommen, jemand meint: »Man sollte nicht sagen, daß der Magen und der übrige Verdauungstrakt Nahrung verdauen. Nur die ganze Person kann Nahrung verdauen.« In einem gewissen Sinn ist das richtig, doch dabei ist zu beachten, daß wir zum Zwecke der Erforschung der Funktionsweise der Verdauung durchaus fragen können, wo und wie sich die spezifischen Verdauungsprozesse abspielen. Die Antwort lautet, daß sie sich im Magen und im übrigen Verdauungstrakt abspielen. Ebenso könnte jemand darauf beharren, daß nicht mein Gehirn, sondern ich – die Person – derjenige bin, der bewußt wahrnimmt und denkt. Dennoch kann man anschließend die Frage stellen, an welcher Stelle der Anatomie die bewußten Vorgänge ablaufen, und die offenkundige Antwort lautet, daß sie sich im

Gehirn abspielen. Bennett und Hacker sind sich der Unterscheidung zwar bewußt, scheinen aber nicht gemerkt zu haben, daß die These, das Gehirn könne nicht der Ort psychischer Vorgänge sein, einer eigenen Begründung bedürfte. Doch eine solche Begründung finde ich nicht. Sie schreiben: »Der Ort *des Geschehens, im Zuge dessen eine Person einen bestimmten Gedanken denkt*, ist der Platz, an dem sie sich befindet, während ihr dieser Gedanke in den Sinn kommt.«[7] Das ist zwar sicher richtig, impliziert aber nicht, daß meine Gedanken nicht außerdem im Kopf vorkommen. Gewisse Gedanken kommen mir gerade jetzt in den Sinn. Wo ist das? In diesem Zimmer. Wo genau in diesem Zimmer? In meinem Gehirn. Mit fortschreitender Entwicklung der funktionellen Magnetresonanztomographie (fMRI) und sonstiger bildgebender Verfahren kommen wir der Möglichkeit immer näher, genau anzugeben, an welcher Stelle des Gehirns die Gedanken vorkommen.

Der Ort der Bewußtseinszustände und die Verursachung dieser Zustände durch Gehirnvorgänge

Nach dem Bild, das ich gezeichnet habe, laufen bewußte mentale Vorgänge im Gehirn ab und werden von neuronalen Prozessen niedriger Stufe verursacht. Wie sieht das Bild unserer Autoren aus? Sobald sie bestritten haben, daß mentale Vorgänge im Gehirn vorkommen, sind sie nach meiner Meinung nicht dazu in der Lage, den Ort und die Verursachung des Bewußtseins kohärent zu erklären. Sie glauben zwar, neuronale Prozesse seien eine notwendige Bedingung des Bewußtseins, aber sie unterlassen die einleuchtende Feststellung (die sie meines Erachtens gar nicht treffen können), daß neurobiologische Prozesse unter geeigneten Umständen für das Bewußtsein kausal hinreichend

7 Ebd., S. 180.

sind. Meine jetzigen Bewußtseinszustände – allesamt Qualia – sind von neuronalen Gehirnvorgängen niedriger Stufe hervorgerufen worden.

Einige der schwächsten Argumente des Buchs betreffen meiner Ansicht nach ebendiese Frage des Orts und der Kausalgeschichte von Bewußtseinszuständen. Unsere Autoren schreiben:

> Es gibt *keinen* mentalen Vorgang (wie etwa das Aufsagen des Alphabets in der Vorstellung), der sich in einem Teil des Lebewesens abspielt, einerlei, ob es sich bei diesem Teil um die Nieren oder das Gehirn handelt.
>
> Was *im* Gehirn abläuft, sind neuronale Prozesse, die sich abspielen müssen, damit die Person, deren Gehirn es ist, die relevanten mentalen Prozesse durchlaufen kann.[8]

Diese Stelle enthält meines Erachtens einen schwerwiegenden Fehler; daher möchte ich den Passus Schritt für Schritt durchgehen:

Angenommen, ich sage das Alphabet stumm auf, also »im Kopf« (wie man zu sagen pflegt). Das ist ein wirkliches Ereignis in der wirklichen Welt. Wie alle wirklichen Ereignisse, so findet auch dieses in Raum und Zeit statt. Wo hat es sich also zugetragen? Unsere Autoren antworten, ich – die Person – habe diesen Prozeß durchlaufen. Das ist zwar gewiß richtig, aber wo genau in der wirklichen Raum-Zeit hat sich das bewußte, datierbare, räumlich lokalisierte mentale Ereignis meines stummen Alphabet-Aufsagens abgespielt? Auf diese Frage können unsere Autoren nichts weiter erwidern, als daß es in New York war oder in diesem Zimmer hier. Das genügt aber nicht. Nach meiner Auffassung liegt es auf der Hand, daß ein bewußter Vorgang – eine Reihe von Qualia – in meinem Gehirn abgelaufen ist. Und um es noch einmal zu sagen: Mit dem Fortschritt von bildge-

8 Beide Stellen: ebd., S. 112.

benden Verfahren wie fMRI nähern wir uns dem Punkt, an dem wir den Ort des Geschehens genau bestimmen können.

Diese Leugnung der Realität und des räumlichen Orts der Qualia hindert unsere Autoren daran, eine kohärente *kausale* Erklärung des Verhältnisses zwischen neuronalen Prozessen und mentalen Ereignissen zu geben. Nach ihrer These sind die neuronalen Vorgänge in kausaler Hinsicht *notwendig* (sie »müssen sich abspielen«), damit der mentale Prozeß vor sich gehen kann. In diesem Kontext müssen wir jedoch in Erfahrung bringen, was in kausaler Hinsicht *hinreichend* ist: Wie ist es zustande gekommen, daß ich den mentalen Prozeß »durchlaufen« habe? Und immer wenn von Ursachen die Rede ist, muß genau angegeben werden, welche Ursache welche Wirkung hervorgebracht hat. Nach meiner Darstellung wird der bewußte mentale Vorgang zur Gänze vom Gehirn verursacht und im Gehirn realisiert. In diesem Kontext ist das Feuern der Neuronen kausal hinreichend, um die Qualia – die bewußten mentalen Ereignisse – hervorzubringen. Was besagt die Darstellung unserer Autoren? Sie können nicht sagen, das Feuern der Neuronen habe die Qualia – das qualitative Erleben – verursacht, denn sie haben die Existenz von Qualia bestritten. Sie können auch nicht behaupten, das Feuern der Neuronen habe das Verhalten ausgelöst, denn es gab gar kein Verhalten. Wie ist denn nun der mentale Vorgang genau beschaffen, den ich durchlaufen habe, und welches sind eigentlich die Ursachen, die das Geschehen ausgelöst haben? Die Neuronen haben gefeuert ..., und was ist dann passiert? Die Neuronen müssen feuern, damit ich den mentalen Prozeß »durchlaufen« kann. Doch worin besteht das Durchlaufen des geistigen Vorgangs, wenn es weder Qualia noch Verhalten gibt? Darauf haben unsere Autoren keine Antwort, und angesichts ihrer Gesamttheorie halte ich es nicht für möglich, daß sie eine Antwort geben können.

Nach der wittgensteinianischen Annahme kann das Gehirn, sofern es kein Verhalten an den Tag legen kann, nicht das Subjekt bzw. der Akteur sein, dem mentale Eigenschaften zugeschrieben werden. Diesen Gedanken halte ich für falsch. Aber einerlei, ob er falsch ist oder nicht, wir müssen dennoch in anderer Weise als Bennett und Hacker zwischen einem Argument, wonach das Gehirn nicht das *Subjekt* psychologischer Verben sein kann, und einem Argument unterscheiden, wonach es nicht der *Ort* psychischer Prozesse sein kann. Dabei sind sich die beiden durchaus im klaren über die Unterscheidung zwischen dem Gehirn als Subjekt und dem Gehirn als Ort. Sie bestreiten sowohl, daß das Gehirn Subjekt sein kann, als auch, daß das Gehirn Ort sein kann, doch sie nennen kein separates Argument gegen die These, das Gehirn sei beispielsweise der Ort von Denkprozessen. Gehen wir davon aus, daß es seltsam klingt, wenn jemand sagt: »Mein Gehirn denkt ...« Dennoch kann es sein, daß sich dann, wenn ich denke, in meinem Gehirn Denkprozesse abspielen. Allenfalls läßt sich durch das wittgensteinianische Argument begründen, daß wir das Gehirn nicht als Subjekt oder Akteur auffassen sollten. Daraus folgt aber nicht, daß es nicht der *Ort* der entsprechenden Vorgänge ist. Das von Bennett und Hacker angeführte Argument gegen das *Gehirn als Subjekt* läßt sich nicht auf die Frage des *Gehirns als Ort* übertragen.

Die Frage »Wo gehen bewußte Denkprozesse vor sich?« ist in philosophischer Hinsicht nicht rätselhafter als die Frage »Wo gehen Verdauungsprozesse vor sich?«. Kognitive Prozesse sind im gleichen Maße wirkliche biologische Prozesse wie die Verdauung. Und die Antwort liegt auf der Hand: Die Verdauung spielt sich im Magen und im übrigen Verdauungstrakt ab; Bewußtsein kommt im Gehirn und vielleicht auch in anderen Teilen des Zentralnervensystems vor.

Metaphorisch und buchstäblich, beobachterrelative und beobachterunabhängige Zuschreibungen psychischer Zustände

Drittens, Neuronen als Subjekte und Akteure: Wenn gesagt wird, psychische Prozesse spielten sich in subzerebralen Teilen des Gehirns ab, liegt die dritte Form der Zuschreibung vor, gegen die Bennett und Hacker Einwände haben. So zitieren sie beispielsweise Äußerungen von Blakemore, wonach Neuronen wahrnehmen, entscheiden, Schlüsse ziehen usw. Nach Ansicht unserer Autoren ist das ebenfalls ein Beispiel für den mereologischen Fehlschluß.

Vermutlich sind diese Äußerungen, wenn man sie richtig auffaßt, harmlose Metaphern – jedenfalls können sie harmlos sein. In naturwissenschaftlichen Schriften werden derlei Dinge sogar vom Magen gesagt. So heißt es etwa, der Magen wisse, wann diese oder jene chemischen Stoffe nötig sind, um bestimmte Mengen von Kohlehydraten zu verdauen. Solange Klarheit besteht über die Unterscheidung zwischen dem buchstäblichen, beobachterunabhängigen Sinn, in dem ich Schlüsse ziehe oder Informationen empfange, und dem beobachterrelativen Sinn, in dem man sagt, die Neuronen zögen diese oder jene Schlüsse bzw. nähmen diese oder jene Phänomene wahr, habe ich den Eindruck, daß solche Metaphern harmlos sind oder es zumindest sein können. Wenn es um das Gehirn geht, kommt die Verwechslung des eigentlichen, beobachterunabhängigen Sinns mit dem beobachterrelativen und metaphorischen Sinn eher vor als dann, wenn von anderen Organen die Rede ist. Der Grund ist offensichtlich, denn im Gehirn laufen eigentliche, beobachterunabhängige psychische Prozesse in einer Weise ab, in der sie im Magen und im übrigen Verdauungstrakt nicht vorkommen. Bestimmt haben Bennett und Hacker recht mit ihrer Annahme, daß zumindest einige der von ihnen kritisierten Autoren keine klare Vorstellung haben von der Unterscheidung zwischen beobachterunabhängigen Zuschreibungen und beobachterrelativen oder metaphorischen Zuschreibungen dieser Phänomene. In semantischer Hinsicht richtet der Begriff »Information« am meisten Unheil an. Zusätzliche Verwirrung wird durch den ingenieurtechnischen, »informationstheoretischen« Gebrauch des Worts »Information« gestiftet, der gar nichts mit Informationen in dem Sinne zu tun hat, in dem jemand Informationen darüber hat, daß das und das der Fall ist. So wird beispielsweise gesagt, das Gehirn verarbeite Informationen. Nun ja, in einem bestimmten Sinn ist das offenbar richtig. Durch die Wahrnehmung nehme ich Informationen auf und denke darüber nach, und anschließend leite ich daraus neue Informationen ab, indem ich Schlüsse ziehe. Das Problem liegt darin, daß sich im Gehirn – beispielsweise im Corpus geniculatum laterale – alle möglichen subpersonalen Prozesse abspielen, die so beschrieben werden können, *als ob* es sich um Fälle handelte, in denen über Informationen nachgedacht wird, obwohl im buchstäblichen Sinn natürlich gar keine Informationen gegeben sind. Es gibt hier nur das Feuern von Neuronen, das am Ende des Prozesses in bewußten Informationen resultiert, aber von sich aus keinen semantischen Inhalt hat. Bennett und Hacker sind sich über die Unterscheidung zwischen dem informationstheoretischen Sinn von »Information« und dem intentionalistischen Sinn im klaren. Dort sprechen sie von der »ingenieurtechnischen« und hier von der »semantischen« Bedeutung des Worts, doch was ich in ihrem Buch vermisse, ist eine klare Formulierung der Unterscheidung zwischen dem beobachterunabhängigen und dem beobachterabhängigen Sinn von »Information«. Ich habe beobachterunabhängige Informationen über meine Telefonnummer. Das Telefonbuch enthält beobachterabhängige Informationen über dieselbe Telefonnummer. Ich habe gar nichts dagegen, wenn von Informationen und Informationsverarbeitung im Gehirn gesprochen wird, sofern man sich nur über diese Unterscheidungen im klaren ist.

Um das bisher Gesagte zusammenzufassen: Hier habe ich drei Haupteinwände gegen die Argumentation unserer Autoren vorgebracht. Erstens, auch wenn die wittgensteinianische These, Verhalten sei ein Kriterium für die in einer öffentlichen Sprache vorgenommene Zuschreibung mentaler Phänomene, zutrifft, ist sie nicht ausreichend, um die Ansicht zu widerlegen, Bewußtsein könne im Gehirn existieren. Zweitens, sobald wir zwischen dem Gehirn als Subjekt und dem Gehirn als Ort unterscheiden, fehlt Bennett und Hacker ein separates Argument gegen das Gehirn als Ort. Tatsächlich ist es, soweit wir wissen, richtig, daß alle unsere Bewußtseinsvorgänge ihren Ort im Gehirn haben. Drittens, wenn subpersonalen Entitäten wie etwa Neuronen psychische Zustände zugeschrieben werden, kann das harmlos sein, solange klar ist, daß es sich um einen metaphorischen Sprachgebrauch handelt. Solange man die buchstäbliche und die metaphorische, die beobachterrelative und die beobachterunabhängige Verwendung auseinanderhält, ist an solchen Zuschreibungen nicht unbedingt etwas auszusetzen.

Die Argumente gegen Qualia

Damit das wittgensteinianische Argument funktioniert, müssen Bennett und Hacker ein unabhängiges Argument gegen die Existenz von Qualia anführen. Warum? Weil Qualia, wenn sie existieren, einen Ort haben müssen – und der einleuchtendste Ort ist das Gehirn. Das stünde jedoch in Widerspruch zur Gesamttheorie unserer Autoren. Daher gehe ich jetzt auf ihre Argumente gegen die Existenz von Qualia ein.

Das Bewußtsein besteht, wie ich bereits ausgeführt habe, aus subjektiven, qualitativen, eine Einheit bildenden mentalen Vorgängen, die sich im physikalischen Raum – im Bereich des Schädels, nämlich im Gehirn des Menschen – abspielen, und zwar vermutlich vor allem im thalamokortikalen System. Ich möchte behaupten, daß Schmerzen, Kribbeln, Jucken und dergleichen insofern etwas *Subjektives* sind, als sie nur existieren können, wenn sie von einem wirklichen Subjekt empfunden werden. Außerdem sind sie etwas *Qualitatives* und *Teile eines einheitlichen Bewußtseinsfelds*. Bennett und Hacker glauben über Gegenargumente zu verfügen. Zunächst benutzen sie ein Argument, auf das sich auch Ryle zu stützen pflegte, und sagen, die These, jeder Schmerz, jedes Kribbeln und jedes Jucken könne nur von einem Einzelsubjekt empfunden werden, sei nichts weiter als eine triviale grammatische Konstatierung ohne ontologische Konsequenzen. Genauso müsse ein Lächeln immer jemandes Lächeln, ein Niesen immer jemandes Niesen und (um ein auf Ryle zurückgehendes Beispiel zu nennen) ein Steilpaß immer der Steilpaß eines bestimmten Fußballspielers sein. So gesehen, zeigt die Privatheit des Niesens, des Lächelns und des Steilpasses nichts ontologisch Bedeutsames. Das gleiche gilt, wie unsere Autoren geltend machen, auch für Schmerzen, Kribbeln und Jucken. Es müsse zwar jemandes Schmerz, Kribbeln oder Jucken sein, doch das sei eine grammatische Trivialität und gehe nicht mit einem besonderen Status einher.

Die Erwiderung auf diesen Einwand ist in meinen bisherigen Ausführungen implizit enthalten und besagt, daß Ausdrücke zur Bezeichnung von Bewußtseinszuständen nicht nur das *grammatische* Merkmal besitzen, daß zur Identifizierung von Einzelfällen ein personenbezogener Nominalausdruck nötig ist, sondern außerdem das Merkmal, daß die *Subjektivität* der Phänomene selbst mit Qualitativität verknüpft ist. Und das ist keine rein grammatische Sache. Schmerzen, Kribbeln oder Jucken fühlen sich qualitativ gesehen auf bestimmte Weise an, und das ist für die Existenz von Schmerzen, Kribbeln und Jucken wesentlich. Dieses qualitative Sichanfühlen gehört zu der jeweils relevanten ontologischen Subjektivität und unterscheidet sich in dieser Hinsicht beispielsweise von den Merkmalen eines Steilpasses.

Außerdem führen unsere Autoren unabhängige Argumente gegen die Existenz von Qualia an, doch diese Argumente kommen mir äußerst schwach vor. Sie behaupten, der Geruch von Flieder habe den gleichen qualitativen Charakter wie der Geruch einer Rose, wenn sie gleich angenehm oder unangenehm seien.[9] Verblüffenderweise gehen sie davon aus, daß »Qualität« von Graden der Annehmlichkeit oder Unannehmlichkeit abhänge. Doch diese Auffassung geht an der Sache vorbei. Für die Geruchsqualia von Rosen und Flieder sind die Grade ihrer Annehmlichkeit oder Unannehmlichkeit nicht ausschlaggebend, sondern völlig ohne Belang. Der Punkt, auf den es ankommt, ist die Verschiedenheit des *Charakters* dieser Erlebnisse. Darauf will man hinaus, wenn man sie als Qualia bezeichnet. Es ist zwar richtig, daß sich Qualia typischerweise durch Annehmlichkeit oder Unannehmlichkeit auszeichnen, aber das sie definierende Wesen ist das *qualitative* Gefühl, das mit der jeweiligen Erfahrung einhergeht. Die Antwort, mit der Bennett und Hacker auf diesen Hinweis reagieren, halte ich ebenfalls für wenig überzeugend. Sie sagen folgendes: Wenn Qualia nicht im Sinne von Annehmlichkeit oder Unannehmlichkeit definiert werden, müsse man das Erlebnis durch Bezugnahme auf das Objekt individuieren. Entweder handele es sich um den Geruch von *Flieder* oder den Geruch von *Rosen*. Und wenn man, wie sie sagen, das Erlebnis durch Bezugnahme auf das Objekt identifiziert, beziehe man sich nicht auf ein subjektives Merkmal des Erlebnisses, denn Rosen und Flieder hätten objektive Existenz. Auch diese Replik scheint mir an der Sache vorbeizugehen. Freilich ist es so, daß wir den Charakter unserer Wahrnehmungserfahrungen anhand ihrer Ursachen bestimmen, das heißt mit Hilfe des intentionalen Gegenstands, der bewirkt, daß man ein spezifisches Erlebnis hat. Aber man kann das Erlebnis haben und es individuieren, ohne auf die Ursache Bezug zu

9 Ebd., S. 275 f., siehe oben, S. 70 f.

nehmen. Wenn sich herausstellt, daß ich mir sowohl den Rosen- als auch den Fliederduft nur eingebildet habe, so spielt das im Hinblick auf den Unterschied der Qualia gar keine Rolle. Die qualitativen Aspekte des Rosen- und des Fliederdufts bleiben die gleichen, einerlei, ob es im einen oder im anderen Fall wirklich einen intentionalen Gegenstand gibt. Gerüche halten wir oft auseinander, ohne von ihrer Ursache die geringste Ahnung zu haben. Kurz, es ist kein Einwand gegen die Existenz von Qualia mit spezifischem qualitativem Charakter, wenn man sagt, zur Beschreibung von Qualia beziehe man sich im Regelfall auf ihre Objekte, also jene Phänomene, von denen sie verursacht werden. Der Begriff der Qualia läßt sich durch Bezugnahme auf das bewußte Erleben definieren, indem man dieses bewußte Erleben einfach von seinem intentionalen Gegenstand trennt. Qualia bestehen aus den bewußten Erfahrungen, egal, wie wir diese bestimmen wollen. Es ist hilfreich, darauf hinzuweisen, daß Chemiker, die in der Parfumbranche arbeiten, Stoffe synthetisieren wollen, die die gleichen Kausalkräfte haben wie etwa Rosen und Flieder. Sie arbeiten daran, Qualia hervorzubringen, die jenen artgleich sind, die von echten Blumen erzeugt werden.

Bennett und Hacker nennen ein drittes Argument, das nach meinem Eindruck ebenfalls verfehlt ist. Sie sagen, im Regelfall sei es möglich, daß verschiedene Personen den gleichen Schmerz oder etwa das gleiche Kopfweh empfinden. Wenn ich zusammen mit meinem Freund eine Party besuche, auf der wir zuviel Alkohol trinken, werden wir beide am nächsten Tag das gleiche Kopfweh haben. Wenn wir beide an derselben, Magenschmerzen verursachenden Krankheit leiden, werden wir ebenfalls die gleichen Schmerzen haben. Aber auch dieser Hinweis dürfte an der Sache vorbeigehen, auf die Philosophen hinauswollen, wenn sie von der »Privatheit« der Schmerzen reden. Mag sein, daß die Metapher der Privatheit schlecht gewählt ist, aber das spielt hier keine Rolle. Jetzt geht es darum, daß unsere

Autoren, wenn sie hier von Gleichheit reden, nicht von Token-Gleichheit, sondern von Type-Gleichheit sprechen. Wenn man über die Privatheit der Schmerzen spricht, will man nicht behaupten, es sei unmöglich, Schmerzen des gleichen Types zu empfinden. Natürlich ist das möglich. Vielmehr will man darauf hinaus, daß der Token-Schmerz, den die anderen empfinden oder den ich selbst empfinde, *nur insofern existiert*, als er von einem bewußten Einzelsubjekt *wahrgenommen* wird.

Der Ort der Schmerzen

Nach meiner These existieren alle Bewußtseinszustände im Gehirn. Doch wie steht es mit Schmerzen im Fuß? Sie befinden sich doch sicherlich nicht im Gehirn, sondern im Fuß! Bennett und Hacker haben Einwände gegen meine diesbezüglichen Ansichten, und da diese auf den ersten Blick nicht einleuchtend wirken, möchte ich sie hier klarstellen. Nach meiner Überzeugung ist es so, daß die Antworten auf Fragen hinsichtlich des Orts der Schmerzen auf der Hand liegen, sobald alle relevanten Fakten deutlich artikuliert sind.

Zunächst zum wirklichen Raum, also dem physikalischen Raum. Es gibt nur einen wirklichen, physikalischen Raum, und alles in ihm steht in einem räumlichen Verhältnis zu allem anderen. Seit Einstein begreifen wir Raum und Zeit als ein einziges Raum-Zeit-Kontinuum, und Orte werden relativ zu einem Koordinatensystem angegeben. Was unsere Zwecke betrifft, macht der Raum keine logischen Sperenzchen. Man denke etwa an die Transitivität von »in«: Wenn der Stuhl im Zimmer und das Zimmer im Haus ist, dann ist der Stuhl im Haus. Alle Ereignisse, die sich in der wirklichen Welt abspielen, kommen in der physikalischen Raum-Zeit vor. Manchmal geschieht es zwar, daß die Grenzen der Ereignisse nicht genau bestimmt sind – wie beispielsweise im Fall der großen Wirtschaftskrise [Anfang des vergangenen Jahrhunderts; Übers.] oder der Reformation –, aber sie spielen sich trotzdem genauso wie alle übrigen Vorkommnisse in Raum und Zeit ab.

Nun zum phänomenologischen Körperraum des Erlebens: Angenommen, ich werde am Fuß verletzt. Dadurch wird eine Stafette feuernder Neuronen ausgelöst, die durchs Rückenmark und den Lissauer-Trakt nach oben bis in die Schmerzzentren des Gehirns führt, und infolgedessen *fühle ich Schmerzen im Fuß*. Daß dies die richtige Beschreibung ist, steht völlig außer Frage. Wenn mich beispielsweise der Arzt fragt, wo ich Schmerzen habe, zeige ich nicht auf den Kopf, sondern auf den Fuß. Das heißt, um auf den Ort der Schmerzen zu zeigen, zeige ich auf meine anatomischen Glieder im wirklichen Raum. Und jetzt stellt sich die Frage: Welches ist die genaue Beziehung zwischen dem wirklichen, physikalischen Raum und dem phänomenologischen Körperraum des Erlebens?

Um diese Frage zu beantworten, müssen wir zunächst die Frage aufwerfen, in welcher Weise das Gehirn den phänomenologischen Körperraum hervorbringt. Das Gehirn erzeugt ein Körperbild, ein phänomenologisches Bewußtsein der Teile des Körpers, ihres Zustands und ihrer wechselseitigen Beziehungen. In diesem Körperbild erzeugt das Gehirn ein Bewußtsein von meinem Fuß. So sorgt es dafür, daß ich mir, wenn ich die Schmerzen empfinde, dieser Schmerzen als Schmerzen im Fuß bewußt bin. Das läßt sich zusammenfassen, indem man sagt, das Gehirn erzeuge einen phänomenologisch realen Körperraum und einen Schmerz in diesem Körperraum. Die phänomenologische Realität dieser Phänomene läßt sich nicht bestreiten. Die einzige Frage lautet: Welches ist die genaue Beziehung zwischen dem phänomenologischen Körperraum und dem realen physikalischen Raum des Körpers?

Probleme ergeben sich, sobald man versucht, den phänomenologischen Körperraum so zu behandeln, als wäre er mit dem realen physikalischen Raum des Körpers identisch. Zu beachten ist, daß die Transitivität von »in« nicht funktioniert, wenn man vom phänomenologischen Raum zum physikalischen Raum überzugehen versucht. Ich habe Schmerzen im Fuß, und mein Fuß ist im Zimmer, aber die Schmerzen sind nicht im Zimmer. Wieso nicht? Das Rätsel der Beziehung zwischen phänomenologischem und physikalischem Raum wird noch akuter, wenn man Phantomschmerzen in Betracht zieht: Jemand hat Schmerzen im Fuß, aber er hat diesen Fuß gar nicht. Die Schmerzen sind echt, aber wo sind sie? Bennett und Hacker beantworten diese Frage wie folgt: »Er hat also wirklich dort Schmerzen, wo sein Fuß gewesen wäre (d.h. in seinem Phantomkörperteil).«[10] Aber ein Phantomkörperteil ist kein Körperteil einer bestimmten Art, wie etwa ein verletzter Körperteil oder einer mit Sonnenbrand. Phantomglieder existieren nicht als Gegenstände im realen Raum. Wenn man also versucht, diese Äußerung unserer Autoren als Aussage über den physikalischen Raum zu deuten, erhält man das absurde Resultat, daß der Betreffende »dort Schmerzen hat, wo sein Fuß gewesen wäre«, nämlich im Bett. Die Schmerzen sind genau dort, gleich unter der Bettdecke! Wieso ist das eigentlich absurd? Es ist deshalb absurd, weil es im physikalischen Raum der Betten und Bettdecken keine Schmerzen gibt. Schmerzen können nur in einem phänomenologischen Körperraum existieren. Und wenn man die Behauptung des Mannes als Aussage über sein phänomenologisches Körperbild interpretiert, ist sie völlig richtig. Den physischen Fuß hat er zwar nicht, aber dennoch hat er Schmerzen im Fuß und einen phänomenologischen Phantomfuß in seinem Körperbild.

Der entscheidende Punkt ist jedoch folgender: Der Schmerz ist ein reales Ereignis in der realen Welt, also muß er einen Ort in der wirklichen Raum-Zeit haben. Die Schmerzen können nicht im Fuß sein, denn diesen Fuß hat unser Mann nicht mehr.

10 Ebd., S. 125.

Sie können auch nicht dort sein, wo der Fuß gewesen wäre, wenn er den Fuß noch gehabt hätte, denn dort zwischen Bettdecke und Laken ist nichts. Natürlich ist der Schmerz im Phantomfuß, doch der Phantomfuß ist – anders als ein echter Fuß – kein Gegenstand mit einem Ort in einem bestimmten Teil des Körpers. Jetzt ist hoffentlich klar geworden, daß die Phantomschmerzen im Phantomfuß im realweltlichen physikalischen Raum tatsächlich einen Ort haben, und dieser Ort ist im Körperbild, das sich seinerseits im Gehirn befindet. Im realen physikalischen Raum haben sowohl die Schmerzen am realen Fuß als auch die Schmerzen am Phantomfuß zusammen mit dem übrigen Körperbild ihren Ort im Gehirn.

Ist eine Person (ein verkörpertes) Gehirn?

Jetzt möchte ich mich einer Frage zuwenden, deren Erörterung ich bereits weiter oben versprochen habe: Es ist offenbar seltsam, wenn nicht nur der ganzen Person, sondern auch dem Gehirn psychische Aktivitäten zugeschrieben werden. Den Argumenten unserer Autoren, die zeigen sollen, daß sich im Gehirn keine psychischen Vorgänge abspielen können, stimme ich zwar nicht zu, aber ich räume gern ein, daß es sonderbar klingt, wenn man beispielsweise sagt: »Mein Gehirn hat entschieden, für die Demokraten zu stimmen.« Warum klingt das seltsam? Wie kommt es, daß es uns bei einigen Prädikaten keine Mühe macht, von Aussagen über die Personen zu Aussagen über ein Merkmal des Körpers dieser Person überzugehen? Betrachten wir die folgenden vier Sätze:

1. Ich wiege 80 kg.
2. Zwischen Blau und Rot kann ich visuell unterscheiden.
3. Ich habe mich entschieden, für die Demokraten zu stimmen.
4. Ich besitze ein Grundstück in der Stadt Berkeley.

Im Fall 1 zögern wir nicht, das Wort »ich« durch den Ausdruck »mein Körper« zu ersetzen. Das heißt, ich wiege genau dann 80 kg, wenn mein Körper 80 kg wiegt. Diese beiden Behauptungen sind offenbar äquivalent. In Beispiel 2 bereitet mir dieser Wechsel ebenfalls keine Schwierigkeiten. Mein Gehirn – insbesondere das visuelle System einschließlich der Augen – ist tatsächlich dazu imstande, Blau und Rot auseinanderzuhalten. Dagegen habe ich den Eindruck, daß wir sehr viel stärker zögern, wenn es darum geht, den entsprechenden Übergang auch in Beispiel 3 zu vollziehen. Wenn es heißt, ich habe entschieden, den Demokraten meine Stimme zu geben, ist es offenbar recht sonderbar zu behaupten, mein Gehirn bzw. mein verkörpertes Gehirn oder das Gehirn in meinem Körper habe sich dafür entschieden, die Demokraten zu wählen. In Beispiel 4 ist der entsprechende Wechsel nach meiner Überzeugung sogar noch seltsamer. Wenn ich behaupte, mein verkörpertes Gehirn oder mein Körper besitze ein Grundstück in Berkeley, klingt das entschieden merkwürdig. Bennett und Hacker lehnen den Wechsel sowohl für das zweite als auch für das dritte Beispiel ab. Sie würden sowohl die Aussage »Mein visuelles System (im Gehirn) kann Blau und Rot visuell auseinanderhalten« als auch die Aussage »Mein Gehirn hat sich entschieden, für die Demokraten zu stimmen« aufgrund des wittgensteinianischen Arguments in Acht und Bann tun. Gründe dafür, das wittgensteinianische Argument nicht gelten zu lassen, habe ich bereits genannt, aber dennoch wollen wir einräumen, daß es logisch gesehen sonderbar klingt zu sagen, mein Gehirn habe sich entschieden, für die Demokraten zu stimmen. Auch wenn das wittgensteinianische Argument verfehlt ist, müssen wir auf diese Sonderbarkeit eingehen. Viele Neurobiologen und Philosophen halten es für ganz natürlich, dem Gehirn psychische Aktivitäten zuzuschreiben.

Wie ist diese Meinungsverschiedenheit beizulegen? Mir scheint, daß es auf der Ebene, auf der wir jetzt darüber reden, einen recht unkomplizierten Ausweg gibt, um aus diesem augenscheinlichen Meinungsstreit herauszukommen. Wenn eine Alternativformulierung für die Aussage, *daß A*, gegeben ist, kann man die Gültigkeit dieser Alternativformulierung zunächst einmal prüfen, indem man sich fragt, wodurch es der Fall wird, *daß p*, sofern *A* die Aussage, *daß p*, zum Ausdruck bringt. Im Fall 1 (»Ich wiege 80 kg«) gibt es keine Schwierigkeiten, wenn dieser Satz durch »Mein Körper wiegt 80 kg« ersetzt wird, denn wir wissen, durch welches mich betreffende Faktum es der Fall wird, daß ich 80 kg wiege, nämlich durch die Tatsache, daß dies mein Körpergewicht ist. Auch gegen den entsprechenden Wechsel im Beispiel 2 habe ich keinen Einwand, denn wenn man fragt, durch welches mich betreffende Faktum es der Fall wird, daß ich Blau und Rot auseinanderhalten kann, lautet die Antwort: Es handelt sich um das Faktum, daß mein visuelles System Blau und Rot auseinanderhalten kann. Die Beispiele 3 und 4 sind jedoch völlig anderer Art als 1 und 2, denn sie setzen nicht bloß die Existenz eines verkörperten Gehirns voraus, sondern außerdem ist verlangt, daß dieses verkörperte Gehirn sozial situiert ist und die Fähigkeit zu sozialem Handeln hat. In Beispiel 3 ist es, anders als in Fall 4, möglich, eine rein psychologische Komponente abzutrennen. Unter Voraussetzung meiner sozialen und politischen Situation gibt es in diesem Kontext bestimmte Aktivitäten in meinem Gehirn, die dafür konstitutiv sind, daß ich mich entschieden habe, die Demokraten zu wählen. Das gleiche Zögern, das uns daran hindert, dem Gehirn etwas zuzuschreiben, wenn die verkörperte Person sozial situiert sein muß, hält uns auch davon ab, dem Gehirn irgendeine Form von Handeln oder Handlungsfähigkeit zuzuschreiben. Obwohl sich bestimmte Aktivitäten im Gehirn abspielen, die für meine Entscheidung zugunsten der Demokraten konstitutiv sind, halten wir uns sehr viel stärker zurück, wenn es darum geht, dem Gehirn solche rationalen Entscheidungen zuzuschreiben, als dann, wenn dem Gehirn beispielsweise Wahrnehmungsvermögen zugebilligt werden soll. Es fällt mir gar nicht schwer zu sagen »Mein visuelles System kann Blau und Rot auseinanderhalten«, doch ich zögere in sehr viel höherem Maße, ehe ich sage »Mein thalamokortikales System hat sich entschieden, für die Demokraten zu stimmen«. In Beispiel 4 (»Ich besitze ein Grundstück in der Stadt Berkeley«) scheint es gar nichts zu geben, was sich abtrennen und von der Anatomie aussagen ließe. Nur aufgrund meiner sozialen Situation und der Beziehungen, in deren Rahmen ich eine Rolle spiele, kann ich Grundstücksbesitzer sein. Der Grundstücksbesitzer ist zwar tatsächlich ein verkörpertes Gehirn, aber nur unter bestimmten sozialen und juristischen Voraussetzungen kann dieses verkörperte Gehirn Grundstücksbesitzer sein. Darum besteht keine Möglichkeit, anatomische oder physiologische Zuschreibungen vorzunehmen, die für die relevanten Teile der Tatbestände konstitutiv sind.

Das sind zwar interessante philosophische Überlegungen, aber die Neurobiologen brauchen sich meines Erachtens nicht darum zu kümmern. Anstatt sich Gedanken darüber zu machen, inwieweit das rationale Handlungsvermögen als Merkmal der neuronalen Anatomie zu deuten wäre, sollten sie sich unverzüglich dem zweiten Punkt zuwenden: Es ist nämlich ein Faktum, daß sich die für das rationale Handlungsvermögen konstitutiven psychischen Vorgänge im Gehirn abspielen und als solche untersucht werden können. Was die Anliegen der neurobiologischen Forschung betrifft, ist das Gehirn als kausaler Mechanismus und anatomischer Ort ausreichend.

Einige der philosophischen Punkte habe ich in anderen Schriften in Zusammenhang mit dem Problem des Selbst erörtert.[11] Warum müssen wir ein Selbst postulieren, das zu der Aufeinanderfolge unserer Empfindungen und ihrer anatomischen Realisierung hinzukommt? Nicht deshalb, weil es eine darüber hinausgehende Superanatomie oder Superempfindungen gäbe. Es

11 J. Searle, *Rationality in Action*, Cambridge, MA: MIT Press 2001.

gibt hier nichts weiter als das verkörperte Gehirn und die Empfindungen, die sich in diesem Gehirn abspielen. Dennoch müssen wir, wie ich geltend gemacht habe, ein Selbst postulieren, doch dieses Postulat ist rein formaler Natur. Es handelt sich nicht um eine zusätzliche Entität, sondern um so etwas wie ein Prinzip der Ordnung des Gehirns und seiner Empfindungen.

Das Wesen der Philosophie

Im zweiten Anhang ihres Buchs üben Bennett und Hacker Kritik an meinen Ansichten, und zwar sowohl an meiner Darstellung von Problemen in der Philosophie des Geistes als auch an meinem generellen philosophischen Ansatz. Nach ihrer Auffassung ist mein Philosophiebegriff in mehrerer Hinsicht verfehlt. Ich habe die Erfahrung gemacht, daß Auseinandersetzungen über das Wesen der Philosophie tendenziell fruchtlos sind und normalerweise nur dazu dienen, Vorlieben für bestimmte Forschungsprojekte zum Ausdruck zu bringen. Ich selbst wurde philosophisch vom Oxford der 1950er Jahre geprägt. Dort habe ich damals sowohl studiert als auch gelehrt, und die vorherrschende orthodoxe Lehre besagte, in der Philosophie gehe es um die Sprache und den Gebrauch von Wörtern. Mir scheint: Wenn jemand behauptet, in der Philosophie gehe es ausschließlich um die Sprache, so äußert er damit eine Präferenz. Seine These bedeutet ungefähr das gleiche wie: »Ich bevorzuge eine Philosophie, die von sprachlichen Fragen handelt, und ich beabsichtige, mich ausschließlich insoweit mit Philosophie zu befassen, als es um Sprache geht.« Ich für mein Teil habe später herausgefunden, daß die Verfahren, die ich bei der Beschäftigung mit sprachlichen Fragen zum Einsatz gebracht hatte, auch auf andere Phänomene anwendbar sind, insbesondere auf geistige Phänomene und die soziale Ontologie. Die Methoden, deren ich mich bediene, schließen daher zwar an die Methoden der analytischen Philosophie an, gehen aber weit über den mir anfangs vertrauten Bereich der Sprachphilosophie und des sprachorientierten Philosophierens hinaus.

Es gibt insofern einen wesentlichen Widerspruch zwischen meinem Ansatz und dem Ansatz von Bennett und Hacker, als sie darauf bestehen, die Philosophie könne nicht theoretisch verfahren – die Philosophie liefere keine allgemeinen theoretischen Erklärungen. Wir alle sind uns darüber einig, daß die Philosophie in gewissem Sinne ein wesentlich begriffliches Unterfangen ist, doch die Frage lautet nun: »Wie ist die Begriffsanalyse beschaffen, und was kommt dabei heraus?« Aufgrund meiner eigenen Erfahrung kann ich sagen, daß ein begriffliches Resultat nur als Teil einer allgemeinen Theorie Bedeutung hat. Wenn ich die Geschichte meiner intellektuellen Entwicklung betrachte, komme ich zu folgendem Ergebnis: Ich habe nicht nur eine allgemeine Theorie der Sprechakte und der Bedeutung aufgestellt, sondern auch eine allgemeine Theorie der Intentionalität, eine allgemeine Theorie der Rationalität und eine allgemeine Theorie des Wesens der Gesellschaft, der sozialen Ontologie. Wenn jemand behauptet: »In der Philosophie kann es keine Theorien geben«, würde ich antworten: »Paß mal auf, hier sind ein paar allgemeine Theorien.« Eine philosophische Analyse dessen, was es heißt, ein Versprechen zu geben, etwa leistet sehr viel mehr, wenn sie in eine allgemeine Theorie der Sprache und der Sprechakte einbezogen wird. Philosophische Analysen des Handelns und der Wahrnehmung reichen sehr viel tiefer, wenn sie in eine allgemeine Theorie der Intentionalität eingebettet werden, und Entsprechendes gilt für die übrigen Fälle.

In einer Hinsicht geben unsere Autoren meine Ansichten über das Verhältnis zwischen Philosophie und Erfahrungswissenschaft falsch wieder. Ich behaupte keineswegs, daß alle philosophischen Probleme durch sorgfältige Begriffsanalyse zu wissenschaftlichen Problemen werden können. Ganz im Gegenteil bin ich der Meinung, daß nur eine ganz kleine Zahl philosophischer Probleme eine naturwissenschaftliche Lösung zuläßt. Eines dieser Probleme ist das Problem des Lebens, und hoffentlich wird auch das sogenannte Leib-Seele-Problem dazugehören. Aber die meisten Probleme, die den großen griechischen Philosophen zu schaffen machten – die Frage nach der Natur des richtigen Lebens, der Form einer gerechten Gesellschaft oder der besten sozialen Ordnung, um nur wenige zu nennen –, gehören meines Erachtens nicht zu den Gegenständen, die mit einiger Wahrscheinlichkeit und in einleuchtender Form einer naturwissenschaftlichen Behandlung zugänglich sind. Es ist also ein Mißverständnis von seiten unserer Autoren, wenn sie annehmen, nach meiner Auffassung könnten aus allen philosophischen Problemen zu guter Letzt wissenschaftliche Probleme mit wissenschaftlichen Lösungen werden. Nein, solche Fälle sind Ausnahmen.

Im Gegensatz zu unseren Autoren sehe ich mich nicht dazu in der Lage, eine wirklich trennscharfe, genaue Unterscheidung zwischen empirischen und begrifflichen Fragen zu treffen. Infolgedessen mache ich keinen klaren Unterschied zwischen wissenschaftlichen und philosophischen Fragen. Hier möchte ich ein Beispiel anführen, um zu erklären, inwiefern wissenschaftliche Entdeckungen mir bei der philosophischen Arbeit helfen können. Wenn ich den Arm hebe, verursacht meine bewußte Handlungsabsicht eine physische Körperbewegung. Aber es gibt auch eine Ebene der Beschreibung dieser Bewegung, auf der sie durch das Feuern von Neuronen und die Absonderung von Acetylcholin an den Axon-Endplatten der motorischen Neuronen ausgelöst wird. Auf der Basis dieser Fakten kann ich eine philosophische Analyse durchführen, um zu zeigen, daß ein und dasselbe Geschehen ein qualitativer, subjektiver und bewußter Vorgang sein muß, der zugleich etliche chemische und elektrische Eigenschaften aufweist. Doch an diesem Punkt hört die philosophische Analyse auf. Jetzt muß ich die exakten Einzelheiten des materiellen Ablaufs in Erfahrung bringen. Ich muß genau wissen, wie das Gehirn die bewußte Handlungsabsicht so verursacht und realisiert, daß es der Absicht mit ihrer Verbindung phänomenologischer und elektrochemischer Strukturen gelingt, physische Gegenstände zu bewegen. Zu diesem Zweck werde ich die Resultate der neurobiologischen Forschung benötigen.

Bennett und Hacker haben ein bedeutendes, in vielen Hinsichten nützliches Buch geschrieben. Sie haben eine Menge Arbeit hineingesteckt. Ich möchte nicht, daß meine Einwände die Vorzüge des Buchs verdecken. Allerdings glaube ich, daß ihre Sicht der Neurobiologie und des Geistes zutiefst verfehlt und potentiell schädlich ist. Viele der entscheidenden Fragen, die wir in der Philosophie wie in der Neurowissenschaft stellen müssen, würden durch ihren Ansatz für unzulässig erklärt. Beispielsweise Fragen wie diese: Welches sind die neuronalen Korrelate des Bewußtseins (NCC), und wie gelingt es ihnen eigentlich, Bewußtsein hervorzubringen? Wie kann meine bewußte Handlungsabsicht meinen Körper in Bewegung setzen? Tatsächlich würde eine Vielzahl zentraler Fragen der neurobiologischen Forschung wegen Sinnlosigkeit oder Inkohärenz abgelehnt werden, wenn man die Vorschläge unserer Autoren akzeptierte. Denken wir etwa an die auf dem Gebiet der visuellen Wahrnehmung maßgebliche Frage: »Wie geschieht es durch neurobiologische Prozesse – angefangen bei der Einwirkung von Photonen auf die Photorezeptoren und auf dem weiteren Weg durch den visuellen bis hin zum präfrontalen Kortex –, daß bewußte visuelle Wahrnehmungen zustande gebracht werden?« Diese Frage könnte von niemandem untersucht werden, der die Auffassung unserer Autoren bejaht. Hier handelt es sich, ebenso wie bei der starken KI, um einen jener Fälle, in denen eine verfehlte philosophische Theorie katastrophale wissenschaftliche Konsequenzen haben kann. Darum halte ich es für wichtig, auf die Thesen der Autoren zu antworten.

Replik auf die Erwiderungen

Maxwell Bennett und Peter Hacker

Die begrifflichen Voraussetzungen der kognitiven Neurowissenschaft

Eine Erwiderung auf unsere Kritiker

Begriffserläuterung

Mit unserem Buch über die philosophischen Grundlagen der Neurowissenschaft[1] wollten wir in der einzigen Form zur neurowissenschaftlichen Forschung beitragen, in der die Philosophie der Naturwissenschaft überhaupt eine Hilfe sein kann, nämlich nicht durch das Angebot empirischer Theorien, die an die Stelle der Theorien der Wissenschaftler treten sollten, sondern durch Klärung der von ihnen in Anspruch genommenen Begriffsstrukturen. Einer von uns hat sein Leben lang empirische Theorien über neuronale Funktionen entwickelt. Doch diese Bemühungen richten sich zwar auf die Grundlagen der Neurowissenschaft, bilden aber keinen Teil ihrer *begrifflichen* Grundlegung. Unsere systematischen Erläuterungen des Empfindens, der Wahrnehmung, des Wissens, der Erinnerung, des Denkens, des Vorstellens, der Emotionen, des Bewußtseins und des Selbstbewußtseins sind keine Theorien.[2] Ihr Zweck ist es,

1 M. R. Bennett/P. M. S. Hacker, *Philosophical Foundations of Neuroscience* (= PFN), Oxford: Blackwell 2003.

2 Searle behauptet, ein begriffliches Resultat sei nur dann bedeutungsvoll, wenn es in einer allgemeinen Theorie eine Rolle spiele (oben, S. 173). Wenn er unter einer »allgemeinen Theorie« die Gesamtdarstellung eines Begriffsnetzes im Gegensatz zu Teilresultaten versteht, können wir ihm beipflichten. Mit der These, unsere allgemeinen Erläuterungen seien keine Theorien, ist gemeint, daß sie logisch gesehen nicht auf derselben Ebene stehen wie naturwissenschaftliche Theorien. Sie sind keine Hypothesen, sondern Beschreibungen, und sie können durch Experimente weder bestätigt noch wi-

die psychologischen Begriffe zu klären, die von kognitiven Neurowissenschaftlern in *ihren* empirischen Theorien verwendet werden. Unsere Begriffsklärungen zeigen, daß die gängigen neurowissenschaftlichen Theorien zahlreiche Inkohärenzen aufweisen. Sie lassen erkennen, warum diese Fehler begangen werden und wie sie zu vermeiden sind.

Die kognitive Neurowissenschaft ist experimentelle Forschung mit dem Ziel, empirische Wahrheiten über die neuronalen Grundlagen der Fähigkeiten des Menschen und die mit der Ausübung dieser Fähigkeiten einhergehenden neuronalen Prozesse herauszubekommen. Sinn ist eine Voraussetzung der Wahrheit. Wenn ein Wortgebilde keinen Sinn hat, wird es auch keine Wahrheit zum Ausdruck bringen. Und wenn es keine Wahrheit ausdrückt, kann es nichts erklären. Die philosophische Untersuchung der begrifflichen Grundlagen der Neurowissenschaft verfolgt das Ziel der Ermittlung und Klärung begrifflicher Wahrheiten, die von triftigen Beschreibungen der Entdeckungen und Theorien im Bereich der kognitiven Neurowissenschaft vorausgesetzt werden und als Bedingungen der Sinnhaftigkeit solcher Beschreibungen fungieren.[3] Wird die phi-

derlegt werden. Sie verfahren nicht hypothetisch-deduktiv, und es geht weder um Prognosen noch um Kausalerklärungen. Sie beinhalten keine Idealisierungen, wie sie in den Naturwissenschaften vorkommen (man denke etwa an den Begriff der Punktmasse in der Newtonschen Mechanik). Sie bemühen sich nicht um die Annäherung an empirische Tatsachen im Rahmen vereinbarter Irrtumsgrenzen. Außerdem gibt es weder Entdekkungen neuer Entitäten noch die hypothetische Unterstellung der Existenz von Entitäten zu Erklärungszwecken.

3 Dennett fällt es schwer, sich mit diesem Gedanken anzufreunden. Im Rahmen seiner kritischen Ausführungen (siehe oben, S. 144f.) zitiert er selektiv aus unserem Buch: »Begriffliche Fragen kommen *vor* allen Überlegungen, die Wahrheit und Falschheit betreffen« (PFN, S. 2, siehe oben, S. 16f.). »Was Wahrheit und Falschheit für die Wissenschaft sind, das sind Sinn und Unsinn für die Philosophie« (PFN, S. 6, siehe oben, S. 27). Daraus zieht er den Schluß, nach unserer Auffassung gehe es der Philosophie gar nicht um Wahrheit. Allerdings hat er die Fortsetzung des ersten Zitats ausgelassen: »Bei diesen Fragen geht es nicht um die Wahrheit oder Falschheit

losophische Untersuchung richtig durchgeführt, gibt sie Aufschluß über neurowissenschaftliche Experimente und deren Beschreibung sowie über die Schlüsse, die aus ihnen gezogen werden können. In *Philosophical Foundations of Neuroscience* haben wir die Konturen des begrifflichen Netzes nachgezeichnet, das von verschiedenen Familien psychologischer Begriffe gebildet wird. Diese Begriffe werden von der kognitiven neurowissenschaftlichen Forschung vorausgesetzt, wenn sie sich mit der neuronalen Basis der kognitiven, kogitativen, affektiven und volitionalen Kräfte des Menschen beschäftigt. Wenn die für den Gebrauch dieser Begriffe kennzeichnenden logischen Beziehungen der Implikation, der Ausschließung, der Vereinbarkeit und der Voraussetzung nicht respektiert werden, passiert mit einiger Wahrscheinlichkeit folgendes: Es werden ungültige Schlüsse gezogen, gültige Schlüsse werden übersehen, und unsinnige Wortverbindungen werden für sinnvolle gehalten.

Vor allem in den USA gibt es Philosophen, die stark unter dem Einfluß von Quines Philosophie der Logik und der Sprache stehen, der zufolge es keinen signifikanten Unterschied zwischen empirischen und begrifflichen Wahrheiten gibt.[4] Vom

empirischer Aussagen, sondern um unsere Formen der Darstellung. Diese Formen werden von wahren (und falschen) erfahrungswissenschaftlichen Aussagen ebenso vorausgesetzt wie von zutreffenden (und unzutreffenden) erfahrungswissenschaftlichen Theorien. Sie bestimmen nicht, was empirisch wahr oder falsch ist, sondern was Sinn hat und was nicht.« (PFN, S. 2, siehe oben, S. 17, Hervorhebung hinzugefügt.)
Ausgelassen hat Dennett auch die auf der nächsten Seite getroffene Feststellung, der Neurowissenschaft gelinge es zwar, eine Menge über die neuronalen Grundlagen der menschlichen Fähigkeiten herauszufinden, »doch ihre Entdeckungen ändern gar nichts an der *begrifflichen Wahrheit*, daß diese Fähigkeiten und deren Ausübung [...] Eigenschaften von Menschen sind, nicht Eigenschaften ihrer Teile« (PFN, S. 3, siehe oben, S. 19f., Hervorhebung hinzugefügt). Es liegt auf der Hand, daß es der Philosophie nach unserer Auffassung um begriffliche Wahrheiten geht und daß begriffliche Wahrheiten bestimmen, was Sinn hat und was nicht.

4 Paul Churchland hat gegen unsere Auffassung folgende Überlegung ins Spiel gebracht: »Seit Quine ist der größere Teil der Angehörigen des philosophischen Berufsstands geneigt, nein zu sagen«, wenn vorgeschlagen

Standpunkt der Theorie Quines wird deren Anhänger die Ansicht vertreten, es gebe keinen wesentlichen Unterschied zwischen Sätzen wie »Erinnerung ist bewahrtes Wissen« und »Erinnerung ist abhängig vom normalen Funktionieren des Hippocampus und des Neokortex«. Diese Ansicht ist jedoch falsch. Der erste dieser beiden Sätze bringt eine begriffliche Wahrheit zum Ausdruck, der zweite eine wissenschaftliche Entdeckung. Nach Quine stehen die Sätze einer Theorie in ihrer Gesamtheit der Erfahrung gegenüber und werden holistisch bestätigt. Es ist jedoch verfehlt anzunehmen, daß »Bachen sind weibliche Tiere« durch den Erfolg einer zoologischen Theorie oder »Junggesellen sind unverheiratet« durch die Soziologie der Heiratsgewohnheiten bestätigt wird. Auch Aussagen wie die, daß Rot dunkler als Rosa ist oder daß Rot eher Orange als Gelb ähnelt, werden nicht durch die Bestätigung einer Theorie der Farben verifiziert, sondern von dieser Theorie vorausgesetzt. Es wäre falsch anzunehmen, daß die Sätze des Differentialkalküls durch den prognostischen Erfolg der Newtonschen Mechanik bestätigt werden und durch ihr Scheitern und ihre Ablehnung hätten widerlegt werden können. Nein, sie sind durch mathematische *Beweise* bestätigt worden. Nichtempirische Aussagen – einerlei, ob es sich um logische oder mathematische Sätze handelt oder um schlichte begriffliche Wahrheiten – können durch empirische Entdeckungen oder Theorien weder bestätigt noch widerlegt werden.[5] Begriffliche Wahrheiten kon-

wird, es gebe »notwendige Wahrheiten, die bedeutungskonstitutiv sind und niemals eine Widerlegung durch Empirie oder Fakten zulassen« (»Cleansing Science«, in: *Inquiry* 48 [2005], S. 474). Wir möchten bezweifeln, daß Churchland eine Meinungsumfrage durchgeführt hat (glauben die meisten Philosophen wirklich, die Wahrheiten der Arithmetik unterlägen zusammen mit den empirischen Theorien, in die sie eingebettet sind, der Möglichkeit einer empirischen Widerlegung?). Außerdem finden wir es überraschend, daß ein Philosoph meint, die Zahl der Befürworter einer Meinung sei ein Kriterium für ihre Wahrheit.

5 Zur kanonischen Kritik an Quine über Analytizität siehe P. F. Strawson/H. P. Grice, »In Defense of a Dogma«, in: *Philosophical Review* (1956),

turieren den logischen Raum, in dem die Tatsachen angesiedelt sind. Sie bestimmen, was Sinn hat. Infolgedessen können sie weder von Fakten bestätigt werden noch zu ihnen in Widerspruch geraten.[6]

Eine begriffliche Aussage sagt etwas über interne Eigenschaften oder Beziehungen, während eine empirische Aussage von externen Eigenschaften oder Beziehungen handelt. Eine begriffliche Wahrheit ist teilkonstitutiv für die Bedeutungen der sie bildenden Ausdrücke, während eine empirische Aussage diese oder jene Sachlage beschreibt. Eine begriffliche Wahrheit ist eine als Tatsachenaussage verkleidete, implizite Feststellung einer Beschreibungsnorm. Gerade weil solche Aussagen für die Bedeutungen der sie bildenden Ausdrücke teilkonstitutiv sind, ist die Nichtanerkennung einer begrifflichen Wahrheit (z.B. daß Rot dunkler ist als Rosa) ein Kriterium dafür, daß man den einen oder anderen Teilausdruck nicht verstanden hat.

Dieser normativen Auffassung der begrifflichen Wahrheit geht es offenbar nicht *speziell* um die sogenannten analytischen

S. 141-158. Eine neuere, sorgfältig ausgearbeitete Kritik an Quines allgemeiner Position liefert H.J. Glock, *Quine and Davidson on Language, Thought, and Reality*, Cambridge: Cambridge University Press 2003. Zu den Gegensätzen zwischen Quine und Wittgenstein siehe P.M.S. Hacker, *Wittgenstein's Place in Twentieth-Century Analytic Philosophy*, Oxford: Blackwell 1996 (übers. von J. Schulte: *Wittgenstein im Kontext der analytischen Philosophie*, Frankfurt/M.: Suhrkamp 1997), 7. Kapitel.

6 Man könnte (wie Paul Churchland) meinen, die Cartesianische (und von Churchland als begriffliche These verstandene) Auffassung, der Geist könne die Bewegung des Körpers kausal beeinflussen, werde durch den Satz der Impulserhaltung widerlegt. Diese Meinung ist falsch. Descartes' Auffassung ließe sich (egal, ob es sich um eine begriffliche oder eine empirische Behauptung handelt) nur dann widerlegen, wenn sie Sinn hätte. Doch da keine Identitätskriterien für immaterielle Substanzen vorliegen, hat sie keinen Sinn. Schon der bloße Gedanke, der Geist sei so etwas wie eine *Substanz*, ist nicht kohärent. Folglich ist die Aussage, der so aufgefaßte Geist verfüge über Kausalkräfte, nicht verständlich und kann a fortiori nicht durch experimentelle Beobachtung und Prüfung bestätigt oder widerlegt werden. (Man denke einmal über die Frage nach, welche experimentellen Resultate tatsächlich zeigen würden, daß diese Aussage wahr ist.)

Aussagen einer der diversen bekannten und untereinander *verschiedenen* Analytizitätsvorstellungen, wie man sie von Kant, Bolzano, Frege oder Carnap her kennt. Ja, die diversen Unterscheidungen zwischen dem Analytischen und dem Synthetischen werden einfach links liegengelassen. Statt dessen unterscheiden wir zwischen Aussagen über das Maß und Aussagen über Messungen. Es wäre ein völliges Mißverständnis, wenn man annähme, die hier getroffene Unterscheidung zwischen dem Begrifflichen und dem Empirischen sei *epistemischer* Art.[7] Unsere Unterscheidung bezieht sich *nicht* darauf, wie wir die jeweiligen Wahrheiten als solche *erkennen*, sondern auf die *Rolle*, die von der betreffenden Aussage gespielt wird, nämlich ob sie normativ (und konstitutiv) ist oder deskriptiv. Ob sie normativ oder deskriptiv ist, kennzeichnet wohlgemerkt den Gebrauch des Satzes und nicht (bzw. nicht unbedingt) des Satz-Typus. Ein Satz, der in *einem* Kontext gebraucht wird, um eine begriffliche Wahrheit auszudrücken, kann in anderen Zusammenhängen als Tatsachenaussage verwendet werden (ein offenkundiges Beispiel ist die Newtonsche Mechanik). In vielen Kontexten kann es *ohne weitere Nachforschung* unklar bleiben, welche Rolle ein gebrauchter Satz spielen soll. Es ist sogar typisch für die Naturwissenschaft, daß induktive Belege und konstitutive Belege (logische Kriterien) in ihr hin und her schwanken. Soviel jedoch ist klar: Wenn man einen Satz als

7 Eine derartige epistemische Auffassung prägt die weitschweifige Kritik, die Timothy Williamson am Grundgedanken der begrifflichen Wahrheit geübt hat, siehe T. Williamson, »Conceptual Truth«, in: *Proceedings of the Aristotelian Society*, Supplementary Volume 80 (2006), S. 1-41. Die von Williamson skizzierte Auffassung entspricht nicht dem, was viele große Denker von Kant bis heute mit »begrifflicher« Wahrheit gemeint haben. Nachdem Williamson die von ihm selbst umrissene epistemische Auffassung zur eigenen Zufriedenheit kritisiert hat, zieht er den Schluß, *es gebe gar keine begrifflichen Wahrheiten*. Doch das ist ein Non sequitur sondergleichen. Denn was er (allenfalls) gezeigt hat, ist, daß es keine begrifflichen Wahrheiten gibt, die dem von ihm ersonnenen epistemischen Prokrustesbett entsprechen.

Artikulierung einer begrifflichen Wahrheit kennzeichnet, hebt man die ihn charakterisierende *Funktion* hervor, denn er nennt kein Resultat einer Messung, sondern er bestimmt ein Maß. Daher wird unsere Unterscheidung in dieser Form getroffen. Im Gegensatz zur Unterscheidung zwischen dem Apriorischen und dem Aposteriorischen ist sie nicht erkenntnistheoretischer, sondern logischer bzw. logisch-grammatischer Art.

Zwei Paradigmen: Aristoteles und Descartes

Die philosophische Reflexion über die menschliche Natur – über Leib und Seele – reicht bis zu den Anfängen der Philosophie zurück. Die Polaritäten, zwischen denen die Reflexion oszilliert, wurden von Platon und Aristoteles vorgegeben. Nach Platon und der von Augustinus geprägten platonisch-christlichen Tradition ist der Mensch keine einheitliche Substanz, sondern eine Verbindung zweier Substanzen, nämlich eines sterblichen Körpers und einer unsterblichen Seele. Nach Aristoteles hingegen ist der Mensch tatsächlich eine einheitliche Substanz, wobei die Seele – die Psyche – die Form des Körpers darstellt. Wer diese Form beschreibt, kennzeichnet die charakteristischen Vermögen des Menschen, insbesondere die spezifischen Kräfte des Verstandes und des Willens, welche die rationale Psyche auszeichnen. Die heutige Auseinandersetzung über dieses Thema setzt bei dem Erben der platonisch-augustinischen Tradition an, nämlich bei der cartesianischen Auffassung, wonach der Mensch aus zwei einseitigen Dingen – einem Geist und einem Körper – besteht. Um das Empfinden und Verhalten des Menschen zu erklären, hat man sich auf die kausale Wechselwirkung zwischen den beiden berufen.

Die bedeutendsten Neurowissenschaftler der ersten beiden Generationen des zwanzigsten Jahrhunderts bekannten sich – wie beispielsweise Sherrington, Eccles und Penfield – zum cartesianischen Dualismus. Die dritte Generation hielt an der cartesianischen Basisstruktur fest, bildete sie jedoch zu einem Gehirn-Körper-Dualismus um. Der Substanz-Dualismus wurde preisgegeben, doch der Struktur-Dualismus wurde beibehalten. Denn jetzt schreiben die Neurowissenschaftler dem Gehirn weitgehend die gleiche Reihe mentaler Prädikate zu, die Descartes vom Geist aussagt, und sie begreifen das Verhältnis zwischen Denken und Handeln sowie zwischen der Erfahrung und ihren Gegenständen ganz ähnlich wie Descartes, wobei im Grunde nur der Geist durch das Gehirn ersetzt wird. Das Hauptthema unseres Buchs war das Anliegen, die Inkohärenz des Gehirn-Körper-Dualismus nachzuweisen und seinen verfehlten Kryptocartesianismus aufzudecken. In konstruktiver Hinsicht ging es uns um folgendes: Um der Struktur unseres Begriffssystems gerecht zu werden und die bedeutenden Entdeckungen der kognitiven Neurowissenschaft nach Sherrington kohärent zu beschreiben, bedarf es einer aristotelischen Darstellung, welche die aktiven und passiven Fähigkeiten erster und zweiter Stufe sowie die Formen ihrer Äußerung im Verhalten gebührend betont und die aristotelischen Einsichten durch die Erkenntnisse Wittgensteins ergänzt.[8]

Das Aristotelische Prinzip und der mereologische Fehlschluß

In *Philosophical Foundations of Neuroscience* heben wir einen häufig begangenen Irrtum hervor, den wir als »mereologischen

8 Die aristotelischen, anticartesianischen Einsichten, die wir hervorheben, sind die folgenden: (1) das Aristotelische Prinzip (auf das wir gleich zu sprechen kommen); (2) die Aristotelische Gleichsetzung der Psyche mit einer Reihe von Fähigkeiten; (3) die Bestimmung der Fähigkeiten als Handlungsfähigkeiten; (4) der Grundsatz, daß an den Tätigkeiten eines Lebewesens zu erkennen ist, ob es eine bestimmte Fähigkeit besitzt; (5) die Aristotelische Einsicht, daß es inkohärent ist zu fragen, ob die Psyche und der Körper *ein* Ding sind oder *zwei*.

Fehlschluß im Bereich der Neurowissenschaft« bezeichnen.[9] Die Korrektur dieses Irrtums ist ein Leitmotiv (aber *nicht mehr* als ein Leitmotiv) unseres Buchs. Wir bezeichnen diesen Fehler als »mereologischen«, weil er beinhaltet, daß Teilen zugeschrieben wird, was verständlicherweise nur von dem Ganzen ausgesagt werden kann, dessen Teile sie sind. *Eine* Form dieses Irrtums wurde um 350 v. Chr. von Aristoteles betont, als er schrieb, daß »sich aber auszudrücken, die Seele gerate in Zorn, gleich ist, wie wenn einer sagen wollte, die Seele webe oder baue; denn es ist wohl besser, nicht zu sagen, die Seele habe Mitleid oder lerne oder denke nach, sondern der Mensch mittels der Seele«.[10] Hier heißt »mittels der Seele« etwas Ähnliches wie die Aussage, jemand tue etwas vermöge seiner Begabung. Es ist verfehlt, der Seele eines Lebewesens Eigenschaften zuzuschreiben, die eigentlich nur von diesem Lebewesen als ganzem ausgesagt werden können. Dies könnte man das Aristotelische Prinzip nennen.

In erster Linie geht es uns um den neurowissenschaftlichen Vetter dieses Fehlers, nämlich um den Irrtum, der begangen wird, wenn man dem *Gehirn* – einem Teil des Lebewesens – Eigenschaften zuschreibt, die buchstäblich genommen nur von dem Lebewesen als Ganzem ausgesagt werden können. Wir sind nicht die ersten, denen das aufgefallen ist. Der Hinweis stammt von Anthony Kenny, der in seinem brillanten Artikel über den Homunkulus-Fehlschluß von 1971 darüber geschrieben hat.[11] Bei diesem Irrtum ist die Bezeichnung »mereolo-

9 Strenggenommen handelt es sich hier natürlich nicht um einen Fehlschluß, aber dieser Irrtum führt zu Fehlschlüssen, nämlich ungültigen Schlüssen und fehlerhaften Argumenten.

10 Aristoteles, *De anima*, 408b 12-15 (übers. u. hg. von W. Theiler, Reinbek: Rowohlt 1968).

11 A. J. P. Kenny, »The Homunculus Fallacy«, in: M. Grene (Hg.), *Interpretations of Life and Mind*, London: Routledge 1971 (in erweiterter Form abgedr. in: Kenny, *The Legacy of Wittgenstein*, Oxford: Blackwell 1984). Wir bevorzugen die weniger anschauliche, aber in deskriptiver Hinsicht genauere Bezeichnung »mereologischer Fehlschluß« (und den entsprechen-

gisch« angebrachter als im früheren Beispiel bei Aristoteles, denn das Gehirn ist buchstäblich ein Teil des empfindenden Lebewesens, während das – im Widerspruch zu den Behauptungen Platons und Descartes' – für die Seele bzw. den Geist nicht gilt. Ganz im Sinne Aristoteles' stellen wir nun fest, daß die Aussage, das Gehirn gerate in Zorn, der Behauptung gleicht, das Gehirn webe oder baue. Denn es ist gewiß besser, nicht zu sagen, das Gehirn habe Mitleid, lerne oder denke nach, sondern der Mensch tue dergleichen.[12] Dementsprechend bestreiten wir, daß es sinnvoll ist zu sagen, das Gehirn habe Bewußtsein, spüre Empfindungen, nehme wahr, denke, wisse oder wolle etwas. Denn das sind Eigenschaften von Lebewesen, nicht ihres Gehirns.

Es überrascht uns festzustellen, daß Dennett glaubt, seine in dem 1969 veröffentlichten Buch *Content and Consciousness* getroffene Unterscheidung zwischen einer personalen und einer subpersonalen Ebene der Erklärung laufe auf das gleiche hinaus wie die Unterscheidung, die wir im Sinn haben. In diesem Buch schreibt er zwar ganz richtig, daß Schmerzen haben keine Eigenschaft des Gehirns ist, doch *sein* Grund dafür ist, daß Schmerzen »mentale Phänomene« von »nichtmechanischer« Art seien, Gehirnvorgänge dagegen etwas »wesentlich Mechanisches«.[13] Die Gegenüberstellung, die *wir* zwischen den Eigenschaften von Ganzen und den Eigenschaften von Teilen vor-

den Ausdruck »mereologisches Prinzip«). Wie wir feststellen, haben Neurowissenschaftler die Tendenz, die verfehlte Annahme, im Gehirn gebe es einen Homunkulus, als kindisch abzutun, während sie im nächsten Augenblick dazu übergehen, dem Gehirn psychologische Eigenschaften zuzuschreiben.

12 Natürlich tut der Mensch dergleichen nicht *mit* seinem Gehirn – und zwar weder so, wie man etwas mit der Hand oder den Augen tut, noch so, wie man etwas vermöge seiner Begabung tut. Freilich wäre er außerstande, irgend etwas dieser Art zu tun, wenn sein Gehirn nicht normal funktionierte.

13 Siehe D. Dennett, *Content and Consciousness*, London: Routledge and Kegan Paul 1969, S. 91.

genommen haben, ist keine Unterscheidung zwischen dem Nichtmechanischen und dem Mechanischen. Es ist die Stutzuhr als ganze, die richtig geht – nicht der Schneckenkegel oder die Unruh –, obwohl der Vorgang des Richtiggehens rein mechanischer Art ist. Es sind nicht die Motoren des Flugzeugs, die fliegen, sondern es ist das Flugzeug, das fliegt, obwohl der Vorgang des Fliegens rein mechanischer Art ist. Außerdem gilt, daß Empfindungsverben wie »schmerzen«, »jucken« und »brennen« tatsächlich auf die Teile eines Lebewesens angewandt werden können, denn es kann sein, daß der Fuß dieses Lebewesens schmerzt, daß sein Unterarm juckt oder daß seine Augen brennen.[14] Diese Eigenschaften sind, um Dennetts Formulierung zu gebrauchen, »nichtmechanischer« Art; trotzdem können solche Verben tatsächlich auf Teile eines Lebewesens bezogen werden. Der Hinweis auf die Mereologie ist also grundverschieden von Dennetts Unterscheidung zwischen personalen und subpersonalen Erklärungsebenen; und wenn von Lebewesen die Rede ist, ist er grundverschieden von Dennetts Unterscheidung zwischen dem »Mechanischen« und dem »Nichtmechanischen«.[15]

14 PFN, S. 73 (oben, S. 43).

15 Ziemlich erstaunt waren wir, als wir Dennetts Behauptung lasen, die »wichtigsten Punkte der Meinungsverschiedenheit« seien die folgenden: erstens, daß nach seiner Auffassung »die personale Erklärungsebene nicht die *einzige* Erklärungsebene sei, sobald es um den Geist und die Handlungen des Menschen geht«, und zweitens, daß die Aufgabe, diese beiden Ebenen der Erklärung zueinander in Beziehung zu setzen, »nicht außerhalb des Zuständigkeitsbereichs der Philosophen liegt« (oben, S. 114). *Diesbezüglich* besteht gar keine Meinungsverschiedenheit. Wer je eine Tablette genommen hat, um seine Kopfschmerzen zu lindern, oder zuviel Alkohol getrunken hat, um fröhlich, streitlustig oder mürrisch zu werden, wird, sofern er die Abfolge der Ereignisse zu erklären wünscht, Dennetts ersten Grundsatz teilen müssen. Wer sich je (so wie wir auf den 452 Seiten unseres Buchs) damit befaßt hat, die logischen Beziehungen zwischen psychologischen und neurowissenschaftlichen Begriffen sowie zwischen den von diesen Begriffen bezeichneten Phänomenen zu klären, wird auch mit Dennetts zweitem Grundsatz einig gehen.

Hat der mereologische Fehlschluß wirklich etwas mit Mereologie zu tun?

Searle erhebt den Einwand, daß das, was wir als Paradebeispiel des mereologischen Fehlschlusses kennzeichnen – nämlich Äußerungen, die dem Gehirn psychologische Eigenschaften zuschreiben, keineswegs unter diese Rubrik falle, denn das Gehirn sei kein Teil einer Person, sondern ein Teil des Körpers der Person.[16] Das ist aus unserer Sicht ein Ablenkungsmanöver. Das angeführte Wittgenstein-Zitat besagt, »man könne nur vom lebenden *Menschen*, und was ihm ähnlich ist, (sich ähnlich benimmt) sagen, es habe Empfindungen; es sähe; sei blind; höre; sei taub; sei bei Bewußtsein, oder bewußtlos«.[17] Das Gehirn ist *tatsächlich* ein Teil des Menschen.

Searle meint: Wenn es wirklich ein mereologischer Irrtum wäre, dem Gehirn psychologische Eigenschaften zuzuschreiben, würde dieser Fehler verschwinden, wenn man solche Eigenschaften von dem »übrigen System«, zu dem das Gehirn gehört, aussagte. Nach Searle ist das »übrige System« der Körper, den ein Mensch *hat*. Wie er anmerkt, schreiben wir dem Körper, den man hat, keine psychologischen Prädikate zu. Dieser Hinweis ist, wenn man von der erstaunlichen Ausnahme der Empfindungsverben absieht (Beispiel: »Mein ganzer Körper tut weh«), durchaus zutreffend. So etwas wie »Mein Körper nimmt wahr, denkt oder weiß etwas« sagen wir nicht. Doch das »System«, von dem man sagen kann, das Gehirn gehöre dazu, ist *der Mensch*. Das menschliche Gehirn ist ein Teil des Menschen, genauso wie das Hundegehirn ein Teil des Hunds ist. Mein Gehirn – das Gehirn, das ich habe – ist im gleichen Maße ein Teil von mir – also ein Teil des lebenden Menschen, der ich bin – wie

16 Siehe oben, S. 151 f.

17 L. Wittgenstein, *Philosophische Untersuchungen*, Frankfurt/M.: Suhrkamp 1984 u.ö., § 281 (Hervorhebung hinzugefügt).

meine Arme und Beine. Es stimmt allerdings, daß man auch sagen kann, das Gehirn sei ein Teil meines Körpers.

Wie ist das zu erklären? Unsere Äußerungen über den Geist sind größtenteils *nichtakteurbezogene*, *idiomatische* Aussagen über die rationalen Kräfte unseres Verstands und unseres Willens sowie über die Ausübung dieser Kräfte. Unsere Äußerungen über den Körper beziehen sich auf körperliche Eigenschaften. Aussagen über *meinen Körper* sind Aussagen über körperliche Merkmale des *Menschen, der ich bin*. Solche Merkmale betreffen etwa das Äußere (ein anziehender oder ungelenker Körper), die Oberfläche des Menschen (sein Körper war von Mückenstichen übersät, völlig zerkratzt, blau bemalt), Aspekte der Gesundheit und Fitneß (ein kranker oder gesunder Körper) und frappierenderweise auch Empfindungen (mein Körper kann genauso überall weh tun, wie mein Bein schmerzt oder wie mein Rücken juckt).[18] Doch Wissen, Wahrnehmen, Denken, Vorstellen usw. sind keine körperlichen Merkmale des Menschen und können von dem Körper, den der Mensch hat, genausowenig ausgesagt werden wie von dem Gehirn, das der Mensch hat. Der Mensch ist nicht *sein Körper*. Dennoch *ist* der Mensch Körper – allerdings in dem völlig anderen Sinn, daß er ein in Raum und Zeit dauerhaft bestehendes Empfindungswesen bestimmter Art (Homo sapiens) ist, und das Gehirn ist, ebenso wie die verschiedenen Körperglieder, ein Teil des lebenden Menschen.[19] Es ist allerdings – genausowenig wie irgendein

18 Die cartesianische Auffassung des Körpers, den der Mensch hat, ist völlig verfehlt. Descartes begriff seinen Körper als gefühllose Maschine – eine materielle Substanz ohne Empfindungen. Unsere tatsächliche Auffassung vom Körper ist jedoch so, daß vom Körper, den wir haben, Empfindungsverben ausgesagt werden: Es ist unser Körper, der überall weh tut oder der unerträglich juckt.

19 Das menschliche Gehirn ist ein Teil des Menschen. Man kann auch sagen, es sei ein Teil des Körpers, der dem Menschen zugeschrieben wird. Es ist jedoch auffällig, daß man vermutlich zögern würde, ehe man von einer lebenden Person – im Gegensatz zu einem Leichnam – sagen würde, ihr Körper *habe* zwei Beine oder, wenn ein Bein amputiert wurde, er *habe* nur

anderer Teil des Menschen – ein bewußter, denkender, wahrnehmender Teil. Denn das sind Attribute, die dem Menschen als Ganzem zukommen.

Dennoch hat Searle ein interessantes Merkmal unserer körperbezogenen Sprache hervorgehoben. Menschen sind Personen – das heißt intelligente, Sprache benutzende Lebewesen –, sie haben Selbstbewußtsein, wissen um Gut und Böse, sind für ihre Taten verantwortlich und Träger von Rechten und Pflichten. Eine Person ist, grob gesprochen, ein Wesen, das über Fähigkeiten verfügt, die den Betreffenden dafür qualifizieren, als sittlicher Akteur zu gelten. Wahrscheinlich würden wir nicht sagen, das Gehirn sei ein Teil der Person, sondern eher, es sei Teil des Körpers der Person, während wir nicht zögern würden zu sagen, Dieters Gehirn sei ein Teil von Dieter, ein Teil *dieses* Menschen, genauso wie seine Arme und Beine Teile von Dieter sind. Warum ist das so? Vielleicht deshalb, weil »Person«, wie Locke betont, ein »forensischer« Ausdruck ist, aber keine Substanz bezeichnet. Wenn wir den Ausdruck »Person« in solchen Zusammenhängen benutzen, wollen wir damit also andeuten, daß es uns in erster Linie um Menschen als Träger derjenigen Merkmale geht, die sie zu Personen machen, wobei körperliche Merkmale eher unberücksichtigt bleiben. Vielleicht ist der folgende Vergleich nützlich: Berlin ist ein Teil Deutschlands, und Deutschland gehört zur Europäischen Union, Berlin hingegen nicht. Das hindert Berlin aber nicht daran, ein Teil Deutschlands zu sein. Ebenso hindert der Umstand, daß Dieter eine Person ist, Dieters Gehirn nicht daran, ein Teil von ihm zu sein.

ein einziges Bein. Der irreführende Possessivausdruck wird auf den Menschen bzw. einen menschlichen Leichnam angewandt, aber nicht (oder nur zögernd) auf den Körper, der dem lebenden Menschen zugeschrieben wird. Das Gehirn ist zwar ein Teil des menschlichen Körpers, aber wir würden bestimmt nicht sagen »Mein Körper *hat* ein Gehirn« oder »Das Gehirn meines Körpers hat Meningitis«. Das ist kein Zufall.

Begründung des Prinzips

Warum sollte man das Aristotelische Prinzip und seine neurowissenschaftlichen Erben akzeptieren? Warum sollten wir es den Neurowissenschaftlern ausreden, dem Gehirn *Bewußtsein*, *Wissen*, *Wahrnehmungen* usw. zuzuschreiben?

Bewußtsein: Es sind Lebewesen, die bei Bewußtsein oder bewußtlos sind und die einer Sache bewußt werden können, welche ihr Interesse erregt. Es ist der Student – und nicht sein Gehirn –, der aufwacht und sich dessen bewußt wird, was der Dozent sagt; und es ist der Dozent – nicht sein Gehirn –, der sich der Langeweile seiner insgeheim gähnenden Studenten bewußt wird. Das Gehirn ist kein Organ des Bewußtseins. Man sieht mit den Augen und hört mit den Ohren, aber mit dem Gehirn ist man genausowenig bewußt, wie man mit dem Gehirn spazierengeht.

Ein Lebewesen kann Bewußtsein haben, ohne es zu zeigen. Das ist der einzige Sinn, in dem man ebenso wie Searle sagen kann, daß »die Existenz des Bewußtseins als solche gar nichts mit Verhalten zu tun hat«.[20] Doch der *Begriff* des Bewußtseins ist mit den Verhaltensgründen verknüpft, aus denen einem Lebewesen Bewußtsein zugeschrieben wird. Das Lebewesen braucht dieses Verhalten nicht an den Tag zu legen, um Bewußtsein *zu haben*. Aber nur auf ein Lebewesen, dem solches Verhalten *verständlicherweise zugeschrieben* werden kann, kann man auch die *sei's wahre oder falsche* Aussage beziehen, es habe Bewußtsein. Es hat keinen Sinn, einem Stuhl oder einer Auster Bewußtsein oder Denken zuzuschreiben, denn es kommt nicht vor, daß ein Stuhl oder eine Auster einschläft und später aufwacht, bewußtlos wird und später wieder bei Bewußtsein ist. Ebensowenig geschieht es, daß sich ein Stuhl oder eine Auster

20 Siehe oben, S. 148.

nachdenklich oder gedankenlos verhält.[21] Die »ontologische Frage« (wie Searle sagt) – also die Frage nach der Wahrheit (wie wir lieber sagen würden) – setzt eine vorgängige Entscheidung über die Frage nach dem Sinn voraus. Einigkeit über die Verhaltensgründe für Bewußtseinszuschreibung (also über das, was als Äußerung von Bewußtsein *zählt*) ist eine Vorbedingung der wissenschaftlichen Untersuchung der neuronalen Bedingungen für Bewußtsein. Sonst könnte man nicht einmal angeben, was man untersuchen möchte. Daß man die Frage nach dem Sinn von der Frage nach der Wahrheit unterscheidet, heißt – anders als Searle meint – nicht, »daß die Regeln für den Gebrauch der Wörter und die Ontologie durcheinandergebracht werden«,[22] sondern es heißt ganz im Gegenteil, daß diese beiden Bereiche auseinandergehalten werden.[23]

21 Wir sind, ebenso wie Searle, der Meinung, die Frage, welche niedrigen Tiere Bewußtsein haben, lasse sich nicht durch »Sprachanalyse« beantworten (oben, S. 148). Doch während er annimmt, sie lasse sich durch eine Untersuchung ihres Nervensystems beantworten, meinen wir, sie lasse sich durch eine Untersuchung des Verhaltens entscheiden, welches das Lebewesen in seiner Situation an den Tag legt. Genauso wie wir herausfinden, ob ein Lebewesen sehen kann, indem wir uns auf seine Reaktionen auf Sichtbares beziehen, so finden wir auch heraus, ob es Bewußtsein hat, indem wir sein Verhaltensrepertoire und seine Reaktionen auf die Umwelt erforschen. (Das impliziert nicht, Bewußtsein heiße, daß man sich in einer bestimmten Weise verhält, sondern nur, daß die Kriterien für Bewußtsein auf Verhalten abheben.)

22 Siehe oben, S. 149.

23 Die Anwendung psychologischer Prädikate auf andere wird durch bestimmte Belege gerechtfertigt. Diese Belege wiederum können induktiver oder konstitutiver Art (Kriterien) sein. Induktive Gründe setzen in diesen Fällen nichtinduktive, kriteriale Gründe voraus. Die Kriterien für die Anwendung eines psychologischen Prädikats sind unter den angemessenen Umständen durch Verhalten (also nicht durch bloße Körperbewegungen) gegeben. Die Geltung der Kriterien ist beschränkt: Daß diese oder jene Gründe die Fremdzuschreibung eines psychologischen Prädikats rechtfertigen, ist teilkonstitutiv für die Bedeutung dieses Prädikats, ohne jedoch dessen ganze Bedeutung zu bestimmen. Kriterien für die Anwendung eines solchen Prädikats sind etwas anderes als Wahrheitsbedingungen – ein Lebewesen kann Schmerzen haben, ohne zu zeigen, daß es Schmerzen hat. (Wir sind keine Behavioristen.) Die Wahrheitsbedingungen einer Aussage, die

Searle besteht darauf, daß das Bewußtsein eine Eigenschaft des Gehirns sei. Da Sherrington, Eccles und Penfield Cartesianer waren, vertraten sie die falsche Ansicht, Bewußtsein sei eine Eigenschaft des Geistes. Welches neuere neurowissenschaftliche Experiment kann Searle anführen, um zu zeigen, daß es *wirklich* eine Eigenschaft des Gehirns ist? Eigentlich können die Neurowissenschaftler doch nichts weiter entdecken als eine ausgeprägte induktive Korrelation zwischen bestimmten neuronalen Zuständen und kausalen Bedingungen dafür, daß ein *Lebewesen* bei Bewußtsein ist. Doch *diese* Entdeckung kann nicht zeigen, daß das *Gehirn* bei Bewußtsein ist. Ist Searles These also eine begriffliche Einsicht? Nein, denn in dieser Weise wird der Begriff *bei Bewußtsein sein* nicht eingesetzt. Es ist nicht das Gehirn, sondern es sind Menschen (und weitere Lebewesen), die einschlafen und später wieder aufwachen, die bewußtlos geschlagen werden und später wieder zu Bewußtsein kommen. Handelt es sich etwa um eine sprachliche Empfehlung, die dahin geht, wir sollten, wenn das Gehirn des Menschen in einem Zustand ist, der in einer ausgeprägten induktiven Korrelationsbeziehung zum Bewußtsein des Menschen steht, auch dem Gehirn Bewußtsein zuschreiben? Das wäre eine Konvention, die wir uns zu eigen machen könnten. Es wäre möglich, diesen abgeleiteten Gebrauch von »bei Bewußtsein sein« einzuführen. Er ist dann notwendig parasitär im Verhältnis zu dem primären Gebrauch, der sich auf den Menschen als

einem Wesen ein psychologisches Prädikat zuschreibt, sind etwas anderes als die Wahrheit dieser Aussage. Sowohl die Kriterien als auch die Wahrheitsbedingungen sind verschieden von den allgemeinen Bedingungen, unter denen man einem Lebewesen das Prädikat sinnvollerweise zusprechen *oder* absprechen kann. Es ist jedoch falsch anzunehmen, das *Vorkommen* öffentlich beobachtbaren Verhaltens sei eine Bedingung dafür, daß das Sprachspiel wirklich gespielt wird (wie Searle es formuliert). Denn das Sprachspiel mit einem psychologischen Prädikat wird im gleichen Maße mit dem Absprechen wie mit dem Zusprechen des Prädikats gespielt. Außerdem wäre es falsch, die Bedingungen für das Erlernen eines Sprachspiels mit den Bedingungen für das Spielen des Spiels zu vermengen.

Ganzen bezieht. Es fällt jedoch schwer, irgend etwas ausfindig zu machen, was für diese Entscheidung spräche. Wenn es um die Klarheit unserer Beschreibungen geht, wird diese Konvention gewiß nicht gebraucht, und den bereits vorhandenen neurowissenschaftlichen Erklärungen fügt sie nichts hinzu außer einer leeren Form.

Wissen: Der Begriff des Wissens umfaßt verschiedene Fähigkeiten. Die Identität einer Fähigkeit wird durch die Handlungen bestimmt, die sie zu vollziehen gestattet. Der simpelste Grund dafür, einem Lebewesen – einem Tier – eine Fähigkeit zuzuschreiben, ist der, daß es körperliche Tätigkeiten ausführt, die seine Fähigkeiten bekunden. Je komplexer die Fähigkeit, desto verschiedenartiger und diffuser die Gründe. Wenn ein Tier etwas weiß, kann es Handlungen vollziehen und in einer Weise auf seine Umwelt reagieren, die ihm verschlossen ist, wenn es dieses Wissen nicht hat. Wenn es so handelt und reagiert, legt es sein Wissen an den Tag. Man kann zwar sagen, das Gehirn sei das *Vehikel* dieser Fähigkeiten, doch das bedeutet, daß das betreffende Lebewesen nicht zu den jetzt möglichen Handlungen fähig wäre, wenn die entsprechenden neuronalen Strukturen nicht vorhanden wären. Die neuronalen Strukturen im Gehirn sind etwas anderes als die Fähigkeiten des *Lebewesens*, und die Operationen dieser Strukturen sind etwas anderes als die Ausübung der Fähigkeiten *durch das Lebewesen*. Kurz, der Wissende ist zugleich der Tuende, und sein Wissen tritt in dem, was er tut, zutage.

Wir haben die auch von vielen anderen Neurowissenschaftlern vertretene Ansicht von John Z. Young kritisiert, das Gehirn enthalte Wissen und Informationen, die dort genauso enkodiert seien, »wie Wissen in Büchern oder Computern aufgezeichnet werden kann«.[24] Dennett beteuert, wir seien eine Begründung

24 J.Z. Young, *Programs of the Brain*, Oxford: Oxford University Press 1978, S. 192. Dennett meint außerdem (oben, S. 130), wir hätten Cricks Auffassung falsch dargestellt, denn wir behaupten auf der Basis seiner Äu-

unserer These schuldig geblieben, es gebe keinen Begriff des Wissens oder der Information, der es gestattet zu sagen, Wissen oder Informationen seien sowohl in Büchern als auch im Gehirn enkodiert.[25] In Wirklichkeit *haben* wir diese Frage erörtert.[26] Aber wir werden die Sache gern noch einmal erklären.

Ein Kode ist ein System zur Verschlüsselung und zur Informationsübertragung mit Konventionen, die eine Sprache voraussetzen. Ein Kode ist keine Sprache; er hat weder eine Grammatik noch ein Wörterbuch. (Ein Beispiel für einen Kode ist das Morse-Alphabet.) In Büchern wird kein Wissen *enkodiert*, es sei denn, sie werden in einem Kode geschrieben. Man kann eine Botschaft nur dann enkodieren, wenn es einen Kode gibt, in dem das möglich ist. Einen Kode gibt es nur dann, wenn sich die Verschlüsseler und die gemeinten Entschlüsseler über die Enkodierungsabmachungen einig sind. In diesem Sinn gibt es keinen neuronalen Kode, und es kann ihn nicht geben. In dem Sinn, in dem ein Buch Informationen enthält, enthält das Gehirn keine. In dem Sinn, in dem ein Mensch über Informationen verfügt, verfügt das Gehirn über keine. Daß man aus bestimmten Merkmalen des Gehirns Informationen herleiten kann (wie man aus einem Baumstamm dendrochronologische Informationen gewinnen kann), zeigt nicht, daß im Gehirn Informationen enkodiert sind (es gibt sie dort genausowenig, wie Informationen im Baumstamm enkodiert sind).

In der normalen Bedeutung von »Wissen« kann das Gehirn kein Wissen aufzeichnen, enthalten oder besitzen. Dennett

ßerung, unser Gehirn glaube etwas und nehme auf der Grundlage früherer Erfahrungen oder Informationen Interpretationen vor (F. Crick, *The Astonishing Hypothesis*, London: Touchstone Books 1995, S. 28-33, 57 [übers. von H. P. Gavagai: *Was die Seele wirklich ist*, Reinbek: Rowohlt 1997, S. 52-54, 82]), Crick sei wirklich der Überzeugung, das Gehirn glaube etwas, nehme Interpretationen vor usw. Wir fordern den Leser dazu auf, sich anhand der angeführten Stellen aus Cricks Buch selbst ein Bild zu machen.

25 Siehe oben, S. 131.

26 PFN, S. 152f.

schlägt noch einen anderen Weg ein und legt uns nahe, wir sollten der kognitionswissenschaftlichen Literatur über *Erweiterungen* des Worts »Wissen« Beachtung schenken. Dieses Verfahren könne es ermöglichen, dem Gehirn Wissen im weiteren Sinn zuzuschreiben. Hier legt er uns Chomskys Versuch der Erklärung eines erweiterten Wissensbegriffs ans Herz, nämlich die Vorstellung von »implizitem Wissen« (*cognizing*), wonach Menschen – und sogar Neugeborene – über implizite Kenntnis der Prinzipien der Universalgrammatik verfügen.[27] Nach Chomsky kann jemand, der über implizites Wissen verfügt, keine Auskunft über dieses Wissen geben. Er ist außerstande, das Objekt seines impliziten Wissens vorzuführen; das implizit Gewußte wiederzuerkennen, wenn ihm davon berichtet wird; das Gewußte zu vergessen (oder sich daran zu erinnern); es zu lernen oder anderen beizubringen. Davon abgesehen, sei das implizite Wissen allerdings genau das gleiche wie Wissen! Empfiehlt sich *diese* Vorstellung wirklich als Modell einer verständlichen Erweiterung unserer Terminologie?

Wahrnehmung: Das Wahrnehmungsvermögen umfaßt Kräfte zum Erwerb von Wissen durch den Gebrauch der Sinnesorgane. Ein Lebewesen – ein Tier – bedient sich seiner Augen, indem es verschiedene Dinge betrachtet, beobachtet, ausspäht und ansieht. Auf diese Weise ist es dazu imstande, Gegenstände auseinanderzuhalten, die farbig sind und spezifische Formen und Bewegungen an den Tag legen. Ein solches Tier bekundet die Schärfe seines Sehvermögens durch die Handlungen, die es in Reaktion auf das Gesehene vollzieht. Wenn die entsprechenden Teile des Gehirns nicht richtig funktionierten, hätte es weder diese Wahrnehmungskräfte noch wäre es dazu imstande, sie

27 N. Chomsky, *Rules and Representations*, Oxford: Blackwell 1980 (übers. von H. Leuninger: *Regeln und Repräsentationen*, Frankfurt/M.: Suhrkamp 1981, ²2002). Allerdings war uns Chomskys Vorstellung – anders als Dennett behauptet (oben, S. 131) – keineswegs unbekannt. Siehe die kritische Erörterung dieses Themas in: G.P. Baker/P. M.S. Hacker, *Language, Sense and Nonsense*, Oxford: Blackwell 1984, S. 340-345.

zum Einsatz zu bringen. Dennoch ist es nicht die Großhirnrinde, die sieht, sondern das Tier. Es ist nicht das Gehirn, das sich heranpirscht, um besser zu sehen, und das durch das Gesträuch und unter der Hecke hervorblickt. Es ist nicht das Gehirn – sondern das wahrnehmende Tier –, das beiseite springt, um einem gesehenen Raubtier aus dem Weg zu gehen, oder das die erspähte Beute verfolgt. Kurz, das wahrnehmende Wesen ist zugleich das handelnde Wesen.

In seinem Buch *Consciousness Explained* schreibt Dennett dem Gehirn psychologische Eigenschaften zu. Er behauptet, es habe Bewußtsein, sammle Informationen, mache vereinfachende Annahmen, bediene sich bestätigender Informationen und gelange zu Schlußfolgerungen.[28]

Das ist genau der Fehlschluß, vor dem sowohl Aristoteles als auch Wittgenstein gewarnt haben, nämlich der mereologische Fehlschluß, wie er in unserer Terminologie heißt. In seinem Beitrag zu diesem Band räumt Dennett ein, daß es ein Fehlschluß wäre, wenn man Teilen des Gehirns *waschechte* psychologische Prädikate zuschriebe.[29] Dennoch, meint er, sei es theoretisch fruchtbar und vereinbar mit der Auffassung, wonach es falsch ist, Ganzheitsprädikate von Teilen auszusagen, wenn das psychologische Vokabular *in gehörig abgeschwächter Form* erweitert und von Menschen sowie sonstigen Lebewesen auf (a) Computer und (b) Teile des Gehirns übertragen werde. Offenbar glaubt Dennett sogar, zwischen diesen beiden Erweiterungen bestehe kein großer Bedeutungsunterschied. Es gibt jedoch einen Unterschied. Computern psychologische Eigenschaften (in abgeschwächter oder sonstiger Form) zuzuschreiben, ist zwar verfehlt, beinhaltet aber keinen mereologischen Fehlschluß. Dem Gehirn oder seinen Teilen solche psychologi-

28 D. Dennett, *Consciousness Explained*, Harmondsworth: Penguin 1991, S. 142-144 (übers. von F. Wuketits: *Philosophie des menschlichen Bewußtseins*, Hamburg: Hoffmann und Campe 1994).
29 Siehe oben, S. 126.

schen Eigenschaften zuzuschreiben, ist ebenfalls verfehlt und beinhaltet durchaus einen mereologischen Fehlschluß. Wer das Gehirn als Computer auffaßt und ihm oder seinen Teilen solche psychologischen Eigenschaften zuschreibt, begeht einen doppelten Fehler. Das werden wir jetzt erklären:

Freilich, umgangssprachlich sagt man durchaus, daß sich Computer erinnern, in ihrem Gedächtnis suchen und rechnen. Und manchmal, wenn der Computer besonders lange braucht, sagen wir im Spaß, er denke über die Sache nach. Doch das ist lediglich eine Redensart. Es ist keine buchstäbliche Anwendung der Wörter »sich erinnern«, »rechnen« und »denken«. Computer sind Geräte, die entworfen wurden, um bestimmte Aufgaben für uns zu erledigen. In einem Computer kann man genauso Informationen speichern wie in einem Aktenschrank. Doch der Aktenschrank kann sich nicht an etwas erinnern, und Computer können es genausowenig. Wir benutzen den Computer, um das Ergebnis einer Rechenaufgabe zu produzieren – nicht anders, als wir früher den Rechenschieber oder die mechanische Rechenmaschine benutzt haben. Um im buchstäblichen Sinne des Wortes zu rechnen, muß man eine Vielzahl von Begriffen erfaßt haben und einer Menge von Regeln folgen, die man ihrerseits kennen muß, sowie eine Reihe von Operationen verstehen. Computer tun das nicht und können es nicht.

Nach Dennett ist es »ein empirisches Faktum [...], daß bestimmte *Teile* des Gehirns an Prozessen beteiligt [sind], die Mutmaßungen, Entscheidungen, Überzeugungen, voreiligen Schlußfolgerungen usw. *frappierend ähnlich* sind. Dieses Verhalten ist Verhaltensweisen auf der personalen Ebene *hinreichend* ähnlich, um die Erweiterung des normalen Sprachgebrauchs zur Abdeckung dieser Verhaltensweisen zu rechtfertigen.«[30] Er ist ebenso wie wir der Meinung, daß es falsch wäre, dem Gehirn »*ausgewachsene* Überzeugungen«, Entscheidun-

30 Siehe oben, S. 124.

gen, Wünsche oder Schmerzen zuzuschreiben. Vielmehr lägen die Dinge folgendermaßen: »Genauso wie ein kleines Kinder *irgendwie* glauben kann, daß sein Papa Arzt ist [...], so kann ein Teil des Gehirns einer Person *irgendwie* glauben, daß wenige Meter geradeaus eine Tür offen ist.«[31]

Diese Vorstellung gehört mit zu dem von Dennett so bezeichneten »intentionalen Standpunkt« – einem methodologischen Forschungskonzept, das den Neurowissenschaftlern helfen soll, die neuronalen Grundlagen der menschlichen Fähigkeiten zu erklären. Dadurch, daß man sich diese intentionale Einstellung zu eigen gemacht habe, sei es gelungen, »hervorragende wissenschaftliche Untersuchungen« durchzuführen, denn »auf diese Weise werden prüfbare Hypothesen aufgestellt, Theorien artikuliert, schrecklich komplexe Phänomene in leichter verständliche Teile zerlegt usw«.[32] Dieses Verfahren ist offenbar auf den Gedanken eingeschworen, daß einige Teile des Gehirns »irgendwie glauben«, während andere *irgendwie entscheiden* und wieder andere diese Tätigkeiten *irgendwie überwachen*. All dies soll vermutlich *irgendwie erklären*, was die Neurowissenschaftler erklären wollen. Doch wenn die Explananda durch die Bank Irgendwie-Überzeugungen, Pseudo-Erwartungen, Proto-Wünsche und Demi-Entscheidungen sind (wie Dennett nahelegt[33]), sind sie bestenfalls *irgendwie sinnvoll* und vermutlich nur *irgendwie wahr*. Wie man aus solchen Prämissen gültige Schlüsse ziehen soll, ist allerdings mehr als nur irgendwie unklar. Nicht weniger unklar ist, wie es gelingen soll, mit Hilfe solcher Prämissen die Phänomene zu *erklären*. Denn die Logik dieser vermeintlichen Erklärungen ist völlig schleierhaft. Genügt eine Irgendwie-Überzeugung, eine Pseudo-Überzeugung, eine Proto-Überzeugung oder eine Demi-Überzeugung, um einem Teil des Gehirns einen Handlungsgrund zu liefern? Oder

31 Siehe oben, S. 126f.
32 Siehe oben, S. 126.
33 Oben, S. 128.

liefert sie nur einen Irgendwie-Grund … für eine Irgendwie-Handlung? Auf die Frage, ob Teile des Gehirns »*echte* intentionale Systeme« seien, wie Dennett es formuliert, gibt er zur Antwort: »Diese Frage sollte man unterlassen.«[34]

Die kognitiven Neurowissenschaftler stellen *echte* Fragen und wollen wissen, *wie* der präfrontale Kortex seine Rolle im menschlichen Denken spielt, *warum* reentrante Verknüpfungen existieren, *welches* denn eigentlich die Funktion ist, die der Hippocampus und der Neokortex im Rahmen der Gedächtnisleistungen des Menschen erfüllen. Wenn einem gesagt wird, der Hippocampus habe irgendwie so etwas wie Kurzzeiterinnerungen und der Neokortex habe ein besseres Irgendwie-Langzeitgedächtnis, wird damit gar nichts erklärt. Aus Dennetts Erklärungen ist keine wohlfundierte empirische Theorie der Neurowissenschaft hervorgegangen, denn daß Teilen des Gehirns »so eine Art psychologische Eigenschaften« zugeschrieben werden, *erklärt* gar nichts. Darauf werden wir zurückkommen, wenn wir auf die von Sperry und Gazzaniga gegebene Darstellung der Kommissurotomie zu sprechen kommen. Damit wird nicht nur nichts erklärt, sondern es werden darüber hinaus weitere Inkohärenzen erzeugt.[35]

34 Siehe oben, S. 127. An dieser Stelle zitiert Dennett aus seinem autobiographischen Eintrag in: S. Guttenplan (Hg.), *A Companion to the Philosophy of Mind*, Oxford: Blackwell 1994, S. 240.

35 Natürlich bestreiten wir nicht, daß auf Analogien basierende Erweiterungen von Begriffen und Begriffsstrukturen in der Wissenschaft oft eine nützliche Rolle spielen. So führte der Vergleich mit der Hydrodynamik zu einer fruchtbaren, prüfbaren und mathematisch artikulierten Theorie der Elektrizität. Dennetts intentionaler Standpunkt mit seiner dichterischen Freiheit läßt keine vergleichbaren Resultate erkennen. Zu erkennen ist vielmehr, daß die dichterische Freiheit Dennett gestattet, Thermostate als Objekte zu beschreiben, die *irgendwie glauben*, daß es zu warm wird, und daher die Zentralheizung abstellen. Doch damit wird weder unseren ingenieurwissenschaftlichen Kenntnissen noch der Erklärung homöostatischer Mechanismen etwas hinzugefügt.
Dennett behauptet (oben, S. 127), wir seien auf seine Versuche, die sogenannte »intentionale« Einstellung zur Erklärung kortikaler Prozesse zum Einsatz zu bringen, nicht eingegangen. In Wirklichkeit haben wir seinen

Wir sind ebenso wie Dennett der Meinung, daß viele Überzeugungen des Kinds nur in abgeschwächtem Sinn Überzeugungen sind. Es mag durchaus sein, daß ein kleines Mädchen den Begriff des Arztes nur mangelhaft versteht, doch es wird zu Recht sagen: »Papa ist Arzt«, und auf die Frage »Wo ist der Arzt?« wird es mit den Worten »Da drin!« antworten, wobei es auf das Behandlungszimmer zeigt. Daher kann man sagen, das Mädchen glaube in abgeschwächtem Sinn, sein Vater sei Arzt. In seinem sprachlichen und deiktischen Verhalten erfüllt es *einige* der normalen Kriterien dafür, daß es glaubt, sein Vater sei Arzt (aber zugleich erfüllt es einige der Kriterien dafür, daß diese Überzeugung *nicht* vorhanden ist). Dagegen ist es ausgeschlossen, daß ein Teil des Gehirns – so wie das Kind – etwas behauptet, Fragen beantwortet oder auf etwas zeigt. In dem Sinn, in dem das Kind durch sein sprachliches und deiktisches Verhalten *rudimentäre* Überzeugungen bekunden kann, ist ein Teil des Gehirns dazu ebenso außerstande, wie das Gesamtgehirn außerstande ist, ausgewachsene Überzeugungen zu äu-

Gedanken des intentionalen Standpunkts recht ausführlich besprochen (PFN, S. 427-431) und sieben Gründe genannt, aus denen die Verständlichkeit dieses Gedankens zu bezweifeln ist. Da Dennett auf diese Einwände nicht geantwortet hat, haben wir dem einstweilen nichts hinzuzufügen.

Bei der APA-Diskussion verkündete Dennett, es gebe »Hunderte, ja vielleicht Tausende von Experimenten«, die zeigten, daß ein Teil des Gehirns über Informationen verfügt, die er an »einen fortwährenden Interpretationsprozeß in einem anderen Teil des Gehirns« weitergibt. Dies sei, wie er meinte, »etwas Ähnliches wie ein Behaupten – annähernd so etwas wie die Äußerung ›Ja, hier ist Farbe‹, ›Ja, hier ist Bewegung‹«. Das sei, wie er sagte, »schlicht offenkundig«. Doch daß Zellen im visuellen Kortex in Reaktion auf Impulse feuern, die von der Netzhaut übertragen wurden, heißt nicht, daß sie *Informationen* oder *Irgendwie-Informationen* über Gegenstände im Gesichtsfeld haben, und daß sie auf Impulse reagieren, heißt nicht, daß sie etwas *interpretieren* oder *irgendwie interpretieren*. Oder sollten wir auch geltend machen, ein Infarkt zeige, daß das Herz irgendwie Informationen über den Sauerstoffmangel im Blutstrom hat und das irgendwie als Zeichen einer Verstopfung der Herzkranzgefäße interpretiert? Oder daß meine nur noch schwach leuchtende Taschenlampe Informationen über die Strommenge hat, die ihre Birne erreicht, und dies als Zeichen des Nachlassens der Batteriestärke interpretiert?

ßern. Oder kann Dennett ein Experimentum crucis vorschlagen, aus dem hervorginge, daß der präfrontale Kortex des Mädchens annähernd glaubt, die Katze befinde sich unter dem Sofa?

Auch durch sein nichtsprachliches Verhalten kann das Kind rudimentäre Überzeugungen an den Tag legen. Wenn es sieht, wie die Katze unters Sofa kriecht, und dann hinüberwatschelt, um das Tier zu suchen, kann man sagen, das Kind glaube, die Katze sei unter dem Sofa. Doch das Gehirn und seine Teile können sich gar nicht *verhalten* – sie können nicht zum Sofa hinüberwatscheln, sie können nicht darunter nachschauen, und sie können nicht verdutzt dreinschauen, wenn sich keine Katze darunter befindet. Gehirnteile können weder freiwillig handeln noch irgendwelche Schritte unternehmen. Anders als das Kind, können Gehirnteile auch in ganz rudimentärem Sinn keine Kriterien dafür erfüllen, daß sie etwas glauben. Das Gehirn (und seine Teile) können nur »irgendwie glauben«, und zwar im gleichen Sinn, in dem sie »irgendwie Textilbetriebe« sind (denn es gibt ja Hirngespinste) und auch »irgendwie Waschmaschinen« (denn es gibt schließlich Gehirnwäsche). Die Ähnlichkeit zwischen einem Gehirn und einer Waschmaschine ist zumindest ebenso groß wie die zwischen Gehirnvorgängen und den Überzeugungen, Entscheidungen oder Mutmaßungen menschlicher Wesen. Das Wasser in der Waschmaschine ist oft ebenso grau wie das Gehirn, die zerknitterte Wäsche erinnert an die Runzeln des Gehirns, und ohne Strom würden sie beide nicht laufen.

Die Ortszuschreibung psychologischer Eigenschaften

Die Frage »Ist das Gehirn ein möglicher Träger psychologischer Eigenschaften?« ist eine andere als die, ob das Gehirn der Ort jener psychologischen Eigenschaften ist, denen ein Ort am

Körper sinnvoll zugeschrieben werden kann.[36] Die Gründe für unsere These, das Gehirn könne nicht das Subjekt psychologischer Attribute sein, zeigen nicht, daß das Gehirn nicht der Ort von Eigenschaften ist, denen ein Ort am Körper sinnvoll zugeschrieben werden kann. Das sollten sie auch gar nicht zeigen. Nach unserer Auffassung ist es möglich, Empfindungen wie Schmerz und Jucken einem Ort zuzuordnen. Der Ort eines Schmerzes ist dort, wo der Leidende hinzeigt – in dem Glied, das er verarztet, in dem Körperteil, von dem er sagt, er schmerze –, denn diese Verhaltensweisen liefern die Kriterien für den Ort der Schmerzen. Dagegen ist es ausgeschlossen, dem Denken, Glauben, Entscheiden und Wollen zum Beispiel einen *somatischen* Ort zuzuordnen. Die Antwort auf Fragen wie »Wo hast du daran gedacht?«, »Wo ist dir diese sonderbare Überzeugung in den Sinn gekommen?« und »Wo hat sie beschlossen, sich zu verheiraten?« lautet *niemals*: »In den präfrontalen Gehirnlappen natürlich.« Die Kriterien für den Ort, an dem ein Mensch an etwas denkt, einen Einfall hat oder zu einer Meinung gelangt, beinhalten zwar gewiß Verhalten, aber kein Verhalten, das auf einen somatischen Ort verweist. Der Ort, an dem ein Mensch denkt, sich erinnert, etwas sieht, über etwas entscheidet oder sich aufregt, ist der Ort, an dem sich der betreffende Mensch aufhält, während er denkt usw.[37] Welcher Teil des Gehirns eine Rolle spielt, wenn der Betreffende denkt, ist eine wei-

36 PFN, S. 122f., 179f.

37 Das Denken geschieht nicht *im* Menschen, sondern es wird *vom* Menschen vollzogen. Der Vorgang meines Denkens, daß du die Handlung V ausführst, befindet sich genau dort, wo ich bin, wenn ich sehe, wie du V tust. Das ist der einzige Sinn, in dem Denken, Wahrnehmen usw. einen Ort haben. Wenn man ebenso wie Searle fragt (oben, S. 156f.), wo denn genau (in einem anderen Sinn) sich das Denken abgespielt habe, verhält man sich wie jemand, der fragt, wo denn genau eine bestimmte Person 80 kg in einem anderen Sinn gewogen habe als dem, der durch die Antwort »Als er letztes Jahr in New York war« spezifiziert wird. Sofern das Haben von Schmerzen wirklich ein Zustand ist, war der Zustand des Habens von Beinschmerzen dort gegeben, wo ich mich aufhielt, als mein Bein verletzt wurde.

tere und eine wichtige Frage, mit Bezug auf die die Neurowissenschaftler nach und nach mehr herausbekommen. Aber sie finden nicht heraus, wo sich das Denken, das Sicherinnern oder das Sichentscheiden abspielen, sondern sie entdecken, welche Teile des Kortex kausal in das Denken, Sicherinnern und Sichentscheiden des Menschen verwickelt sind.

Natürlich sind das Nachdenken, das Entscheiden und das Sehen, wie Searle ganz zu Recht sagt,[38] reale Vorgänge. Sie spielen sich wirklich irgendwo und irgendwann in der Welt ab. Diese Argumentation etwa habe ich mir in der Bibliothek ausgedacht, und darüber, wie sie zu formulieren ist, habe ich in meinem Arbeitszimmer entschieden. Hans habe ich auf der Straße getroffen, und Gretels Soloauftritt habe ich im Konzertsaal gehört. Searle meint, die Frage nach dem Wo geistiger Vorgänge sei in philosophischer Hinsicht nicht rätselhafter als die Frage: »Wo spielen sich Verdauungsprozesse ab?« Verdauungsprozesse, sagt er, haben ihren Ort im Magen, und das Bewußtsein habe seinen Ort im Gehirn. Das ist falsch. Vorgänge wie bei Bewußtsein sein (im Gegensatz zu: bewußtlos sein) und sich einer Sache bewußt sein (im Gegensatz zu: diese Sache nicht bemerken oder ihr keine Aufmerksamkeit schenken), spielen sich gar nicht *im* Gehirn ab. Daß sie überhaupt ablaufen, liegt natürlich an bestimmten Vorgängen im Gehirn, ohne die der Mensch sein Bewußtsein nicht wiedererlangt oder der Sache gewahr geworden wäre. Die Frage »Wo wurdest du dir des Tickens der Uhr bewußt?« verlangt als Antwort die Angabe des Orts, an dem ich mich befand, als ich des Tickens gewahr wurde, genauso wie die Frage »Wo hast du das Bewußtsein wiedererlangt?« durch Angabe des Orts, an dem ich mich beim Erwachen befand, zu beantworten ist.

Von Lebewesen sagt man sowohl, daß sie verdauen, als auch, daß sie denken. Doch daraus folgt nicht, daß es zwischen »ver-

38 Siehe oben, S. 156.

dauen« und »denken« keine logischen Unterschiede gibt. Vom Magen kann man sagen, er verdaue Nahrung, doch vom Gehirn kann man nicht sagen, es denke. Der Magen ist das Organ der Verdauung, aber das Gehirn ist ebensowenig das Organ des Denkens, wie es das Organ der Fortbewegung ist.[39] Wenn man den Magen öffnet, kann man sehen, wie die Verdauung dort vonstatten geht. Doch wenn man sehen möchte, wie das Denken vor sich geht, sollte man nicht das Gehirn anschauen, sondern Rodins *Denker* (oder den Chirurgen bei der Operation betrachten, den Schachspieler beim Spiel, den Diskussionsteilnehmer beim Argumentieren). Das Gehirn kann nichts weiter zeigen als jene Vorgänge, die sich dort abspielen, *während der Betreffende denkt*. Der fMRI-Scanner kann lediglich zeigen, welche Teile des Gehirns mehr Sauerstoff umsetzen als andere, wenn der Patient im Scanner nachdenkt.[40] (Von Stahlträgern sagen wir aus, daß sie Länge, Stärke und Bruchstellen aufweisen. Daraus folgt aber nicht, daß *Länge* und *Stärke* in logischer Hinsicht gleich sind. Außerdem kann man zwar fragen, wo die Bruchstellen sind, aber nicht, wo die Stärke ist.)

Empfindungen wie etwa Schmerzen haben ihren Ort tatsächlich im Körper. Searle meint jedoch, sie befänden sich alle *im*

39 Ein normal funktionierendes Gehirn braucht man zum Gehen genauso wie zum Denken, aber man geht nicht *mit* dem Gehirn. *Mit* dem Gehirn denkt man genausowenig, wie man damit hört oder sieht.

40 Searle behauptet, wir seien, da wir Qualia im üblichen philosophischen Sinn nicht gelten lassen, außerstande, die Frage zu beantworten, worin das Durchlaufen eines *geistigen Prozesses* eigentlich besteht (oben, S. 156f.). Wenn *das Aufsagen des Alphabets im Kopf* (Searles Beispiel) als geistiger Prozeß gilt, besteht es darin, zuerst »a« zu sich selbst zu sagen, dann »b«, dann »c« usw., bis man zu »x, y, z« gelangt. Dieser geistige Vorgang ist nicht durch die Art, wie er sich qualitativ anfühlt, bestimmt, sondern dadurch, daß es sich um das Aufsagen des Alphabets handelt. Zu den Kriterien dafür, daß dieser Vorgang wirklich abläuft, gehört auch, daß der Betreffende es sagt. Natürlich kann man annehmen, daß dieser Vorgang mit bisher unbekannten neuronalen Prozessen einhergeht, deren Ort in etwa durch induktive Korrelationen, die sich auf den Gebrauch von fMRI stützen, ermittelt werden kann.

Gehirn. Das ist, wie er einräumt, nicht ohne weiters einleuchtend, denn schließlich beklagen wir uns über Magenschmerzen, Gicht im Fuß oder Arthritis im Knie. Dennoch lägen die Dinge, wie er behauptet, folgendermaßen: Das Gehirn erzeuge ein Körperbild, und der Schmerz, der sich nach unserer Beschreibung im Fuß befindet und den wir lindern, indem wir den Fuß reiben, sei so etwas wie ein Bewußtsein-von-dem-als-im-Fuß-befindlichen-Schmerz, das sich seinerseits in dem im Gehirn angesiedelten Körperbild befinde. Interessant ist, daß Descartes eine ganz ähnliche Ansicht vertrat und meinte, der Schmerz in der Hand werde von der Seele nicht deshalb empfunden, weil er in der Hand sei, sondern weil er seinen Ort im Gehirn habe.[41] Der Vorteil von Searles Erklärung liegt nach seiner Auffassung darin, daß sie es erlaube, das Phänomen der Phantomschmerzen zu beschreiben, ohne den absurden Vorschlag zu machen, der Schmerz befinde sich im physikalischen Raum – im Bett oder unter der Bettdecke. Doch wir, so glaubt er, seien auf diese Absurdität festgelegt, da wir ja behaupten, Schmerzen hätten ihren Ort im Körper. Wir stimmen unsererseits zu, daß der genannte Vorschlag absurd ist, bestreiten jedoch, darauf festgelegt zu sein.

Es gibt viele lokative Verwendungen des Worts »in«, und einige dieser Verwendungen sind räumlicher Art, andere hingegen nicht (»in der Geschichte«, »im Oktober«, »in einer Sitzung«). Die räumlichen Verwendungen wiederum gliedern sich ihrerseits in verschiedene Arten, je nachdem, was worin ist.[42] Ebenso wie Searle sind wir der Meinung: Wenn eine Münze in meiner Jackentasche ist, und wenn die Jacke im Schrank hängt, dann ist eine Münze im Schrank. Aber nicht alle räumlich-lokativen Verwendungen von »in« sind transitiv. Wenn in der Jacke ein Loch ist und die Jacke an der Garderobe hängt, folgt daraus

41 R. Descartes, *Die Prinzipien der Philosophie*, Teil I, §§ 46 und 67 sowie insbesondere Teil IV, § 196.

42 PFN, S. 123 f.

nicht, daß in der Garderobe ein Loch ist. Im Fall von Jacke und Münze geht es um räumliche Beziehungen zwischen zwei unabhängigen Gegenständen, aber nicht im Fall von Jacke und Loch. Ebenso gilt: Wenn in meinem Hemd eine Falte ist und sich mein Hemd im Koffer befindet, folgt nicht, daß in meinem Koffer eine Falte ist. Die Münze kann aus der Jackentasche genommen werden, und das Hemd läßt sich aus dem Koffer nehmen, doch das Loch kann nicht aus der Jackentasche genommen werden. Vielmehr muß es zugenäht werden, so wie sich die Falte nicht herausheben läßt, sondern ausgebügelt werden muß.

Der Gebrauch des Worts »in« mit Bezug auf den Ort von Empfindungen ähnelt nicht dem Münzbeispiel, sondern eher dem Fall des Lochs (ist aber dennoch ein wenig anders). Ein Schmerz ist keine Substanz. Wenn ich im Fuß Schmerzen habe, stehe ich in keiner *Beziehung* zu diesen Schmerzen. Vielmehr ist es so, daß mein Fuß *dort* weh tut; und auf die schmerzende Stelle, die wir den »Ort der Schmerzen« nennen, kann ich zeigen. Im Fall der Phantomschmerzen fühlt es sich für den Leidenden so an, als habe er das amputierte Glied nach wie vor, und er behauptet, in dem eingebildeten Körperteil Schmerzen zu haben. Es kommt ihm genauso vor, als würde sein Bein schmerzen, obwohl er gar kein Bein hat. Ebenso wie Searle glauben wir nicht, es sei das Bett, das schmerze, oder der von dem Amputierten empfundene Schmerz befinde sich unter der Bettdecke. Daß er den Schmerz dort spürt, wo sein Bein gewesen wäre, und daß sein Bein sich unter der Bettdecke befunden hätte, impliziert genausowenig, daß er Schmerzen unter der Bettdecke hat, wie die Tatsache, daß er Schmerzen im nichtamputierten Bein spürt und das Bein in einem Stiefel stecken hat, impliziert, daß er Schmerzen im Stiefel hat. Was die Phänomene betrifft, sind wir im Grunde der gleichen Meinung wie Searle; wir streiten uns nur über die Beschreibung. Daß die Schmerzen des Amputierten echt sind, während der empfundene Ort eingebildet ist (denn da ihm das Bein fehlt, tut es nicht weh), zeigt nicht, daß auch der empfundene Ort von Schmerzen eingebildet ist, die ein Nichtamputierter in seinem Bein spürt. Es ist wirklich das Bein, das weh tut! Wir unsererseits glauben nicht, daß es im Gehirn Körperbilder gibt, und wir fragen uns, welche Belege für ihr Vorhandensein sprechen. Schließlich stößt man nicht auf Körperbilder, wenn man das Gehirn eines Menschen öffnet. Offenbar bezieht sich Searle auf folgendes: Seit Sherrington werden physiologische Methoden angewandt, die bestätigen, daß Neuronen im somatosensorischen Kortex so erregt werden können, daß sie zu erregten Stellen auf der Körperoberfläche und zur räumlichen Anordnung der Muskeln der Glieder und des Rumpfs in einer eineindeutigen topographischen Beziehung stehen. Es ist jedoch völlig unklar, was Searle meint, wenn er sagt, »daß die Phantomschmerzen im Phantomfuß [...] einen Ort haben, und dieser Ort ist im Körperbild, das sich seinerseits im Gehirn befindet«.[43] Man kann zwar tatsächlich Schmerzen *im Kopf* haben, und üblicherweise werden sie als Kopfschmerzen bezeichnet; doch im Gehirn kann man weder Rücken- noch Magen- noch sonst irgendwelche Schmerzen haben. Das ist kein Zufall, denn es gibt dort, außer in der Dura, gar keine Nervenfaserenden.

Ferner behauptet Searle, daß Philosophen dann, wenn sie sagen, zwei Personen hätten die gleichen Schmerzen, meinen, daß sie die gleichen Type-Schmerzen, aber verschiedene Token-Schmerzen haben. Er schreibt, »daß der Token-Schmerz, den die anderen empfinden oder den ich selbst empfinde, *nur insofern existiert*, als er von einem bewußten Einzelsubjekt *wahrgenommen* wird«.[44] Das ist nicht richtig. Erstens werden Schmerzen von denen, die darunter leiden, nicht *wahrgenommen*. Schmerzen haben heißt nicht: diese Schmerzen *wahrnehmen*. Der Satz »Ich habe einen Schmerz im Bein« beschreibt keine Beziehung zwischen mir und einem Objekt namens

43 Siehe oben, S. 168.
44 Siehe oben, S. 165.

»Schmerz«, und zwar genausowenig wie der äquivalente Satz »Mein Bein schmerzt«. Zweitens bezieht sich die von Peirce stammende Unterscheidung zwischen Type und Token auf Schriftzeichen und ist abhängig vom Bestehen orthographischer Konventionen. Auf Schmerzen bezieht sie sich ebensowenig wie auf Farben. Wenn zwei Sessel braun sind, gibt es nicht zwei Token-Farben des gleichen Types, sondern zwei Sessel, die genau die gleiche Farbe haben. Denn wie soll man die verschiedenen Token individuieren? Offenbar nicht anhand ihres Orts, der nur die beiden farbigen Sessel unterscheidet, aber nicht deren Farbe. Allenfalls kann man sagen, das erste angebliche Token gehöre dem ersten Sessel und das zweite dem zweiten Sessel. Doch das hieße, eine Eigenschaft durch Bezugnahme auf die Scheineigenschaft »gehört der die Eigenschaft habenden Substanz« zu individuieren – so als wären Eigenschaften Substanzen, die mit Hilfe des Leibniz-Satzes unterschieden werden, und als wäre »die Eigenschaft einer gegebenen Substanz sein« eine Eigenschaft, die beispielsweise die Farbe *dieses* Sessels von der Farbe *jenes* Sessels unterscheidet. Das ist absurd. Die beiden Sessel haben genau die gleiche Farbe. Ebenso gilt: Wenn zwei Personen stechende Kopfschmerzen in der linken Schläfe haben, haben beide genau die gleichen Schmerzen. Die Schmerzen der Person A lassen sich nicht dadurch von den Schmerzen der Person B unterscheiden, daß sie A gehören. Das geht genausowenig, wie sich die braune Farbe des ersten Sessels von der braunen Farbe des zweiten Sessels dadurch unterscheiden läßt, daß sie dem ersten Sessel gehört. Die Unterscheidung zwischen qualitativer und numerischer Gleichheit gilt für Farben oder Schmerzen nicht, und die von Peirce getroffene Unterscheidung zwischen Type und Token trifft ebenfalls nicht auf sie zu.

Linguistische Ethnologie, Autoethnologie, Metaphern und Erweiterung des Sprachgebrauchs

Dennett meint, die Untersuchung des Wortgebrauchs beinhalte eine Form von Ethnologie oder eine Form von »Autoethnologie«. Wie die Wörter gebraucht werden, müsse man nämlich durch die entsprechenden Umfragen herausbekommen, indem man die Leute dazu auffordert, ihre Intuitionen bezüglich des richtigen Wortgebrauchs zu konsultieren. Andernfalls müsse man die eigenen Intuitionen heranziehen, doch dann könne es sich herausstellen, daß die eigenen Intuitionen von denen der anderen abweichen. Dennett behauptet, wir hätten nur unsere eigenen Intuitionen herangezogen und es unterlassen, statt dessen die Gemeinschaft der Neurowissenschaftler zu befragen, um etwas über deren Intuitionen bezüglich des neurowissenschaftlichen Jargongebrauchs psychologischer Prädikate herauszubekommen.[45]

Das ist ein Mißverständnis. Ein kompetenter Sprecher einer Sprache muß seine Intuitionen (Ahnungen, Eingebungen) genausowenig heranziehen, wie ein kompetenter Mathematiker seine Intuitionen bezüglich des Einmaleins oder ein kompetenter Schachspieler seine Intuitionen bezüglich der erlaubten Schachzüge befragen muß. Es ist eine von Ethnologen, historischen Sprachwissenschaftlern usw. zu untermauernde empirische Tatsache, daß eine gewisse Vokabel oder Inschrift im Rahmen einer bestimmten Sprachgemeinschaft auf bestimmte Weise gebraucht wird bzw. gebraucht wurde. Dagegen ist es keine empirische Tatsache, daß ein Wort *mit dieser oder jener gegebenen Bedeutung* ganz bestimmte begriffliche Verbindungen, Vereinbarkeiten und Unvereinbarkeiten aufweist. Es ist eine empirische Tatsache, daß die Vokabel »schwarz« von Spre-

45 Siehe oben S. 124.

chern des Deutschen so verwendet wird, wie sie de facto gebraucht wird; aber vorausgesetzt, daß sie bedeutet, was sie bedeutet – nämlich *diese* → ■ Farbe –, ist es keine empirische Tatsache, daß die Aussagen »Schwarz ist dunkler als Weiß«, »Schwarz ist Grau ähnlicher als Weiß« und »Nichts kann überall schwarz und zugleich überall weiß sein« wahr sind. Dies sind begriffliche Wahrheiten, die einen Teil des Begriffsnetzes bestimmen, in dem *Schwarz* einen Knoten bildet. Wer diese Wahrheiten nicht anerkennt, zeigt damit, daß er die Bedeutung des Worts nicht zur Gänze verstanden hat. Ein kompetenter Sprecher ist jemand, der den Gebrauch der normalen sprachlichen Ausdrücke beherrscht. Es ist keine Intuition seinerseits, daß Schwarz *diese* → ■ Farbe ist, daß eine Bache ein weibliches Wildschwein ist, oder daß Schlendern eine Form des Gehens ist. Es ist keine Ahnung auf seiten des Sprechers, daß ein Mann ein erwachsener, männlicher Mensch ist. Und es ist keine Mutmaßung, daß zehn Uhr später ist als neun Uhr, oder daß etwas, wenn es über und über schwarz ist, nicht zugleich über und über weiß ist.

In der Sprache, die sie sprechen, stimmen kompetente Sprecher zwar überein, aber dennoch sind Abweichungen vom normalen Sprachgebrauch *als solche* philosophisch ungefährlich. Derartige Abweichungen brauchen nicht mehr zu bezeugen, als daß hier ein Fragment eines persönlichen Idiolekts oder eines speziellen Soziolekts vorliegt, eine neuartige Erweiterung der Terminologie oder die Aneignung eines gegebenen Ausdrucks für einen neuen technischen Gebrauch. Darum haben wir geschrieben: Wenn ein kompetenter Sprecher Ausdrücke im Widerspruch zum Sprachgebrauch verwendet, sei die Möglichkeit einzuräumen, daß

> man seine Worte nicht im normalen Sinn auffassen [dürfe]. Vielleicht seien die problematischen Ausdrücke in einem speziellen Sinn gebraucht worden und eigentlich bloß Homonyme. Womöglich habe es sich aber auch um analogische *Erwei-*

> *terungen* des üblichen Gebrauchs gehandelt, was in der Wissenschaft ja häufig vorkomme. Oder diese Ausdrücke seien mit metaphorischer oder übertragener Bedeutung gebraucht worden. Sofern diese Auswege zu Gebote stehen, ist der Vorwurf, die betreffenden Neurowissenschaftler seien dem mereologischen Fehlschluß zum Opfer gefallen, unberechtigt.[46]

Doch daß es diese Auswege gibt, ist keineswegs selbstverständlich. Außerdem ist die Triftigkeit einer solchen Anwendung eines Ausdrucks eine Sache, über die der betreffende Sprecher nicht allein entscheiden kann. Denn auch wenn er einen neuen Gebrauch einführt oder seine Worte in übertragener Bedeutung verwendet, bleibt abzuwarten, ob er dabei kohärent verfährt. Es bleibt zu untersuchen, ob er den Ausdruck konsequent gebraucht oder unbewußt zwischen einem neuen und einem alten Wortgebrauch hin und her schwankt und daher aus dem neuen Wortgebrauch Schlüsse zieht, die nur unter Voraussetzung des alten gestattet sind. Daher haben wir folgendes geschrieben:

> Ausschlaggebend sind in dieser Sache vielmehr *seine eigenen Folgerungen*. Wir müssen uns anschauen, welche Konsequenzen er aus seinen eigenen Worten zieht. Es sind seine Schlüsse, aus denen hervorgehen wird, ob er das Prädikat in einem neuen Sinn verwendet oder es falsch gebraucht hat. Sofern ihm ein Vorwurf zu machen ist, muß sich dieser auf seine eigenen Äußerungen stützen.[47]

Im weiteren haben wir aufgezeigt, daß es tatsächlich möglich ist, einer Reihe führender Neurowissenschaftler aufgrund ihrer eigenen Äußerungen Vorwürfe zu machen. Denn aus ihrer Anwendung des psychologischen Vokabulars aufs Gehirn ziehen sie Schlüsse, die nur verständlich sind, wenn man die Worte in der üblichen Weise auf das Lebewesen als Ganzes bezieht (PFN, Kapitel 3-8).

Wenn der Neurowissenschaftler psychologische Ausdrücke

46 PFN, S. 74, siehe oben, S. 44.
47 Ebd.

oder semantische Ausdrücke wie »Repräsentation« oder Ausdrücke wie »Karte« auf das Gehirn anwendet, benutzt er sie entweder in ihrer üblichen Bedeutung oder nicht. Wenn nicht, kann sein Gebrauch die folgenden Möglichkeiten beinhalten: (1) eine abgeleitete Bedeutung, (2) eine analogische oder sonstige Erweiterung des bisherigen Ausdrucks, (3) ein bloßes Homonym oder (4) eine metaphorische bzw. bildliche Bedeutung. Werden die psychologischen Ausdrücke in ihrer üblichen Bedeutung auf das Gehirn bezogen, ist das Gesagte unverständlich. Wir wissen nicht, was es heißt, wenn jemand sagt, das Gehirn denke, fürchte etwas oder schäme sich. Den konstitutiven Gründen, auf deren Basis kompetente Sprecher unserer Sprache solche Ausdrücke auf Tiere und Menschen anwenden – nämlich die Äußerungen und Handlungen dieser Lebewesen –, können weder das Gehirn noch dessen Teile gerecht werden. Den Fall, daß ein Gehirn oder dessen Teil mit Bedacht Beobachtungen anstellt, aus Angst wegläuft oder vor Scham errötet, gibt es einfach nicht. Was es hieße, daß das Gehirn oder einer seiner Teile denkt, folgert, sich fürchtet oder etwas entscheidet, wissen wir genausowenig wie im Falle der Behauptung, ein Baum täte dergleichen. Wenn solche Ausdrücke in einer neuen Bedeutung gebraucht werden, schuldet uns der betreffende Sprecher eine Erklärung dessen, was gemeint ist. Es kann sein, daß es sich um eine abgeleitete Bedeutung handelt, wie etwa dann, wenn wir das Wort »gesund« auf Nahrungsmittel oder Leibesübungen anwenden. Dieser Gebrauch bedarf einer anderen Erklärung als der, die beim primären Gebrauch des Wortes »gesund« auf ein Lebewesen angemessen ist. Außerdem kann es sein, daß wir es mit einem analogischen Gebrauch zu tun haben, wie etwa dann, wenn man vom Fuß eines Berges oder einer Seite spricht. Solche Analogien leuchten im Regelfall von selbst ein, aber offenbar verlangen sie zur Erklärung eine völlig andere Paraphrase als der Prototyp. Eine weitere Möglichkeit wäre die, daß es sich um einen homonymen Ausdruck handelt, wie im Fall des Gebrauchs von »Masse« in der Newtonschen Mechanik. Auch hier ist eine völlig andere Erklärung von »Masse« nötig als im Falle von »eine Masse von Menschen« oder »eine Masse bunter Blumen«.

Der Gebrauch des Worts »Repräsentation« von seiten der Neurowissenschaftler ist meistens als bloßes Homonym des in symbolischer oder semantischer Bedeutung gebrauchten Worts »Repräsentation« gemeint. Das ist, wie sich herausgestellt hat, keine gute Idee, denn hervorragende Neurowissenschaftler und Psychologen haben sich verwirren lassen und das Wort sowohl im Sinne eines kausalen Korrelats oder einer Begleiterscheinung als auch im Sinne einer symbolischen Darstellung gebraucht. Das ist deshalb eine Verwechslung, weil es nur in der ersten Bedeutung sinnvoll ist, von Repräsentationen im Gehirn zu sprechen. Daher unsere Kritik an David Marr.[48] Der neurowissenschaftliche Gebrauch des Worts »Karte« [*map*] scheint sich anfangs als Erweiterung des Begriffs der Abbildung [*mapping*] eingebürgert zu haben, ist dann aber schon bald mit dem Begriff der Landkarte verwechselt worden. Es ist zwar nicht verkehrt, die Menge der Entitäten, auf die die Elemente einer anderen Menge abgebildet werden können, als *map* dieser letzteren Menge zu bezeichnen – obschon dieser Wortgebrauch weder nötig noch klar ist. Doch Inkohärenz stellt sich ein, wenn man sodann annimmt, diese »Karte« könne vom Gehirn in der gleichen Weise verwendet werden, in der die Benutzer eines Atlas von dessen Karten Gebrauch machen. Völlig unklar ist, was mit der Behauptung gemeint ist, das Gehirn oder seine Teile wüßten, glaubten, dächten und erschlössen Dinge oder nähmen sie wahr. Die einzige kohärente Vorstellung, die sich vielleicht dahinter verbergen könnte, ist die, daß diese Ausdrücke auf das Gehirn bezogen werden, um die neuronale Aktivität zu bezeichnen, die laut Annahme dem Wissen, Glauben, Denken,

48 In PFN, S. 70, 76, 143-147.

Schließen und Wahrnehmen entspricht. Aber in diesem Fall kann man nicht in verständlicher Form fortfahren, um (wie beispielsweise Crick, Sperry und Gazzaniga) zu behaupten, der denkende Teil des Gehirns teile *das Gedachte* einem anderen Teil des Gehirns mit. Denn während das menschliche Denken einen Inhalt hat (der durch die Antwort auf die Frage »Woran denkst du gerade?« angegeben wird), kann man von der neuronalen Aktivität nicht sagen, sie habe irgendeinen Inhalt.

Nun könnte man geltend machen: Wenn Neurowissenschaftler von Karten oder symbolischen Beschreibungen im Gehirn reden und sagen, das Gehirn wisse, denke, entscheide, interpretiere etwas usw., sprächen sie metaphorisch.[49] Diese Ausdrükke, so könnte man behaupten, sind eigentlich tiefschürfende Metaphern, die sich schon seit langem mit Bezug auf elektronische Computer bewährt haben, von denen man ganz zu Recht sage, daß sie »Regeln folgen«. Denn Computer seien »*mit der Absicht konstruiert* worden, ›komplexe Symbole in regelgeleiteter Form zu manipulieren‹«. Ja, man könnte sogar meinen, diese Ausdrucksweise sei »gar nicht mehr metaphorisch, wenn man den weitentwickelten theoretischen und technologischen Hintergrund berücksichtigt, vor dem diese Ausdrücke zum Einsatz kommen«.[50] Entsprechendes gelte für die kognitiven Neurowissenschaftler, die mit ihrem Gebrauch des üblichen psychologischen Vokabulars »tatsächlich im Dunkeln vorwärts tappen; hier sind Metaphern wirklich nicht die Ausnahme, sondern die Regel«. Doch das sei normaler wissenschaftlicher Fortschritt, und in manchen Fällen habe die Neurowissenschaft das Metaphorische längst hinter sich gelassen, beispielsweise wenn sie dem Gehirn »satzartige Repräsentationen« und »kartenähnliche Repräsentationen« zuschreibt.

Das kann man in Frage stellen. Von Computern kann man

49 Dies behauptet z.B. P. Churchland in seinem Artikel »Cleansing Science«, S. 469 f., 474.
50 Ebd., S. 470.

ebensowenig zu Recht sagen, sie folgten Regeln, wie man von Planeten sagen kann, sie hielten irgendwelche Gesetze ein. Die Bahn der Planeten wird durch die Keplerschen Gesetze *beschrieben*, aber es ist nicht so, als *fügten sich* die Planeten den Gesetzen. Computer wurden nicht konstruiert, um »Symbole in regelgeleiteter Form zu manipulieren«, sondern sie wurden konstruiert, um Resultate hervorzubringen, die sich mit regelgeleiteten, *richtigen* Symbolmanipulationen *decken*. Denn Computer können einer Regel ebensowenig *folgen* wie ein mechanischer Rechner. Eine Maschine kann Operationen ausführen, die mit einer Regel in Einklang stehen, sofern alle in sie eingebauten kausalen Verbindungen dem Plan entsprechend funktionieren und sofern der Plan für die Regelmäßigkeit von Abläufen sorgt, die mit der gewählten Regel oder den Regeln übereinstimmen. Doch damit Regelfolgen vorliegt, reicht es nicht aus, wenn für eine mit der Regel in Einklang stehende Regelmäßigkeit gesorgt wird. Daß ein Wesen einer Regel folgt, kann man nur im Zusammenhang einer komplexen Praxis sagen, die nicht nur wirkliche und potentielle Aktivitäten des Rechtfertigens beinhaltet, sondern auch das Bemerken und regelbezogene Korrigieren von Fehlern, das Tadeln von Regelabweichungen und gegebenenfalls auch Erklärungen, aus denen hervorgeht, daß eine Handlung mit der Regel in Einklang steht, sowie ein Unterricht, aus dem andere lernen können, was als Regelfolgen gilt. Wird eine Handlung als richtig und in Einklang mit der Regel stehend bestimmt, handelt es sich nicht um eine kausale, sondern um eine logische Bestimmung. Andernfalls müßten wir uns allen Ergebnissen beugen, die von unseren Computern produziert werden.[51]

Freilich, die Computertechniker bedienen sich dieser Sprache. Das ist auch ganz harmlos, bis sie anfangen, solche Rede-

51 Siehe die ausführlichere Erörterung in: P. M. S. Hacker, *Wittgenstein. Meaning and Mind*, Teil I: *The Essays*, Oxford: Blackwell 1993, »Men, Minds and Machines«, S. 72-81.

wendungen buchstäblich zu nehmen, und davon ausgehen, Computer dächten wirklich, und zwar besser und schneller als wir; sie erinnerten sich tatsächlich und würden im Gegensatz zu uns nie etwas vergessen; sie interpretierten, was wir mit der Tastatur eingeben, und mißdeuteten es manchmal, indem sie das Geschriebene in anderem Sinn auffassen, als es gemeint war. *Dann* hört die sonst harmlose Redeweise des Technikers auf, als unterhaltsame Abkürzung zu fungieren, und wird zu einer potentiell schädlichen Begriffsverwirrung.

Wenn man sagt, daß Computer oder Gehirne denken, rechnen, folgern, schließen und Hypothesen aufstellen, ist das *vielleicht* metaphorisch gemeint. Metaphern erklären nicht, sondern sie veranschaulichen eine Sache durch Bezugnahme auf eine andere. Eine Metapher ist keine Metapher mehr, wenn sie vergilbt oder gar abstirbt, wie zum Beispiel in der Rede von einem »gebrochenen Herzen« oder in Ausdrücken wie »mit einem Schlag«. Sie kann aber nicht aufhören, eine Metapher zu sein, indem sie buchstäblich wird. Was hieße es denn, wenn es *buchstäblich* zuträfe, daß die Planeten den Naturgesetzen gehorchen? Man kann durchaus sagen, daß ein Rechenschieber, eine mechanische Rechenmaschine oder ein Computer rechnen – nämlich in übertragener Bedeutung. Doch was hieße es, wenn sie es buchstäblich täten? Wenn Formulierungen wie »der Computer erinnert sich (rechnet, folgert usw.)« für Computertechniker völlig sinnvoll sind (ohne in übertragener Bedeutung verstanden zu werden), so liegt das eben daran, daß sie diese Redensarten als tote Metaphern verwenden. »Der Computer rechnet« bedeutet nichts weiter als »Der Computer durchläuft die elektromechanischen Prozesse, die nötig sind, um ohne zu rechnen die Resultate einer Rechnung zu erzielen«, wie ja auch »Ich liebe dich von ganzem Herzen« nicht mehr bedeutet als »Ich liebe dich wirklich«.

Es lohnt sich, darauf hinzuweisen, daß neurowissenschaftliche Äußerungen über Karten im Gehirn und über den Gebrauch, den das Gehirn von diesen Karten macht, wenn es sie als Karten verwendet, in den von uns kritisierten Fällen alles andere als metaphorisch sind. Colin Blakemores Bemerkung, daß »Neuroanatomen nunmehr von *Karten* im Gehirn sprechen, von denen angenommen wird, daß sie bei der Repräsentation und Interpretation der Welt durch das Gehirn eine Rolle spielen, die ebenso wesentlich ist *wie die der Karten im Atlas für dessen Benutzer*«,[52] ist offensichtlich keine Metapher, denn die Feststellung »Die Karten im Atlas spielen für dessen Benutzer eine Rolle bei der Repräsentation der Welt« hat gar nichts Metaphorisches an sich. Außerdem wird das Wort »Repräsentation« hier unverkennbar im symbolischen Sinn verwendet und nicht im Sinn der Bezugnahme auf ein kausales Korrelat. Auch Youngs Behauptung, das Gehirn bediene sich seiner Karten, wenn es Hypothesen über Sichtbares aufstelle, ist keineswegs eine Metapher.[53] Denn wer sich *zur Formulierung einer Hypothese einer Karte bedient*, benutzt ein von der Karte angegebenes Merkmal als *Grund* für diese Hypothese. Auch Dennett sagt, das Gehirn benutze die Karten »tatsächlich *als* Karten« (Anmerkung 44), und in der APA-Diskussion hat er gemeint, es sei keine philosophische, sondern eine empirische Frage, ob »retinotopische Karten« vom Gehirn *als Karten* gebraucht werden, also »ob irgendwelche diesbezüglich wohldefinierten Operationen zur Wiedergewinnung von Informationen Merkmale von Karten ausnutzen, von denen auch wir Gebrauch machen, wenn wir in der normalen Welt Karten benutzen«. Um eine empirische Frage könnte es sich aber nur handeln, wenn es sinnvoll wäre zu sagen, das Gehirn benutze eine Karte als Karte. Doch um eine Karte als Karte zu *benutzen*, muß es zunächst einmal

52 C. Blakemore, »Understanding Images in the Brain«, in: H. Barlow/ C. Blakemore/M. Weston-Smith (Hg.), *Images and Understanding*, Cambridge: Cambridge University Press 1990, S. 265 (Hervorhebung hinzugefügt).

53 J.Z. Young, *Programs of the Brain*, Oxford: Oxford University Press 1978, S. 112.

eine Karte *geben* – doch im Gehirn gibt es keine. Man muß dazu imstande sein, die Karte zu lesen – doch das Gehirn hat weder Augen noch kann es lesen. Man muß mit den Projektionskonventionen der Karte vertraut sein (handelt es sich um Zylinder-, Kegel- oder azimutale Abbildungen?) – doch es gibt keine *Konventionen* zur projektiven Abbildung von Merkmalen des Gesichtsfelds auf das Feuern von Neuronen im »visuellen« Kortex. Außerdem muß man die Karte gebrauchen, um das eigene Verhalten zu leiten – man muß sich beim Wandern oder Navigieren davon beeinflussen lassen –, doch das sind keine Tätigkeiten, denen das Gehirn nachgeht. Man darf die Karte nicht mit der Möglichkeit einer Abbildung verwechseln. Daß sich das Feuern der Netzhautzellen auf das Feuern von Zellen im visuellen Kortex abbilden läßt, zeigt nicht, daß es im visuellen Kortex eine Karte der Visibilia des Gesichtsfelds gibt.

Schließlich möchten wir ein Mißverständnis richtigstellen. Einige unserer Kritiker nehmen an, wir bemühten uns darum, ein Gesetz zu erlassen, das neue Erweiterungen sprachlicher Ausdrücke verbietet. Dennett hat bei der APA-Diskussion behauptet, wir wollten Äußerungen über den genetischen *Kode* untersagen, da wir ja darauf bestünden, Wissen könne nicht im Gehirn *enkodiert* sein. Churchland meint, wir seien grundsätzlich darauf aus, begriffliche Neuerungen auszugrenzen wie beispielsweise Newtons Bemerkung, der Mond *falle*, während er sich auf seinem Trägheitspfad bewegt, ständig in Richtung Erde.

Wir verbieten gar nichts, sondern weisen nur darauf hin, wenn sich in neurowissenschaftlichen Schriften begriffliche Inkohärenzen anbahnen. Wir sind keineswegs bemüht, jemanden davon abzuhalten, den Sprachgebrauch in wissenschaftlich nützlicher Weise zu erweitern, sondern wir versuchen bloß sicherzustellen, daß solche mutmaßlichen Erweiterungen nicht die Grenzen des Sinns überschreiten, indem sie den neuen Gebrauch nicht angemessen bestimmen oder den neuen Sprachgebrauch mit dem alten kreuzen. Es ist nichts daran auszusetzen, wenn vom *Fuß* eines Berges die Rede ist – solange man sich nicht fragt, ob er auch einen Schuh anhat. Es ist völlig einwandfrei, von *ungesundem* Essen zu reden – solange man sich nicht fragt, wann es wieder gesund wird. Es gibt nichts zu tadeln, wenn vom *Vergehen* der Zeit gesprochen wird – solange man nicht (wie bekanntermaßen Augustinus) in Verwirrung darüber gerät, wie die Zeit zu messen ist. Es gibt nichts auszusetzen an Newtons Formulierung, wenn er vom »Fallen« des Mondes spricht – doch es hätte einiges auszusetzen gegeben, wenn er sich gefragt hätte, wie der Mond ins Stolpern geraten konnte. Es war durchaus nicht verkehrt, als er sagte, daß Kräfte auf Körper im Raum einwirken – doch wenn er Mutmaßungen darüber angestellt hätte, ob es sich um Kräfte der Infanterie oder der Kavallerie handelt, hätte es einiges zu tadeln gegeben. Es ist auch völlig einwandfrei, wenn die Genetiker vom genetischen Kode reden. Doch es gäbe manchen Einwand zu erheben, wenn sie aus der Existenz des genetischen Kodes Schlüsse zögen, die nur aus dem Vorhandensein von Kodes im buchstäblichen Sinn gezogen werden können. Denn der genetische Kode ist kein Kode in dem Sinn, in dem man einen Kode verwendet, um einen Satz einer Sprache zu verschlüsseln oder zu übertragen. Es ist nicht einmal ein Kode in jenem »abgeschwächten« Sinn, in dem man etwa behaupten könnte, ein zwischen Mann und Frau abgesprochener Satz, der es ihnen erlaubt, über die Köpfe der Kinder hinwegzureden, sei in abgeschwächtem Sinn auch ein Kode.

Uns geht es um den Gebrauch, den kognitive Neurowissenschaftler von unserem Alltagsvokabular (und sonstigen Ausdrücken wie »Repräsentation« und »Karte«) machen, wenn sie die Explananda ihrer Theorien angeben und das Explanans beschreiben. Denn es ist, wie wir deutlich gemacht haben, durchaus üblich, daß Neurowissenschaftler versuchen, Wahrnehmung, Wissen, Glauben, Sicherinnern und Sichentscheiden durch Bezugnahme auf Teile des Gehirns zu erklären, von denen gesagt wird, daß sie wahrnehmen, wissen, glauben, sich erinnern und sich entscheiden. Daher haben wir einige dieser Äußerungen von führenden Neurowissenschaftlern, Psychologen und Kognitionsforschern angeführt, beispielsweise die folgenden:

J.Z. Young: »Das Sehen können wir durchweg als ständiges Suchen nach Antworten auf vom Gehirn gestellte Fragen auffassen. Die von der Netzhaut ausgehenden Signale bilden ›Botschaften‹, die diese Antworten mitteilen. Das Gehirn benutzt diese Informationen sodann, um eine passende Hypothese über das, was vorliegt, aufzustellen.«[54]

C. Blakemore: »[...] Neurophysiologen und Neuroanatomen [sprechen] nunmehr von *Karten* im Gehirn, von denen angenommen wird, daß sie bei der Repräsentation und Interpretation der Welt durch das Gehirn eine Rolle spielen, die ebenso wesentlich ist wie die der Karten im Atlas für dessen Benutzer.«[55]

G. Edelman: Das Gehirn stellt »zuerst rekursive Beziehungen zwischen semantischen und phonologischen Folgen her und erzeugt dann syntaktische Entsprechungen; das geschieht [...], indem Regeln, die sich im Gedächtnis entwickeln, als Objekte betrachtet werden, die sich begrifflich manipulieren lassen«.[56]

J. Frisby: »Es muß im Gehirn eine symbolische Beschreibung der Außenwelt geben – eine Beschreibung, die in Symbole ge-

54 Ebd., S. 119.
55 Blakemore, »Understanding Images in the Brain«, S. 265.
56 G. Edelman, *Bright Air, Brilliant Fire*, London: Penguin Books 1994, S. 130 (übers. von A. Ehlers: *Göttliche Luft, vernichtendes Feuer*, München: Piper 1995, S. 188).

faßt ist, welche für die verschiedenen Aspekte der Welt stehen, die uns durch den Gesichtssinn bewußt werden.«[57]

F. Crick: »Wenn das Callosum durchtrennt ist, sieht die linke Hemisphäre nur die rechte Hälfte des visuellen Felds [...]. Beide Hemisphären können [...] hören, was gesagt wird. [...] Kurz, die eine Hälfte des Hirns scheint fast überhaupt kein Wissen darüber zu besitzen, was die andere Hälfte gesehen hat.«[58]

S. Zeki: »Die Fähigkeit des Gehirns, Wissen zu erwerben, zu abstrahieren und Ideale zu konstruieren [...].«[59]

D. Marr: »Das Gehirn muß irgendwie dazu in der Lage sein, Informationen zu repräsentieren [...]. Die Untersuchung des Sehens muß daher die Erforschung des Wesens der inneren Repräsentationen umfassen, durch die wir diese Informationen erfassen und als Grundlage von Entscheidungen zur Verfügung stellen [...]. Eine Repräsentation ist ein formales Schema für Beschreibungen [...] zusammen mit Regeln, die angeben, wie das Schema anzuwenden ist. [... Ein formales Schema] ist eine Menge von Symbolen mit Regeln dafür, wie sie zusammenzustellen sind. [...] Daher ist eine Repräsentation gar keine abwegige Idee – wir alle benutzen ständig Repräsentationen.«[60]

Das sind keine metaphorischen Verwendungen. Es handelt sich nicht um kühne Erweiterungen der Terminologie, durch die zu

57 J. Frisby, *Seeing. Illusion, Brain and Mind*, Oxford: Oxford University Press 1980, S. 8

58 Crick, *The Astonishing Hypothesis*, S. 170 (Übers., S. 213 f.)

59 S. Zekir, »Splendours and Miseries of the Brain«, *Philosophical Transactions of the Royal Society* B 354 (1999), S. 2054

60 D. Marr, *Vision. A Computational Investigation into the Human Representation and Processing of Visual Information*, San Francisco: Freeman 1980, S. 20 f.

theoretischen Zwecken neue Bedeutungen eingeführt werden, sondern bloß um falsche Verwendungen des psychologischen (und semantischen) Alltagsvokabulars. Diese falschen Verwendungen führen zu Inkohärenz und diversen Formen von Unsinn, auf die wir von Fall zu Fall hingewiesen haben. Daran ist nichts Verwunderliches. Im Grunde unterscheidet sich dieser Mißbrauch nicht von den ebenso verfehlten Anwendungen des gleichen Vokabulars *auf den Geist* – so als ob es der Geist wäre, der etwas weiß, glaubt, denkt, wahrnimmt, Schmerzen empfindet, etwas will und entscheidet. So verhält es sich aber nicht, sondern ich – dieser lebendige Mensch – bin es, der diese Dinge tut. Der zuerst genannte Irrtum ist nicht weniger kraß als der (altehrwürdige) zweite, und er grassiert unter kognitiven Neurowissenschaftlern – manchmal zum Nachteil der von ihnen ersonnenen Experimente, normalerweise zum Schaden ihrer Theorien über die Resultate ihrer Experimente und häufig zum Nachteil ihrer Erklärungen der kognitiven Funktionen von Tieren und Menschen durch Bezugnahme auf die neuronalen Strukturen und Operationen, die diese Funktionen ermöglichen.

Qualia

Im Rahmen unserer Erörterung des Bewußtseins haben wir geltend gemacht, es sei verfehlt, den Bereich des Mentalen durch Bezugnahme auf das »qualitative Sichanfühlen« des Erlebens zu kennzeichnen.[61] Aber trotz Searles anderslautender Behauptung[62] bestreiten wir die Existenz von Qualia nicht deshalb, weil sie, wenn es sie gäbe, im Gehirn existieren würden. Wenn psychologische Attribute *per impossibile* allesamt durch die Art und Weise gekennzeichnet wären, wie sie sich »qualitativ an-

61 PFN, Kapitel 9-12, besonders Kapitel 10.
62 Siehe oben, S. 142 f.

fühlen«, wären sie dennoch Attribute des Menschen, nicht des Gehirns.

Ein Quale soll das »qualitative Sichanfühlen des Erlebens« sein (Chalmers),[63] es sei so etwas wie die »Röte von Rot oder die Schmerzhaftigkeit von Schmerz« (Crick).[64] Qualia seien »die einfachen sensorischen Eigenschaften, die durch das Blau des Himmels oder den Klang eines Cellos hervorgerufen werden« (Damasio)[65] bzw. »die Art und Weise, wie es sich anfühlt zu sehen, zu hören und zu riechen, die Weise, wie es sich anfühlt, Schmerzen zu haben« (Block).[66] Nach Searle sind Bewußtseinszustände »insofern etwas Qualitatives, als jedem Bewußtseinszustand [...] eine Weise entspricht, in der es sich qualitativ anfühlt, in diesem Zustand zu sein«.[67] Nach Thomas Nagel entspricht jeder bewußten Erfahrung »etwas, wie es für den Organismus ist, diese Erfahrung zu haben«.[68] Diese verschiedenen Erklärungen *laufen nicht auf das gleiche hinaus*, und es ist zweifelhaft, ob sich aus ihnen ein kohärentes Bild ergibt.

Searle meint, ein Schmerz, ein Kribbeln und ein Jucken gingen mit einem qualitativen Sichanfühlen einher. Dem stimmen wir zu, jedenfalls im folgenden Sinn: Empfindungen haben, wie wir dargelegt haben, phänomenale Qualitäten (sie brennen z. B. oder stechen, beißen, bohren oder pulsieren); sie sind mit empfundenen Verhaltenstendenzen verbunden (zu kratzen, zu

63 D. Chalmers, *The Conscious Mind*, Oxford: Oxford University Press 1996, S. 4.

64 Crick, *The Astonishing Hypothesis*, S. 9 f. (Übers., S. 24).

65 A. Damasio, *The Feeling of What Happens*, London: Heineman 1999, S. 9 (übers. von H. Kober: *Ich fühle, also bin ich*, München: List 2000, S. 21).

66 N. Block, »Qualia«, in: S. Guttenplan (Hg.), *Blackwell Companion to the Philosophy of Mind*, Oxford: Blackwell 1994, S. 514.

67 J. Searle, *Mystery of Consciousness*, London: Granta 1997, S. xiv.

68 T. Nagel, »What It Is Like to Be a Bat?«, abgedr. in: Nagel, *Mortal Questions*, Cambridge: Cambridge University Press 1979, S. 170 (übers. von U. Diehl: »Wie ist es, eine Fledermaus zu sein?«, in: P. Bieri [Hg.], *Analytische Philosophie des Geistes*, Weinheim: Beltz Athenäum 1981, S. 261-276, hier S. 262).

streicheln, zu kichern oder zu lachen); und sie haben Intensitätsgrade, die zunehmen oder schwächer werden können.[69]

Sobald es jedoch um Wahrnehmungen geht, wird es, wie wir ausgeführt haben, schwierig zu kennzeichnen, was mit der »qualitativen Beschaffenheit des Erlebens« gemeint ist. Um anzugeben, was man sieht oder riecht – und im Fall von Halluzinationen: wie uns das Sehen oder Riechen vorkommt –, ist es erforderlich, einen Gegenstand zu spezifizieren. Visuelle oder olfaktorische Erlebnisse und ihre halluzinatorischen Gegenstücke werden durch ihre faktischen oder scheinbaren Bezugsgegenstände individuiert. Das Sehen eines Laternenpfahls ist etwas anderes als das Sehen eines Briefkastens, das Riechen von Flieder ist etwas anderes als das Riechen von Rosen, und das gleiche gilt für die entsprechenden halluzinatorischen Erlebnisse, die beschrieben werden, indem man sagt, daß sie dem Subjekt genauso vorkommen wie ihr veridisches Wahrnehmungspendant.[70]

Freilich riechen Rosen nicht wie Flieder – der Duft von Rosen ist ein anderer als der von Flieder. Rosen riechen ist etwas anderes als Flieder riechen. Aber die qualitative Beschaffenheit des Rosen-Riechens riecht genausowenig nach Rosen, wie die qualitative Beschaffenheit des Flieder-Riechens nach Flieder riecht. Das Rosen- und das Flieder-Riechen können gleich angenehm sein, und in diesem Fall ist es möglich, daß die qualitative Beschaffenheit des Riechens trotz der völligen Verschiedenheit des Gerochenen genau die gleiche ist. Wir meinen, daß Searle die Beschaffenheit der Gerüche mit der Beschaffenheit des Riechens verwechselt.

69 PFN, S. 124.

70 Searle geht (ebenso wie Grice und Strawson) davon aus, daß Wahrnehmungserlebnisse im Sinne des größten gemeinsamen Nenners zwischen ihnen und Täuschungen sowie Halluzinationen zu charakterisieren sind. Demnach wären alle Wahrnehmungserlebnisse sozusagen Halluzinationen, aber eine veridische Wahrnehmung wäre eine Halluzination mit einer Ursache besonderer Art. Diese Ansicht ist nach unserer Auffassung verfehlt.

Wenn man einen Laternenpfahl sieht, fühlt sich das normalerweise gar nicht irgendwie an. Auf die Frage »Wie hat es sich angefühlt, den Pfahl zu sehen?« kann man eigentlich nur eine Antwort der folgenden Art geben: »Es hat sich gar nicht irgendwie besonders angefühlt – weder angenehm noch unangenehm, weder aufregend noch langweilig.« Solche Attribute – »angenehm«, »unangenehm«, »aufregend«, »langweilig« – werden zu Recht als Wörter aufgefaßt, welche die »qualitative Beschaffenheit des Erlebens« kennzeichnen. Und in diesem Sinn aufgefaßt, haben *viele* Wahrnehmungserlebnisse gar keine qualitative Beschaffenheit. *Keines* dieser Erlebnisse wird durch qualitatives Sichanfühlen individuiert, sondern individuiert werden sie durch ihr Objekt. Und wenn man es mit einer Halluzination zu tun hat, ist die Äußerung, der halluzinierte Laternenpfahl sei schwarz, dennoch die Beschreibung des Objekts der Erfahrung – ihr »intentionaler Gegenstand«, um (ebenso wie Searle) mit Brentano zu reden. Die qualitative Beschaffenheit der Halluzination jedoch läßt sich wahrscheinlich mit Worten wie »ziemlich unheimlich« kennzeichnen.

Im Gegensatz zu Searles Darstellung haben wir keineswegs diese These verfochten: »Wenn Qualia nicht im Sinne von Annehmlichkeit oder Unannehmlichkeit definiert werden, müsse man das Erlebnis durch Bezugnahme auf das Objekt individuieren.«[71] Unser Argument lautete vielmehr, daß wir Erlebnisse und Halluzinationen tatsächlich mit Hilfe ihres Objekts individuieren, wobei das Objekt durch die Beantwortung der Frage »Worauf bezog sich dein Erlebnis (bzw. deine Halluzination)?« angegeben wird.[72] Wie der Fall der Halluzination zeigt, braucht

71 Siehe oben, S. 163.

72 Searle behauptet, wir bestritten die Existenz qualitativer Erlebnisse (oben, S. 141). Wir leugnen jedoch ganz bestimmt nicht, daß die Menschen visuelle Erlebnisse haben, also Dinge sehen. Ebensowenig leugnen wir, daß das Sehen von Dingen eine qualitative Seite haben kann. Dagegen bestreiten wir tatsächlich, daß es sich jedesmal, wenn jemand etwas sieht, für den Betreffenden irgendwie anfühlt, dieses Ding zu sehen, ganz zu schweigen von

das Objekt natürlich nicht die Ursache zu sein. Doch die qualitative Beschaffenheit der Erfahrung darf, wie wir betont haben, nicht mit den Eigenschaften des Gegenstands der Erfahrung verwechselt werden. Daß das Gesehene im Fall des Sehens eines roten Apfels rot und rund ist, impliziert nicht, daß man ein rotes, rundes visuelles Erlebnis gehabt hat. Daß das scheinbar Gesehene im Fall der Halluzination eines roten Apfels rot und rund ist, impliziert nicht, daß man eine rote, runde visuelle Halluzination gehabt hat. »Was hast du gesehen (oder halluziniert)?« ist eine andere Frage als diese: »Wie hat es sich angefühlt, das Gesehene zu sehen (oder das Halluzinierte zu halluzinieren)?« Wahrnehmungserlebnisse werden nicht durch Bezugnahme auf ihre qualitative Beschaffenheit individuiert. Das sind simple Wahrheiten, doch wie es scheint, werden sie übersehen.

Gehirne im Schädel

Searle meint, der Mensch sei ein »verkörpertes Gehirn«.[73] Nach seiner Auffassung besteht der Grund dafür, warum man sowohl »Ich wiege 80 kg« als auch »Mein Körper wiegt 80 kg« sagen kann, darin, daß die Tatsache, daß ich 80 kg wiege, dadurch zustande kommt, daß mein Körper dieses Gewicht hat. Doch ich selbst bin, wie es scheint, strenggenommen nichts weiter als ein (im Schädel) verkörpertes Gehirn. Ich *habe* einen Körper, und ich bin *im* Schädel meines Körpers. Das ist eine materialistische Spielart des Cartesianismus. Ein Hauptgrund dafür, daß wir un-

der Vorstellung, daß es sich für den Betreffenden irgendwie anfühlt, das zu sehen, was er sieht. Ferner bestreiten wir, daß »das *qualitative* Gefühl, das mit der jeweiligen Erfahrung einhergeht«, ihr »definierendes Wesen« ausmacht (S. 163). Sehen oder Hören sind nicht durch Bezugnahme darauf, wie sie sich anfühlen, definiert, sondern durch Bezugnahme auf das, was sie uns herauszufinden ermöglichen.

73 Siehe oben, S. 169-172.

ser Buch geschrieben haben, ist die feste Überzeugung, daß die modernen Neurowissenschaftler ebenso wie viele Philosophen nach wie vor in dem breiten, dunklen Schatten von Descartes stehen. Denn obschon sie die immaterielle Substanz des cartesianischen Geistes ablehnen, übertragen sie die Eigenschaften des cartesianischen Geistes auf das menschliche Gehirn, womit sie die ganze verfehlte Struktur der cartesianischen Auffassung des Verhältnisses zwischen Geist und Körper unangetastet lassen. Unsere Empfehlung geht dahin, daß die Neurowissenschaftler und auch die Philosophen das cartesianische Schattenreich verlassen und den aristotelischen Sonnenschein aufsuchen sollten, in dem man soviel besser sehen kann.

Wenn ich *per impossibile* ein verkörpertes Gehirn wäre, hätte ich einen Körper – und ich hätte ihn in der gleichen Weise, in der der verkörperte cartesianische Geist einen Körper hat. Allerdings würde ich dann kein Gehirn *haben*, denn das Gehirn hat kein Gehirn. Und eigentlich würde mein Körper nicht 80 kg wiegen, sondern 80 kg minus 1,5 kg – und das wäre strenggenommen *mein* Gewicht. Außerdem wäre ich nicht 1,80 m groß, sondern bloß 20 cm. Gewiß wird Searle mir versichern, daß ich Mein-verkörpertes-Gehirn bin, also mein Gehirn *zusammen* mit meinem Körper. Doch damit sind wir nicht wieder auf dem richtigen Gleis. Denn das mit dem gehirnlosen Körper zusammengenommene Gehirn ist, auf *eine* Weise gedeutet, nichts weiter als mein Leichnam; auf andere Weise gedeutet, handelt es sich schlicht um *meinen Körper*. Ich bin aber nicht mein Körper – nicht der Körper, den *ich habe*. Natürlich bin ich *ein* Körper, nämlich der lebendige Mensch, der hier vor Ihnen steht, ein spezifisches, fühlendes, in Raum und Zeit fortdauerndes Wesen, das Verstand und Willen hat und daher eine Person ist. Aber *mein Körper* bin ich genausowenig, wie ich *mein Geist* bin. Ich bin auch kein verkörpertes Gehirn. Es ist falsch anzunehmen, Menschen seien überhaupt irgendwie »verkörpert«. Diese Auffassung ist Teil jener platonischen, augustinischen und cartesianischen Tradition, die man verwerfen sollte. Es wäre sehr viel besser, im Anschluß an Aristoteles zu sagen, der Mensch sei ein beseeltes (*empsychos*) Wesen, ein Lebewesen mit Fähigkeiten, die ihm in der für es natürlichen Lebensform den Status der Person verleihen.

Neurowissenschaftliche Forschung

Die von uns angestellten Untersuchungen sind nach Ansicht unserer Kritiker ohne Relevanz für die Neurowissenschaft. Ja, es kommt noch schlimmer: Unsere Ratschläge wären ausgesprochen schädlich, wenn man sie befolgte. Nach Dennett ist unsere Weigerung, psychologische Attribute (auch in abgeschwächtem Sinn) von etwas weniger Umfassenden auszusagen als dem ganzen Lebewesen, rückschrittlich und unwissenschaftlich. Nach seiner Überzeugung steht diese Weigerung im Gegensatz zu den wissenschaftlichen Vorteilen der von ihm empfohlenen »intentionalen« Einstellung. Aus seiner Sicht macht »die dichterische Freiheit, die wir der intentionalen Einstellung verdanken, [es] sehr viel leichter«, unsere Aufgabe zu erfüllen und zu erklären, wie das Funktionieren der Teile zum Verhalten des Lebewesens beiträgt.[74]

Zunächst möchten wir festhalten, daß *dichterische Freiheit* etwas ist, was Dichtern zur Erfüllung ihrer dichterischen Absichten zugestanden wird, aber nicht zum Zwecke empirischer Genauigkeit und der Erklärungsleistung. Zweitens, werden Teilen des Gehirns kognitive Kräfte zugeschrieben, erhält man nur den Anschein einer Erklärung, wo eine wirkliche Erklärung nach wie vor fehlt. Daher steht diese Zuschreibung in Wirklichkeit dem wissenschaftlichen Fortschritt im Wege. Sperry und Gazzaniga behaupten, in Fällen von Kommissurotomie werde

74 Siehe oben, S. 128.

das absonderliche Verhalten der mit Bildern konfrontierten Versuchspersonen dadurch *erklärt*, daß die eine Hirnhemisphäre nicht weiß, was die andere Hälfte sehen kann. Angeblich ist es so, daß die Hirnhemisphären etwas wissen und manches erklären können, doch wegen der Durchtrennung des Corpus callosum sei die rechte Hirnhemisphäre außerstande, der linken mitzuteilen, was sie sieht. Daher müsse sich die linke Hemisphäre mit Hilfe ihrer eigenen Interpretation zurechtlegen, warum die linke Hand die von ihr vollzogenen Handlungen ausführt.[75] Diese Ausführungen sind nicht nur weit davon entfernt, die Phänomene zu erklären, sondern sie kaschieren auch das Fehlen einer inhaltlichen Erklärung, indem sie die Phänomene in irreführender Terminologie neu beschreiben. Die Dissoziation der normalerweise miteinander verknüpften Funktionen läßt sich zum Teil tatsächlich mit Hilfe der Durchtrennung des Corpus callosum und der Lokalisierung der Funktion in den beiden Hirnhälften erklären. *Soviel* ist bekannt, doch darüber gehen die derzeit verfügbaren Erklärungen nicht hinaus. Es ist eine Illusion anzunehmen, dem werde irgend etwas hinzugefügt, wenn man den Hirnhemisphären (»Irgendwie-« oder sonstiges) Wissen, Wahrnehmen und Sprachverstehen zuschreibt.

Searle behauptet, zentrale Fragen auf dem Gebiet der neurobiologischen Forschung würden als sinnlos abgelehnt werden, wenn unsere Darstellung der eingesetzten Begriffsstrukturen zuträfe. In diesem Sinne meint er, »die auf dem Gebiet der visuellen Wahrnehmung maßgebliche Frage: ›Wie geschieht es durch neurobiologische Prozesse [...], daß bewußte visuelle Wahrnehmungen zustande gebracht werden?‹ [...], könnte von niemandem untersucht werden, der die Auffassung unserer Au-

75 G. Wolford/M. B. Miller/M. Gazzaniga, »The Left Hemisphere's Role in Hypothesis Formation«, in: *Journal of Neuroscience* 20 (2000), RC 64 (1-4), S. 2.

toren bejaht«. Unsere Auffassung, beteuert er, könne »katastrophale wissenschaftliche Konsequenzen haben«.[76]

Die neurobiologische Erforschung des Sehens beschäftigt sich mit den neuronalen Strukturen, die kausal notwendig sind, damit ein Lebewesen sehen kann, sowie mit den spezifischen Prozessen, die beim Sehen eine Rolle spielen. Daß wir bestreiten, im Gehirn gebe es visuelle Erlebnisse und diese Erlebnisse seien durch Qualia gekennzeichnet, berührt dieses neurowissenschaftliche Forschungsprogramm nur insofern, als es müßige Fragen, die sowieso nicht beantwortet werden können, verhindert. In diesem Zusammenhang haben wir eine ganze Reihe von Beispielen genannt, etwa das Bindungsproblem (Crick, Kandel und Wurtz), die Erklärung des Wiedererkennens durch Bezugnahme auf die Zuordnung von Schablonen und Bildern (Marr) und den Vorschlag, Wahrnehmungen seien Hypothesen des Gehirns, die ihrerseits Konklusionen aus unbewußten Folgerungen des Gehirns sind (Helmholtz, Gregory und Blakemore). Unsere These, nicht das Gehirn, sondern das Lebewesen sehe oder habe visuelle Erlebnisse, und Searles These, es sei nicht das Lebewesen, sondern das Gehirn, sind keine empirischen Behauptungen, sondern begriffliche Thesen. Die Streitfrage ist dennoch wichtig, doch es sollte auf der Hand liegen, daß unsere Aussagen die empirische Untersuchung der dem Sehen zugrundeliegenden neuronalen Prozesse in keiner Weise *behindern*. Vielmehr führen sie die Beschreibung der Resultate solcher Untersuchungen auf den sicheren Weg der Sinnhaftigkeit.

Allgemein gesprochen, leisten die begriffskritischen Ausführungen unseres Buchs nichts weiter, als daß sie die neurowissenschaftliche Forschung von ganzen Schichten der Begriffsverwirrung befreien und die von ihr vorausgesetzten Begriffsbildungen klärt. Das kann dem Fortschritt der Neuro-

76 Siehe oben, S. 175.

wissenschaft gar nicht hinderlich sein. Ja, es sollte ihn erleichtern, indem unsinnige Fragen ausgegrenzt, verfehlte Experimente verhindert und die mißverstandenen Versuchsergebnisse vermindert werden.[77]

77 Eine frühere Fassung dieses Beitrags wurde im Rahmen einer von der Eastern Division der American Philosophical Association veranstalteten Diskussion (»Authors and Critics«) am 28. Dezember 2005 in New York vorgetragen. Wir danken Robert Arrington, Hanoch Ben-Yami, Hanjo Glock, John Hyman, Anthony Kenny, Hans Oberdiek, Herman Philipse, Bede Rundle und vor allem David Wiggins für hilfreiche Anmerkungen zu dieser früheren Textfassung.

Maxwell Bennett

Epilog

1962, als ich gerade im Begriff war, mein Studium in Elektrotechnik abzuschließen, traf ich Sir John Eccles, dem im Jahr darauf für seine Forschungen auf dem Gebiet der chemischen Übertragung an den Synapsen im Rückenmark und Gehirn der Nobelpreis verliehen wurde. Er fragte mich, was ich studiere, und ich antwortete »Elektrotechnik«. Eccles erwiderte: »Ausgezeichnet, Sie sollten sich meiner Gruppe anschließen, denn jedes erstrangige neurophysiologische Labor braucht jemanden, der hervorragend mit dem Lötkolben umgehen kann.« Ich für mein Teil glaube, daß jedes erstrangige Labor, in dem über Fragen der kognitiven Neurowissenschaft gearbeitet wird, heute einen wirklich tüchtigen, kritischen Vertreter der analytischen Philosophie braucht. Der im vorliegenden Buch wiedergegebene, 2005 anläßlich der Tagung der American Philosophical Association in New York geführte Dialog über Ziele und Errungenschaften der kognitiven Neurowissenschaft spricht für meine These.

In der Neurowissenschaft geht es darum, die Funktionsweise des Nervensystems zu verstehen und so zur Ausarbeitung von Strategien beizutragen, die die Menschheit von der schrecklichen Bürde solcher Krankheiten wie Demenz und Schizophrenie befreien können. Indem die Neurowissenschaftler diese Aufgabe erfüllen, geben sie außerdem Aufschluß über jene Gehirnmechanismen, die normal funktionieren müssen, damit wir unsere psychischen Vermögen wie Wahrnehmung und Gedächtnis einsetzen können.

Diese Auffassung der Neurowissenschaft steht im Gegensatz

zu der Vorstellung, die Neurowissenschaft habe nur ein einziges, alles überwölbendes Ziel: Es gehe darum, das *Bewußtsein* zu verstehen.[1] Es ist interessant, diesen Vorschlag mit einiger Ausführlichkeit als Beispiel dafür zu betrachten, wie dringend wir in den Neurowissenschaften die von mir geforderte philosophische Analyse brauchen. In unserem Buch haben Peter Hacker und ich dem Thema *Bewußtsein* über hundert Seiten gewidmet. Am Anfang unserer Analyse stellen wir fest: »Ein erster Schritt auf dem Weg zur Klarheit ist die Unterscheidung zwischen *transitivem* und *intransitivem* Bewußtsein. Zum transitiven Bewußtsein gehört, daß man sich einer Sache bewußt ist bzw. sich bewußt ist, daß sich etwas so oder so verhält. Das intransitive Bewußtsein hingegen hat kein Objekt. Gemeint ist, daß man nicht bewußtlos ist bzw. schläft, sondern bei Bewußtsein, also wach ist.«[2] Der Verlust des intransitiven Bewußtseins (im Schlaf, durch Ohnmacht oder Betäubung) ist Gegenstand einer reichhaltigen neurowissenschaftlichen Literatur. Es gibt jedoch viel Verwirrung in den neurowissenschaftlichen Schriften, wenn es um die Erforschung der verschiedenen Formen des transitiven Bewußtseins geht. Dazu gehören das perzeptuelle, das somatische, das kinästhetische und das affektive Bewußtsein, das Bewußtsein von den eigenen Motiven, das reflexive Bewußtsein, das Bewußtsein von den eigenen Handlungen und das Selbstbewußtsein.[3] Einige dieser Formen des transitiven Bewußtseins beinhalten Aufmerksamkeit. So setzt das perzeptuelle Bewußtsein von etwas voraus, daß die Sache, deren man

1 Das ist die Meinung, die Searle bei der APA-Tagung vertrat. Nach seiner These wird dieses Ziel in den folgenden drei Schritten erreicht: erstens, Ermittlung der neuronalen Korrelate des Bewußtseins (NCC = *neuronal correlates of consciousness*); zweitens, Bestimmung der kausalen Beziehung zwischen Bewußtsein und diesen NCC; drittens, Aufstellung einer allgemeinen Theorie, die das Bewußtsein und die NCC miteinander verbindet.

2 M. R. Bennett/P. M. S. Hacker, *Philosophical Foundations of Neuroscience* (= PFN), Oxford: Blackwell 2003, S. 244.

3 PFN, S. 248-252.

sich bewußt ist, die Aufmerksamkeit des Betreffenden erregt und gefesselt hat. Es ist falsch anzunehmen, die Wahrnehmung einer Sache sei schon als solche eine Form des transitiven Bewußtseins oder impliziere sogar, daß man der wahrgenommenen Sache bewußt ist.

Die neurowissenschaftliche Forschung hat sich vor allem einer einzigen Form dessen gewidmet, was als transitives perzeptuelles Bewußtsein verstanden (oder mißverstanden) wird: Sie befaßt sich in erster Linie mit dem Bewußtsein, das bei der visuellen Wahrnehmung eine Rolle spielt, insbesondere soweit es das Phänomen der binokularen Rivalität betrifft. Im Fall dieser Rivalität sieht der Betrachter zwei inkongruente Bilder, die jeweils eines der beiden Augen affizieren, nimmt aber zu jedem Zeitpunkt nur eines dieser Bilder wahr. Das perzeptuell dominante Bild wechselt alle paar Sekunden. Davon kann man sich anhand der experimentellen Arbeiten von Logothetis und seinen Kollegen eine Vorstellung machen.[4] Mit Hilfe operanter Konditionierungsverfahren werden Affen so dressiert, daß sie einen Hebel bedienen, um anzuzeigen, welches der beiden konkurrierenden monokularen Bilder zu jedem gegebenen Zeitpunkt dominant ist (siehe Abbildung 8, links oben). Die anhand einzelner Zellen im visuellen Kortex des Affen registrierte Spitzenaktivität des Aktionspotentials läßt sich zu der Wahrnehmungsreaktion des Tiers, das den Hebel bewegt, in Beziehung setzen. Dadurch wird es möglich, jene Hirnareale zu identifizieren, deren neuronale Aktivität der Wahrnehmung entspricht. Der linke untere Teil der Abbildung 8 zeigt die Anzahl der registrierten Aktivitätsspitzen eines aktiven Einzelneurons während der binokularen Rivalität. Der parallel zur x-Achse verlaufende Streifen zeigt die wechselnde Wahrnehmung der

4 Siehe D. A. Leopold/N. K. Logothetis, »Multistable phenomena: changing views in perception«, in: *Trends in Cognitive Science* 3 (1999), S. 254-264; R. N. Blake/N. K. Logothetis, »Visual competition«, in: *Nature Reviews Neuroscience* 3 (2002), S. 13-21.

beiden Bilder, die deutlich mit den Perioden der Spitzenaktivität korrelieren. Die rechte Seite der Abbildung gibt Aufschluß über die Hirnareale mit reagierenden Neuronen, deren Aktivität der visuellen Wahrnehmung des Affen entsprach. Der prozentuale Anteil der mit der Wahrnehmung verbundenen Neuronen wächst in den »höheren« visuellen Zentren, das heißt jenen, die am weitesten von der Stelle entfernt sind, an der der Thalamus den Kortex mit Input versorgt. Nur ein kleiner Bruchteil der auf visuelle Reize ansprechenden Neuronen in den frühesten Hirnarealen V1 (mit direkter Verbindung zum Thalamus) und V2 reagierte in Einklang mit den Wechseln der binokularen Rivalität, während der Anteil in den am weitesten vom Thalamus-Input entfernten Gebieten höher war, nämlich in den Arealen V4, MT und MST. In den Arealen IT und STS entsprach die Aktivität fast aller visuell reagierenden Neuronen weitgehend dem perzeptuellen Zustand des Tiers. Diese Modulation der kortikalen Neuronen steht im Gegensatz zur Aktivität der nichtkortikalen Neuronen des seitlichen Kniehöckers, die in direkter Verbindung zur Netzhaut stehen. Diese lassen während der binokularen Rivalität gar keine Modulation erkennen.

Über den Kortex verteilt sich also eine Menge von Neuronen, die in Koordination mit den Wahrnehmungsreaktionen des Tiers feuern. Allerdings ist die Zahl dieser Neuronen in den unteren visuellen Gebieten (V1) geringer als in den höheren. Die räumliche Verteilung der Neuronen im Kortex, die während dieser Wahrnehmungsreaktionen auf binokulare Wechsel aktiv werden, wird von Lumer und seinen Kollegen betont, die funktionale magnetresonanztomographische Verfahren auf menschliche Versuchspersonen angewandt haben. Ihre Forschungsarbeiten lassen eine weitere kortikale Verbreitung der aktiven Neuronen erkennen, deren Aktivität in Einklang mit Fluktuationen der bekundeten Wahrnehmung schwankt, wobei nicht nur die höheren visuellen Zentren einbezogen wurden, sondern

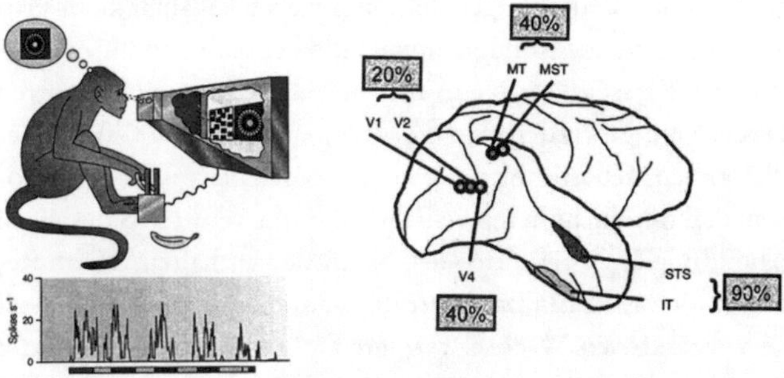

Abbildung 8: Operante Konditionierungsverfahren werden eingesetzt, um die Hirnareale zu bestimmen, die feuernde Neuronen enthalten, deren Aktionspotential-Spitzenwerte in einer Korrelationsbeziehung stehen zu den »Wahrnehmungsberichten« des Affen, die dieser während der Präsentation »konkurrierender« monokularer Bilder gibt. (Aus R.N. Blake/N. K. Logothetis, »Visual competition«, in: *Nature Reviews Neuroscience* 3 (2002), S. 13-21; D.A. Leopold/N. K. Logothetis, »Multistable phenomena: changing views in perception«, in: *Trends in Cognitive Science* 3 [1999])

auch der seitliche präfrontale Kortex.[5] Gleichlautende Berichte stammen von Edelman und seinen Kollegen, die sich auf neuromagnetische Aufzeichnungen des Geschehens im Kortex menschlicher Versuchspersonen stützen.[6] Offenbar ist es diese Aktivitätsverteilung während des Wahrnehmungsvorgangs, die Searle dazu veranlaßt hat, von der Existenz eines »Bewußtseinsfelds« zu sprechen.[7]

Andere Autoren hingegen messen der verteilten Aktivität im

5 Vgl. E.D. Lumer/K.J. Friston/G. Rees, »Neural correlates of perceptual rivalry in the human brain«, in: *Science* 280 (1998), S. 1930-1934.
6 G. Tononi/G.M. Edelman, »Consciousness and complexity«, in: *Science* 282 (1998), S. 1846-1851; R. Srinivasan/D.P. Russell/G.M. Edelman/G. Tononi, »Increased synchronization of neuromagnetic responses during conscious perception«, in: *Journal of Neuroscience* 19 (1999), S. 5435-5448.
7 J. Searle, *Mind. A Brief Introduction*, Oxford: Oxford University Press 2004, Kapitel 5 (übers. von S. Salewski: *Geist. Eine Einführung*, Frankfurt/M. 2006: Suhrkamp).

Kortex unter Bedingungen der binokularen Rivalität keine große Bedeutung zu, sondern meinen, eigentlich sollten nur bestimmte Klassen von Neuronen in höheren visuellen Zentren berücksichtigt werden, wenn es darum geht, die NCC für dieses Phänomen zu bestimmen. Crick und Koch beispielsweise betonen, daß nur die höheren visuellen Zentren (etwa STS und IT in Abbildung 8) visuell aktivierte Neuronen enthalten, die im Regelfall (90 %) in Einklang mit dem durch binokulare Rivalität hervorgerufenen Wechsel reagieren.[8] Das veranlaßt sie unter Bezugnahme auf ihre Untersuchung von Affen der Gattung Makaken zu einer Prüfung der Einzelheiten »der dendritischen Verästelungen der verschiedenartigen Neuronen in der inferior-temporalen (IT) Hirnwindung, die in der Nähe der Hauptfurche zum präfrontalen Kortex projizieren« (Abbildung 9, S. 242, grau schattiert). Im weiteren stellen sie fest, daß »nur *ein* Zelltypus apikale Dendriten hat, die bis zur 1. Schicht reichen«. Daran schließen sie die Frage an: »Was kann denn Besonderes an der Aktivität sein, die über die Bewußtseinsschwelle hinausreicht? Womöglich ist es das Feuern der Neuronen spezieller Arten, beispielsweise jener Pyramidenzellen, die zum Vorderhirn projizieren« (Abbildung 9). Damit werden also die NCC der Wahrnehmung unter binokularer Rivalität mit einem bestimmten Neuronentypus im IT-Areal des Kortex identifiziert; und das ist eine Idee, die mit Barlows Vorstellung von »Pontifikal-« oder »Kardinalzellen« verwandt ist.[9] So gelangt Koch in seinem von gestandenen Philosophen hochgeschätzten Buch *The Quest for Consciousness* dahin,[10] die neurowissenschaftlichen

8 F. Crick/C. Koch, »A framework for consciousness«, in: *Nature Reviews Neuroscience* 6 (2003), S. 119-126.

9 Siehe H. Barlow, »The neuron doctrine in perception«, in: M. S. Gazzaniga (Hg.), *The New Cognitive Neurosciences*, Cambridge, MA: MIT Press [4]1997, S. 421.

10 J. Searle, »Consciousness. What We Still Don't Know«, in: *New York Review of Books*, 13. Januar 2005. Dabei handelt es sich um eine Rezension von C. Koch, *The Quest for Consciousness*, Greenwood Village, CO: Roberts 2004.

Resultate in puncto NCC, die unter Bedingungen der binokularen Rivalität hätten gewonnen werden können, mit Hilfe der Abbildung 10 darzustellen. Dabei handelt es sich um eine kryptocartesianische Auffassung der Beziehung zwischen unseren psychologischen Attributen und den Funktionen des Gehirns. Sie wurzelt in dem (im 10. Kapitel von PFN aufs Korn genommenen) Mißverständnis, das Wesen des Bewußtseins liege in seiner Verknüpfung mit Qualia, und daher könne es sich herausstellen, daß diese sprachlich nicht zu fassenden qualitativen Merkmale der Erfahrung durch Kardinal- oder Pontifikalzellen hervorgerufen werden.

Nach meiner Überzeugung offenbart diese kurze Beschreibung der neurowissenschaftlichen Erforschung visueller Wahrnehmungen unter binokularer Rivalität sowie der Interpretation dieser Forschungsarbeit, daß kritische Klärung durch analytische Philosophen dringend geboten ist. Peter Hacker und ich sind der Meinung, daß die Resultate dieser Forschung – einerlei, ob sie durch Bezugnahme auf ein »Bewußtseinsfeld« oder auf »Kardinalzellen« interpretiert werden – gar nichts zum Verständnis des transitiven Wahrnehmungsbewußtseins beitragen. Allenfalls leisten sie einen Beitrag zur Ermittlung einiger neuronaler Korrelate der visuellen Wahrnehmung unter Bedingungen der binokularen Rivalität. Aber transitives Wahrnehmungsbewußtsein setzt voraus, daß die Aufmerksamkeit des Betreffenden durch etwas im Gesichtsfeld erregt und gefesselt wird. Die neurowissenschaftliche Forschung, die nötig ist, um die NCC des transitiven Wahrnehmungsbewußtseins zu entdecken, bezieht sich daher nicht auf die Wahrnehmung als solche, sondern auf die neuronalen Korrelate der Erregung und Fesselung unserer Aufmerksamkeit durch das Wahrgenommene. Denn einen Gegenstand wahrnehmen läuft nicht auf das gleiche hinaus wie: sich des wahrgenommenen Gegenstands bewußt sein. Man kann ein Objekt X wahrnehmen, ohne sich seiner bewußt zu sein, sei es, weil man es fälschlich für Y hält, oder

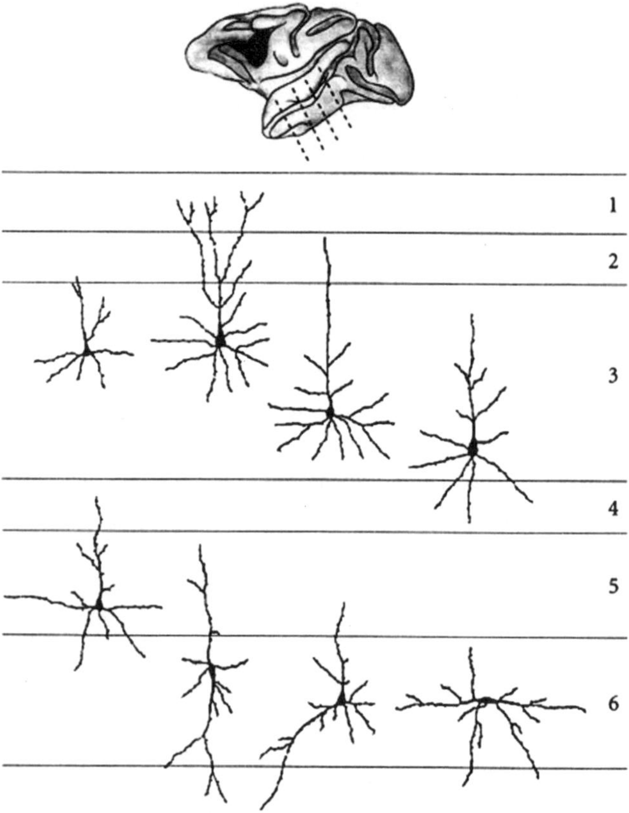

Abbildung 9: Collage mit Neuronen im inferior-temporalen Kortex (siehe IT in Abbildung 8), die zu einem begrenzten Teil des präfrontalen Kortex projizieren (Bereich mit gestrichelten Linien in dem Gehirn-Bild oben). (Aus F. Crick/C. Koch, »A framework for consciousness«, in: *Nature Reviews Neuroscience* 6 (2003), S. 119-126; entnommen aus: A.D. De Lima/T. Voigt/J. H. Morrison, »Morphology of the cells within the inferior temporal gyrus that project to the prefrontal cortex in the macaque monkey«, in: *Journal of Comparative Neurology* 296 [1990], S. 159-172).

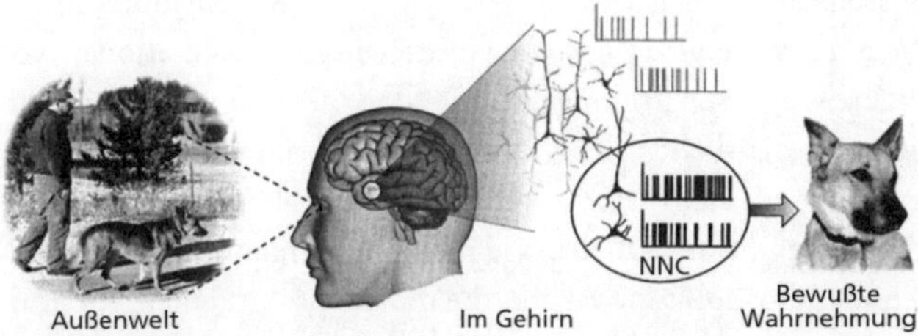

Abbildung 10: »Die NCC sind die minimale Menge neuronaler Vorgänge – hier synchronisierte Aktionspotentiale in neokortikalen Pyramidenneuronen (im Areal IT) –, die für eine spezifische bewußte Wahrnehmung ausreichend sind« (aus: C. Koch, *The Quest for Consciousness*, Greenwood Village, CO: Roberts 2004).

weil die Aufmerksamkeit nicht von diesem Objekt erregt und gefesselt wird, was wiederum daran liegen kann, daß man es gar nicht bemerkt, oder daran, daß man *absichtlich* darauf achtet. Das transitive Wahrnehmungsbewußtsein ist eine Form von kognitiver *Rezeptivität*.[11] Das affektive Bewußtsein, das Bewußtsein von den eigenen Motiven, das reflexive Bewußtsein von den eigenen Handlungen und das Selbstbewußtsein verlangen Analysen, die sich in wichtigen Hinsichten von dieser unterscheiden. Sowohl in *Philosophical Foundations of Neuroscience* als auch in unserem neuen Buch *History of Cognitive Neuroscience – A Conceptual Analysis* werden viele weitere Beispiele angeführt, die den Bedarf an Klärung erkennen lassen und den ganzen Bereich der neurowissenschaftlichen Erforschung der neuronalen Korrelate unserer psychologischen Attribute abdecken.

Die verfehlte Hybris der Neurowissenschaft, auf die ich in meinem Einleitungstext angespielt habe, wird nur noch verstärkt werden, wenn die Philosophen zu Gehilfen des neuro-

11 PFN, S. 253-260.

wissenschaftlichen *Unterfangens* werden. Rezensionen in der *New York Review of Books*, in denen die Publikationen von Neurowissenschaftlern gelobt werden, die von den offensichtlichen begrifflichen Schwierigkeiten, die mit ihren Ideen verknüpft sind, anscheinend keine Ahnung haben, sind nicht das, was unser Fach braucht. Vielmehr benötigen wir eine erhellende philosophische Kritik, die dazu beiträgt, einer fruchtbaren neurowissenschaftlichen Erforschung unserer psychischen Kräfte und ihrer Ausübung den Weg zu weisen. Das ist nach meiner Überzeugung eine wichtige Aufgabe für die jüngere Philosophengeneration.

Schlußbetrachtung

Daniel Robinson

Nach wie vor auf der Suche

Wissenschaft und Philosophie unterwegs zur fürstlichen Vernunft

Im Britannien des frühen siebzehnten Jahrhunderts lag die Anatomie in der Luft – jedenfalls in Intellektuellenkreisen. Der große William Harvey hielt, nachdem er 1602 aus Italien zurückgekehrt war, ab 1615 seine bahnbrechenden Lumleian Lectures. Cambridge war eines der Zentren des wiedererwachten Interesses an den Mechanismen des Körpers. Dort studierte Harvey, und nachdem er seinen Abschluß gemacht hatte, ging er 1600 nach Padua, um dort bei keinem Geringeren als Hieronymus Fabricius in die Schule zu gehen. Zur gleichen Zeit schloß der etwas jüngere Phineas Fletcher (1582-1650) sein eigenes Studium am King's College ab. Wir alle wissen heute über Harvey Bescheid. Fletchers Gestalt hingegen verliert sich in den Nebeln der Vergangenheit. Es würde sich auch kein Anatom finden, der Fletchers Stil gegen Harveys Unterrichtsmethoden eintauschen wollte. Da jedoch die Art, in der wir uns die natürliche Welt oder deren Teile begreiflich machen, eng mit den zu diesem Zweck gewählten Methoden verknüpft ist, wird immerhin die Neugierde belohnt, wenn wir den Ansatz Fletchers zu neuem Leben erwecken.

1633 veröffentlichte Phineas Fletcher *The Purple Island*, eine Allegorie in zwölf Gesängen, die den Leser in das geheimnisvolle Gebiet des menschlichen Körpers einführt und durch alle seine Bezirke geleitet. Die Farbe der Insel verdankt sich dem purpurroten Stoff, aus dem Gott die neue Erde geschaffen hat. Der Sänger des Lieds der anatomischen Entdeckung heißt Thirsil, und sein Vortrag richtet sich an ein Publikum junger Schäfer. Wenn wir uns diese Burschen ähnlich vorstellen wie die Studenten von heute, könnten wir uns wohl darauf verständigen, daß das Interesse erst erregt wird, als Thirsil den 6. Gesang erreicht, denn in der 28. Strophe betreten wir das Reich des Inselfürsten:

> Der Fürst des Eilands, von mehr als himmlischer Gestalt,
> Zu Recht genannt der allsehende *Verstand*,
> Strahlt herrlicher als alles Irdische.
> Kein Menschenauge kann je hoffen,
> Sein Sonnenantlitz und seine Gottesgestalt zu erblicken.
> Denn spiegelt das Auge sein eignes Selbst,
> Steht stumpf oder verblüfft es vor so blendender Majestät.

Sobald wir dann zur 30. Strophe gelangen, bleibt kein Zweifel mehr daran, woraus dieser Fürst gemacht ist:

> So seltsam sondergleichen, ist sein Leib nicht körperlich,
> Sondern unstofflicher Stoff; nie gefüllt,
> Noch je ausfüllend, hat er doch reichlich Raum
> Für Himmel wie für Erden, die beide alles enthalten.
> Gar tausend Himmel könnte er umfassen,
> Und dennoch so leer sein wie zuerst.
> Je mehr er aufnimmt, desto stärker lechzt er nach mehr.[1]

Harvey und Fletcher hatten sich denen angeschlossen, die schon seit langem auf der Suche nach dem Sitz der vernünftigen Seele waren, jenem »Ort der Formen«, den Aristoteles in seiner Weisheit nicht zu bestimmen versucht hatte, jenem »Leib, so seltsam sondergleichen«, dessen Wesensmerkmale offenbar alles andere als körperlicher Art sind. Wie das vorliegende Buch deutlich macht, sind wir nach wie vor auf der Suche. Wie das vorliegende Buch allerdings noch deutlicher macht, besteht heute weniger Gewißheit darüber, was man an den besonders aussichtsreichen Orten eigentlich zu finden gewärtigen kann.

1 Eine sehr kluge Darstellung dieses Werks gibt Lana Cable, »Such nothing is terrestriall: philosophy of mind on Phineas Fletcher's Purple Island«, in: *Journal of the History of the Behavioral Sciences* 19 (1983), S. 136-152.

Die Autoren, die zu diesem Buch beigetragen haben, sind ein bekannter Naturwissenschaftler und eine Gruppe versierter und einflußreicher Philosophen. Sofern die Meinungsverschiedenheiten, die ihre Diskussion beleben, in den Gesamtkontext der Geistesgeschichte eingeordnet werden sollen, ist es hilfreich, nochmals die Methoden von Harvey und Fletcher in Betracht zu ziehen: Auf ihren Entdeckungsreisen sind sie zwar an verschiedene Erklärungsmethoden gebunden, doch beide Verfahren lassen sich offenbar im Rahmen bewährter menschlicher Praktiken rechtfertigen. So gesehen und unter Vorbehalten, die später gebührend nachzutragen sind, möchte ich meinen, daß sich John Searle und Daniel Dennett gern mit Harvey identifizieren wollen, obwohl ihre spekulativen philosophischen Theorien sie eigentlich zu Erben Fletchers stempeln. Ebenso wie Fletcher, befassen sie sich zwar mit der Anatomie ihrer Zeit, möchten sie aber benutzen, um eine Geschichte zu erzählen. Es bleibt der Wahl des Lesers überlassen, ob er die Resultate als Allegorien oder als Schlagzeilen deuten möchte. Insofern es sich jedoch um eine Geschichte handelt, darf man sie nicht mit dem völlig anders gearteten Auftrag der experimentellen oder der theoretischen Naturwissenschaft verwechseln.

Auf diese Sachlage machen Max Bennett und Peter Hacker in geschickter Weise aufmerksam und betonen sodann, es liege im Wesen dieser Unterfangen, daß es sich um ungleiche Wege handelt, die zu schätzenswerten, aber grundverschiedenen Zielen führen. Ohne hier über den relativen Wert verschiedener Forschungs- und Erklärungsformen urteilen zu wollen, darf man wohl festhalten, daß die Beiträge von Bennett und Hacker (abgesehen von den explizit technischen Exkursen Bennetts) in den seit langem akzeptierten Traditionen der analytischen Philosophie wurzeln. Hier beziehe ich mich nicht auf eine angebliche »Entdeckung« von seiten einer Clique nüchtern denkender Oxford-Philosophen, sondern auf die in Platons Dialogen artikulierte Hauptaufgabe der Klärung unserer Worte, der argumentativen Problemformulierung und der Forderung nach Widerspruchsfreiheit und Kohärenz. Dem hatte Aristoteles die Berücksichtigung des Gehalts der natürlichen Welt hinzuzufügen, so daß der philosophische Auftrag sehr viel umfassender wurde. Dennett und Searle haben etwas zu schildern, und es sind wirklich Meister ihres Fachs, die hier ihre vorzüglichen Geschichten erzählen. Bennett und Hacker kommen in ihrem bedeutenden Buch *Philosophical Foundations of Neuroscience* zu dem Schluß, der Wahrheitswert solcher Geschichten sei aufgrund der sonderbaren, unwissenschaftlichen und unphilosophischen Terminologie gar nicht zu beurteilen. Was ihnen bei Searle, Dennett und anderen führenden Theoretikern der kognitiven Neurowissenschaft auffällt, erinnert sie zu sehr an Gilbert Ryles Beispiel »Sie kam in Tränen aufgelöst und einer Sänfte«. Im vorliegenden Band werden jene Geschichten dem Leser in knapper und aufschlußreicher, dialektischer Form wieder ins Gedächtnis gerufen.

Im Rückblick auf seinen eigenen Beitrag berichtet Bennett über ein Treffen mit John Eccles, der sich ein wenig lustig gemacht und darauf bestanden habe, für die neurophysiologische Forschung brauche man »jemanden, der hervorragend mit dem Lötkolben umgehen kann«. Im Anschluß daran bringt Bennett seine eigene Überzeugung zum Ausdruck, »daß jedes erstrangige Labor, in dem über Fragen der kognitiven Neurowissenschaft gearbeitet wird, heute einen wirklich tüchtigen, kritischen Vertreter der analytischen Philosophie braucht«. Da ich viele Jahre sowohl an der Werkbank als auch im Lehnstuhl verbracht habe, weiß ich aus erster Hand, daß Eccles recht hatte; doch ich bin weniger überzeugt davon, daß auch Bennett recht hat. Dieser Zweifel rührt von meiner allgemeinen Skepsis im Hinblick auf die Zusammenfügung oder Bindestrichverknüpfung genau umrissener Fächer her. Sobald das wohldefinierte Fach Ethik zu einer Disziplin namens Bioethik umgestaltet wird, besteht die Tendenz zu glauben, man müsse tieferschürfende ethische Regeln finden, unter die beispielsweise auch der Diebstahl einer menschlichen Leber fällt, denn die für Autodiebstahl geltenden Gebote seien dafür nicht ausreichend. Im Fall der »kognitiven Neurowissenschaft« scheint schon das bloße Adjektiv eine Frage vorzuentscheiden, die sich in der Philosophie hartnäckig immer wieder stellt, seit Platon dem Sokrates des *Kriton* eine Stimme verliehen hat. Das Staunen des jungen Bennett – »Wie läßt sich das Psychische aus dem Synaptischen herleiten?« – entspricht dem Staunen Fletchers. Was Fletcher abging, als er den Fürsten zu *sehen* versuchte, hätte Harvey nicht beisteuern können. Weder das Seziermesser noch der anatomische Lötkolben könnte hier von Nutzen sein. Starke Argumente sprechen nach wie vor dafür, daß die umfassendere Mission einer realistischen und sachkundigen *kognitiven Psychologie* zunächst einen anderen Weg einschlagen muß als den, der die Fortschritte des Naturwissenschaftlers auf seiner Pilgerfahrt leitet.

Vielleicht kann ich das, was ich sagen möchte, deutlicher machen, indem ich mich auf die von Bennett selbst resümierten Forschungsarbeiten beziehe, die nachweisen sollen, inwiefern die Korrelation zwischen den Ergebnissen der visuellen Wahrnehmung und »höheren« kortikalen Vorgängen stärker ist als zwischen diesen Ergebnissen und Vorgängen, die dem Ausgangspunkt auf der Netzhaut näher sind. Eine lange und durchgängige Reihe von Resultaten bestätigt, daß die »Feineinstellung« des Systems zumindest in den Bereichen des Hörens und des Sehens um so schärfer wird, je weiter man sich von der Ebene der erststufigen Neuronen entfernt und ihren kortikalen Endzielen näher rückt. Doch das Phänomen der binokularen Rivalität ist etwas anderes als die Feineinstellung des Systems auf schmalere Frequenzbänder. Wie es scheint, signalisiert das operante Verhalten des Tiers, bei dem zuerst das eine und dann das andere Bild dominiert, das Vorhandensein einer phänomenologischen Eigenschaft. Die Frage, die sich in diesem Rahmen ganz natürlich stellt, bezieht sich auf die Art und Weise, in der sich dies alles in Lebewesen mit seitlich angeordneten Augen abspielen würde, denn in diesem Fall kann es die gleiche Art von binokularer *Rivalität* gar nicht geben. Tiere mit in der Mitte angeordneten Augen stehen einem Gesichtsraum gegenüber, in dem ein und derselbe Gegenstand um Anerkennung konkurrieren kann. Doch Tiere mit seitlich angeordneten Augen stehen zwei getrennten Gesichtsräumen gegenüber, denen kein Gegenstand gemeinsam ist.

Warum erwähne ich das? Ich erwähne es, um auf den offensichtlichen (obschon immer wieder übersehenen) Sachverhalt hinzuweisen, daß es in solchen Fällen nicht nur ein wirkliches *Lebewesen* gibt, das etwas sieht, sondern daß die Art und Weise, in der mit der sichtbaren Umwelt Kontakt aufgenommen wird, von einer sehr viel umfassenderen und komplexeren ökologischen Realität abhängen wird, mit der die Lebewesen der jeweiligen Art zurechtkommen müssen. Dieses Faktum setzt artübergreifenden Verallgemeinerungen Grenzen unterschiedlicher Strenge. Man darf wohl vermuten, daß die zur Geltung kommenden Grenzen noch enger sind, wenn die Verallgemeinerungen das »transitive« oder »intransitive« Bewußtsein einschließen. In dem Sinn, in dem der Fisch kein Wasser entdeckt, sind Beobachtungen innerhalb der abgeschlossenen Welt des Laboratoriums offenbar allzu weit vom Leben in der sichtbaren Welt entfernt. Anders formuliert: Es dürfte so aussehen, als wäre es viel leichter zu bestimmen, wie es sich anfühlt, eine Katze zu sein, als wie es sich anfühlt, nichts anderes gesehen zu haben als das, was während eines Lebens im Laboratoriumskäfig auf disparate Netzhautpunkte projiziert werden kann.

Unter den Warnungen, die Bennett und Hacker an die gar nicht darauf eingestellten kognitiven Neurowissenschaftler richten, sticht eine als besonders interessant hervor: Sie hängt mit der These zusammen, wir seien uns dessen, was wir wahrnehmen, nicht immer bewußt. Bennett stellt fest, man könne »ein

Objekt X wahrnehmen, ohne sich seiner bewußt zu sein, sei es, weil man es fälschlich für Y hält, oder weil die Aufmerksamkeit nicht von diesem Objekt erregt und gefesselt wird, was wiederum daran liegen kann, daß man es gar nicht bemerkt, oder daran, daß man *absichtlich* darauf achtet«. Das ist nicht überzeugend. Daß man etwas nicht richtig identifiziert hat, beweist gewiß nicht, daß hier etwas nicht bewußt wahrgenommen wurde. Die »Identität« visueller Gegenstände läßt sich nicht eindeutig bestimmen. Die Liebe, die Ödipus für Jokaste empfand, war keine Sohnesliebe. Die blaue Blume, die im Mondlicht heller wirkt als die gelbe, welche im Mittagslicht heller erscheint, ist kein Beleg gegen transitives Wahrnehmungsbewußtsein. Das gleiche gilt für das Zeugnis der Honigbiene, die am stärksten auf den ultravioletten Bereich des Spektrums anspricht. Ein sicheres Zeichen dafür, daß transitives Wahrnehmungsbewußtsein am Werke ist, ist die *absichtliche* Abtrennung von Dingen im Gesichtsraum. Was die Behauptung angeht, man könne X wahrnehmen, »ohne sich dessen bewußt zu sein«, möchte ich die Befürchtung äußern, daß eine Menge theoretische Überzeugungsarbeit nötig sein wird, ehe viele dieser These zustimmen werden.

Das sind recht unbedeutende Bedenken, besonders wenn man sie mit denen vergleicht, die John Searle ins Spiel bringt. Er hat es sich vorgenommen, das Bewußtsein ins Gehirn zurückzubefördern, wo es sich schon bei Galen und den noch viel früheren Hippokratikern befand. Searle bereinigt die Schlußfolgerungen der antiken Autoren, indem er sich auf den naturwissenschaftlichen Fortschritt stützt und die Unterscheidung zwischen *Zustand* und *Ort* herausstreicht. Dem liegt die Annahme zugrunde, daß die Behauptung, das Bewußtsein sei ein *Zustand* des Gehirns, weniger sonderbar wirkt als die These, es befinde sich »im« Gehirn.

Die Rede von Zuständen und der Gebrauch verwandter Ausdrücke wie »Prozeß« und »Mechanismus« ist dermaßen verbreitet, daß diese Terminologie heutzutage nachgerade unangreifbar ist. Dabei ist überhaupt nicht klar, daß solche Wörter einen anderen Zweck erfüllen als den der unzulässigen Einfuhr von Konklusionen in Argumentationen, die noch gar nicht ausformuliert sind. Diese Praxis ist gewohnheitsbildend. Searle gestattet sich die Postulierung von »Zuständen« und fügt diesen alsbald etwas hinzu, was er die »qualitative Beschaffenheit des Biertrinkens« nennt, die, wie wir hören, »eine andere [ist] als die qualitative Beschaffenheit des Hörens von Beethovens Neunter«. Ich bin mir einigermaßen sicher, Biertrinken und das Hören von Beethovens Musik auseinanderhalten zu können. Weniger sicher bin ich mir, was die »qualitative Beschaffenheit« dieser beiden Tätigkeiten betrifft. Ich habe noch nie eine qualitative Beschaffenheit konsumiert, obwohl ich schon so manches Pils getrunken habe. Ist das eine Spitzfindigkeit? Mag sein. Allerdings summieren sich die Spitzfindigkeiten auf diesem Gebiet und werden vielleicht das philosophische Äquivalent einer kritischen Masse erreichen.

Den Kern seiner Kritik formuliert Searle mit der ihn auszeichnenden, bewundernswerten Direktheit wie folgt:

> Viele der erfolgreichsten neurowissenschaftlichen Forschungsarbeiten bemühen sich zu erklären, wie die visuelle Erfahrung durch Gehirnprozesse verursacht wird sowie wo und wie sie im Gehirn realisiert ist. Verblüffenderweise bestreiten Bennett und Hacker die Existenz der visuellen Erfahrung in diesem Sinn, das heißt im Sinn eines Quale.[2]

Ehe wir die verblüffende negative These von Bennett und Hacker betrachten, ist es wichtig, auf die meines Erachtens sehr viel verblüffendere Behauptung einzugehen, die erfolgreichsten neurowissenschaftlichen Arbeiten verhießen eine Erklärung, aus der hervorgeht, wie Gehirnprozesse die (irgendwo im Gehirn realisierte) visuelle Erfahrung *verursachen*. John Searle

2 Oben, S. 143.

weiß genau, daß diese ganze Kausalgeschichte für die Frage, mit der wir es hier zu tun haben, von entscheidender Bedeutung ist. Daher weiß er auch, daß es keiner philosophischen Prüfung standhält, davon auszugehen, daß diese Kausalgeschichte feststeht, so als könne man sich darauf verlassen, daß kompetente Forschung zeige, wie das alles funktioniert. Es gibt keine weitgehende Übereinstimmung hinsichtlich der kausalen Relata selbst – handelt es sich um Tatsachen, materielle Gegenstände, Begriffe, Ereignisse, Bedingungen? –, ja man ist sich nicht einmal darüber einig, ob die Relata unbedingt existieren müssen. Gretel hat schließlich deshalb überlebt, weil sie das Gift *nicht* getrunken hat. Hier ist ein Nichtereignis die »Ursache« des Überlebens. Um gleich zur Hauptsache vorzustoßen, wollen wir von vornherein einräumen, daß dann, wenn alles, was den Bereich des Mentalen auszeichnet, wirklich kausal durch eine Menge von »Zuständen« im Gehirn hervorgebracht wird, die *Physik vollständig ist* (um eine bekannte Maxime zu zitieren), und dann können wir damit beginnen, die Philosophen umzuschulen und auf eine zweite Laufbahn vorzubereiten.

Als Erdenbürger, der sich schon lange auf diesem Planeten aufhält, möchte ich eigentlich nicht daran zweifeln, daß die gesunde und funktionale Organisation des Körpers, insbesondere auch des Nervensystems, die notwendigen *Bedingungen* für das ausmacht, was wir gern unsere geistige Existenz nennen – zumindest in ihren sublunaren Verkörperungen. Dennoch klänge der Vorschlag, erregbares Gewebe *verursache* dies alles, gewiß atemberaubend, wenn er nicht in einem Zeitalter geäußert würde, das die Wissenschaft bereits in eine Form von Rhetorik verwandelt hat. In einer Zeit, da die führenden Physiker in puncto Kausalität Zurückhaltung und Behutsamkeit an den Tag legen, kommen die kognitiven Neurowissenschaftler mitsamt ihrem philosophischen Famulus daher und fragen sich, wie man überhaupt zögern könne, ehe man einen derart einleuchtenden Auftrag akzeptiert, bei dem es darum geht aufzuzeigen, »wie die visuelle Erfahrung durch Gehirnprozesse verursacht wird sowie wo und wie sie im Gehirn realisiert ist«. Selbst wenn man zugibt, daß wir in irgendeinem metaphysisch akzeptablen Sinn behaupten dürfen, nachgewiesen zu haben, wie die Kräfte der Gravitation es *verursachen*, daß der Haustürschlüssel in Richtung Erdmittelpunkt fällt, funktioniert die Erklärung (sofern sie überhaupt funktioniert) nur insoweit, als die Erde und der Haustürschlüssel Masse haben und das Ausmaß ihrer Trennung auf den Kilometer oder (wenn auch zögernd) auf den Meter genau angegeben werden kann. Die metaphysische Meßlatte liegt allerdings sehr viel höher, wenn es um den kausalen Zusammenhang geht, der zwischen einer *irgendwo* gegebenen metabolischen Aktivität und dem Hören der »Ode an die Freude« bestehen soll – vom Komponieren dieser Melodie ganz zu schweigen.

Searle äußert gravierende Zweifel hinsichtlich der Reichweite des Sprachspiels. Die von Bennett und Hacker vielfach eingesetzten begrifflichen Ressourcen gehen auf Wittgenstein zurück. Searle erhebt einen recht vertrauten Einwand dagegen und wirft den Wittgensteinianern vor, sie begingen eine Verwechslung,

> indem sie die kriteriale Basis für die Anwendung mentaler Begriffe und die mentalen Zustände selbst durcheinanderwerfen. Das heißt, sie verwechseln die Verhaltenskriterien für die *Zuschreibung* psychologischer Prädikate mit den durch diese psychologischen Prädikate *zugeschriebenen Fakten* – und das ist ein ganz grundlegender Fehler.[3]

Diese Frage ist viel zu beunruhigend, um sie hier in Kürze abzuhandeln. Unbestritten ist, daß sich Schmerzberichte in der ersten Person auf andere Quellen stützen als Schmerzberichte in der dritten Person. Unbestritten ist ferner, daß die Grundlage für die Zahnschmerzempfindung von Schmitz eine andere ist

3 Oben, S. 147.

als die, auf der Müller urteilt, Schmitz habe Schmerzen. Kontrovers wird die Sache jedoch, sobald behauptet wird, ausschließlich auf der Grundlage extremer Aktivitätsmuster in den relevanten Fasern des Maxillarzweigs des Trigeminus könne man genauso wie ein sozial und sprachlich akkulturierter Mensch sagen, daß Schmitz Schmerzen hat. In dieser Hinsicht habe ich meine eigenen Zweifel, aber auch darauf kann ich aus Platzgründen nicht näher eingehen. Searle jedoch führt, nachdem er auf den Einfluß Wittgensteins hingewiesen hat, eine Stelle aus Bennett und Hacker an, um sie sogleich in seltsamer Weise zu interpretieren. Die zitierte Stelle lautet:

> *Die kriterialen Gründe für die Zuschreibung eines psychologischen Prädikats sind teilkonstitutiv für die Bedeutung dieses Prädikats* [...]. *Das Gehirn erfüllt die Kriterien dafür, ein möglicher Träger psychologischer Prädikate zu sein, nicht.*[4]

Nach Searle wird damit behauptet, das Gehirn habe deshalb kein Bewußtsein, weil es sich nicht »verhalten« könne. Er sagt, Bennett und Hacker stützten sich in erster Linie darauf, daß »das Gehirn nicht dazu in der Lage ist, das entsprechende Verhalten an den Tag zu legen«. Nun stimmt es zwar, daß Bennett und Hacker das sagen, doch Searle übersieht das subtile (vielleicht allzu subtile) Argument, aus dem solcherlei Schlüsse gezogen werden. Es kommt nicht so sehr darauf an, daß dem Gehirn kein Bewußtsein zugeschrieben werden kann, weil es nicht dazu in der Lage ist, das angemessene Verhalten an den Tag zu legen. Vielmehr gelten für die betreffenden Zuschreibungen, damit sie im grundlegenden Sinn des Wortes Bedeutung haben können, die gleichen kriterialen Bedingungen wie für jedes andere Prädikat. Aussagen wie die, daß Schmitz groß ist, daß das Gehirn feucht ist und daß Ursula jung ist, sind insoweit verständlich, als »feucht«, »jung« und »groß« nicht aus der Schachtel mit der Aufschrift KÄFER stammen und etwas nur dem

4 PFN, S. 83.

Besitzer dieser Schachtel Sichtbares bezeichnen. Der Sinn, in dem Schmitz als isoliertes Wesen der Kennzeichnung, er sei groß, keine Bedeutung beilegen könnte, ist der gleiche Sinn, in dem es *auch für ihn selbst* nicht zulässig wäre, das Wort »Schmerzen« auf sich selbst anzuwenden. Sofern ich nicht auch meinerseits Bennett, Hacker und Wittgenstein mißverstehe, lautet die Konklusion nicht, das Gehirn könne nicht bei Bewußtsein sein, sondern daß Äußerungen, die dergleichen besagen sollen, ebenso unverständlich sind wie die Behauptung, das Gehirn sei Sozialdemokrat.

An mehreren Stellen, aber vor allem gegen Ende seines interessanten Essays bezieht sich Searle auf den Beitrag, den die Erfahrungswissenschaft zur Lösung philosophischer Probleme leisten könnte. Obwohl er feststellt, daß Fragen wie die nach dem guten Leben usw. wahrscheinlich nicht in den Genuß dieser Hilfe kommen werden, rechnet er damit, daß einige philosophische Probleme angesichts der Resultate der Naturwissenschaft verschwinden werden. Leider sorgt das spezifische Beispiel, das er anführt, bei wenigstens einem seiner Leser für heillose Verwirrung. Searles Worte lauten:

> [Ich] mache keinen klaren Unterschied zwischen wissenschaftlichen und philosophischen Fragen. Hier möchte ich ein Beispiel anführen, um zu erklären, inwiefern wissenschaftliche Entdeckungen mir bei der philosophischen Arbeit helfen können. Wenn ich den Arm hebe, verursacht meine bewußte Handlungsabsicht eine physische Körperbewegung. Aber es gibt auch eine Ebene der Beschreibung dieser Bewegung, auf der sie durch das Feuern von Neuronen und die Absonderung von Acetylcholin an den Axon-Endplatten der motorischen Neuronen ausgelöst wird. Auf der Basis dieser Fakten kann ich eine philosophische Analyse durchführen, um zu zeigen, daß ein und dasselbe Geschehen ein qualitativer, subjektiver und bewußter Vorgang sein muß, der zugleich etliche chemische und elektrische Eigenschaften aufweist. Doch an

> diesem Punkt hört die philosophische Analyse auf. Jetzt muß ich die exakten Einzelheiten des materiellen Ablaufs in Erfahrung bringen.[5]

Wenn man das liest, muß man sich fragen, welche Art von »philosophischer Analyse« zu der Schlußfolgerung führt, daß die Armbewegung »etliche chemische und elektrische Eigenschaften aufweist«. Auf einer bestimmten Ebene ist es offensichtlich (und wäre es auch für ungebildete Höhlenbewohner gewesen), daß der Arm Gewicht hat, daß etwas unter der Haut des Arms angespannt wird und daß dieser selbe Arm, wenn er von einem scharfen Gegenstand geritzt wird, eine warme rote Flüssigkeit von sich gibt. Kein Zweifel, es ist eine Aufgabe der Erfahrungswissenschaft, die Einzelheiten über alle diese subkutanen Vorgänge, die mit dem Heben des Arms einhergehen, herauszufinden. Es ist fraglich, ob eine philosophische Analyse mehr wäre als eine Ablenkung, während das Forscherteam mit dieser wichtigen Arbeit beschäftigt ist. Derweil können sich Menschen mit philosophischen Neigungen fragen, welches denn eigentlich der Unterschied ist zwischen dem Fall, in dem man passiv bleibt und den eigenen Arm von einer anderen Person heben läßt, und dem Fall, in dem man das gleiche Ergebnis *absichtlich* erzielt. Ohne irgendwelche wissenschaftlichen Forschungen heranzuziehen, wäre es dennoch einleuchtend zu folgern, daß ein solcher Unterschied irgendwo unter der Haut zum Ausdruck gebracht wird, obwohl man zur gleichen Zeit einsieht, daß die physikalischen und chemischen Unterschiede die Absicht nicht »erklären« werden. Aber wenn man die sorgfältigen, ausdauernden und lehrreichen Gedanken zur Kenntnis nimmt, die in der Philosophie schon lange, ehe man von der Existenz der Neuronen oder der Endplatten-Potentiale auch nur hörte, der irritierenden Frage des willkürlichen Handelns gewidmet worden sind, verliert die Aussage, wer zu diesen

5 Oben, S. 174f.

Überlegungen beitrage, müsse »die exakten Einzelheiten des materiellen Ablaufs in Erfahrung bringen«, so gut wie jede Glaubwürdigkeit.

Searle ist zwar durchaus bereit, die Schlußfolgerungen, zu denen Wittgenstein im Hinblick auf das »Sprachspiel« gelangt, gelten zu lassen, aber nach seiner Auffassung sind sie für das Vorhaben der kognitiven Neurowissenschaft ohne Belang. Dementsprechend schreibt er:

> Dennoch ist es so, daß wir bei der Untersuchung der Ontologie der Schmerzen – also nicht der Bedingungen für das Spielen des Sprachspiels, sondern der ureigentlichen Ontologie des Phänomens selbst – das äußere Verhalten unberücksichtigt lassen und uns darauf beschränken können, herauszubekommen, wie das Gehirn die inneren Empfindungen verursacht.[6]

Nochmals möchte ich darauf hinweisen, daß ich im Hinblick auf die Art und Weise, in der »das Gehirn die [...] Empfindungen verursacht« meine Zweifel habe. Doch nun wende ich mich Searles Vorstellung von der Ontologie der Schmerzen zu, womit er die »echte« Empfindung selbst meint. Natürlich ist das lebendige Gehirn nie stumm; deshalb ist die Zahl der möglichen neuronalen und phänomenalen Korrelate im Grunde unbeschränkt. Die sogenannten klassischen Schmerzbahnen enden im Thalamus, denn es gibt kein kortikales Schmerz-»Zentrum« als solches. Enger gefaßt, würde die Frage sodann lauten, wie denn die Kerngebiete im Thalamus Schmerzen »verursachen«. Die Kerngebiete sind Konstellationen integrierter Zellkörper, die als Einheit fungieren. Und nun können wir unsere Fragestellung noch genauer formulieren: Wie können abgestufte Potentiale, die aus Zellkörpern im Thalamus hervorgehen, Schmerzen verursachen?

Als Beispiel wollen wir den Fall betrachten, in dem der Arm

6 Oben, S. 147.

solange gestreckt oder gedreht wird, bis Schmerzen empfunden werden. Der Schmerz wird natürlich nicht im Thalamus, sondern im Arm gespürt, denn im Gehirn gibt es nichts, was überhaupt irgend etwas »fühlt«. Wir wissen, daß Hans Schmerzen hat, denn er verzieht das Gesicht und ruft: »Au!« Außerdem wissen wir, daß C-Fasern gereizt wurden und daß Signale, die an die dorsale Oberfläche des Rückenmarks gelangen, zum Gehirn und zu den relevanten Kerngebieten im Thalamus wandern werden. Doch außerdem ist noch vieles andere, was von demselben Arm herkommt, auf der gleichen Wanderschaft. Ferner gibt es kein »Au!«, ehe die Entladungswerte einen kritischen Punkt erreichen und überschreiten. Ohne daß Hans im Gesicht, in seiner Haltung oder mit seiner Stimme irgendwie reagiert, würden wir zwar über all diese neurophysiologischen Daten verfügen, wüßten aber nicht, was wir mit ihnen anfangen sollen. Im Grunde ist es Hans, der hinsichtlich der Schmerzen das letzte Wort hat. Doch woher wissen wir, welches seiner »Zeichen« dasjenige für Schmerzen ist? Ja, woher weiß Hans selbst darüber Bescheid? Nach meiner Überzeugung ist Searle wenigstens ein Phonem zu früh aus dem Sprachspiel ausgestiegen.

Im Rahmen seiner Erörterung des mereologischen Fehlschlusses bestreitet Searle, daß hier überhaupt ein Fehlschluß vorliegt, und er behauptet, auch wittgensteinianische Argumente seien kein Einwand gegen die Vorstellung, daß das Gehirn (in einer speziellen Bedeutung des Worts) »denkt« oder »sieht«. Nach Searles Darstellung vertreten Bennett und Hakker die These, das Gehirn denke nicht, und Denken könne sich nicht im Gehirn abspielen. Demgegenüber betont er: »Für den Nachweis, daß das Gehirn nicht der Ort solcher Prozesse sein kann, würden sie allerdings ein eigenes Argument benötigen, und dieses Argument kann ich nicht finden.« Vielmehr sei es so:

> Das wittgensteinianische Argument verlangt eigentlich nur, daß das Gehirn Teil eines kausalen Mechanismus eines Gesamtsystems sein muß, das imstande ist, das Verhalten her-

> vorzubringen. Diese Bedingung kann auch dann erfüllt sein, wenn bestimmte psychische Prozesse im Gehirn angesiedelt werden.[7]

Indes sich die Spitzfindigkeiten weiter summieren, spürt man allmählich, daß uns die Rede vom Denken als einem »Prozeß« oder »Vorgang« geradezu nötigt, nach »seinem« Ort zu suchen, und daß nur ein eigenes Gegenargument ausreichen wird, um die Einsicht des Common sense zu untergraben. Das Denken als »Vorgang« wäre vermutlich ein »Gehirnvorgang« – jedenfalls wenn man eines der Körperorgane wählen müßte. Falls »denken« jedoch das Wort ist, das wir auf die Vielzahl von Vorstellungen, Erwartungen, Überzeugungen, Urteilen, Strategien usw. anwenden, deren das Bewußtsein jederzeit voll ist – oder wenn wir es auf einen jener Gedanken anwenden, von denen man über einen längeren Zeitraum hinweg ununterbrochen gefesselt ist –, dürfte die Beweislast bei denen liegen, die behaupten, hier sei irgendwo ein »Vorgang« gegeben, und dazu noch einer, der sich im Gehirn abspiele. Betrachten wir jene masselose, raumlose Entität namens *Information*, und zwar im strengen Sinne dessen, was Wahrscheinlichkeiten und die Gesamtentropie eines Systems ändert. Dies ist nicht der Zeitpunkt, um die spannende Welt der Quanten-Unbestimmtheit und der Überlagerung zu betreten, die gegeben ist, ehe wir Schrödingers Katze zu retten versuchen, aber es ist dennoch nützlich zu erkennen, daß unsere am höchsten entwickelte Naturwissenschaft eigentlich gar nicht auf die Anschauung festgelegt ist, reale Wirkungen setzten Orte, Massen und beobachtbare »Vorgänge« voraus. Letztlich wird der Status des Physikalismus davon abhängen, wie sich das Mentale am besten und vollständigsten erklären läßt, doch jetzt ist es gewiß noch zu früh, um in dieser Sache einen entschiedenen Standpunkt zu beziehen. Der Ort, an dem man ansetzen sollte, sind unsere eigenen bevorzug-

7 Oben, S. 154.

ten Ausdrucksmittel, wobei wir uns keine Formulierungen zu eigen machen sollten, die es praktisch unmöglich machen, etwas über die eigene systematische Unkenntnis herauszubekommen.

Daniel Dennett, mit dem John Searle seine eigenen Auseinandersetzungen gehabt hat, kritisiert Bennett und Hacker dennoch nicht weniger als Searle, sei's auch aus anderen Gründen, die sich allerdings zum Teil mit denen von Searle überschneiden. Dennetts wichtigste Verteidigungsstrategie läuft darauf hinaus, daß er sich als jemand präsentiert, der tatsächlich das Werk von »St. Ludwig« (wie er ihn nennt) erweitert, indem er sich auf das Verhalten von Robotern, Schachcomputern und sogar Gehirnen und deren Teilen konzentriert, also auf ein Verhalten, das dem Benehmen von Personen hinreichend ähnlich sein soll, um das Prädizieren psychologischer Ausdrücke zu gestatten. Unter Berufung auf seine eigenen früheren Schriften macht Dennett geltend, gerade weil es zwei »Erklärungsebenen« gebe, seien wir dazu aufgerufen, diese Ebenen miteinander zu verbinden, und diese Aufgabe setze eine philosophische Analyse voraus.[8] Allerdings liefert die Annahme, daß es wirklich zwei Erklärungsebenen gibt, als solche weder einen Beweis dafür, daß diese Ebenen miteinander verbunden sind oder miteinander verbunden werden können, noch dafür, daß die erwartete Beziehung, sofern die Ebenen tatsächlich miteinander verbunden sind, kausaler Art sein wird. Würde es sich bei der betreffenden Beziehung beispielsweise um die Relation zwischen der Umgebungstemperatur und der kinetischen Durchschnittsenergie im System handeln, hätten wir es mit einer Gleichheitsrelation zu tun. Handelt es sich jedoch um die Beziehung zwischen einer Adresse und der Wohnung einer bestimmten Familie, ergibt sich gewiß nichts Informatives, wenn man nichts weiter weiß, als daß Familie Schmitz in der Kastanienallee 77 und die Familie Müller in Nummer 79 wohnt. Es gibt

8 D. Dennett, *Content and Consciousness*, London: Routledge and Kegan Paul 1969, S. 95 f.

eine bestimmte Beziehung zwischen Dieters Entscheidung, ins Konzert zu gehen, und der Richtung, in die er seine Schritte lenkt, nachdem er das Auto auf den Parkplatz gestellt hat. Eine ähnlich bestimmte Beziehung gibt es zwischen der Aktivität in den extrapyramidalen Bahnen von Gouverneur Morris und seiner Handlung, im Text der Präambel zur Verfassung der Vereinigten Staaten die Wörter »die Staaten« auszustreichen und durch die Formulierung »das Volk« zu ersetzen. Aber wäre es nicht komisch zu sagen, daß es, wenn man über die einzelnen Rechte der ersten Bürger der Vereinigten Staaten Aufschluß geben will, zwei Erklärungsebenen zu berücksichtigen gibt, von denen eine mit den extrapyramidalen Bahnen von Gouverneur Morris zusammenhängt? Mehr braucht darüber wohl nicht gesagt zu werden.

Wie verhält es sich nun mit Kasparow und dem angeblich »Schach spielenden« Computer? Einmal beschwerte sich der frustrierte Gegner von Deep Blue, sein Antagonist *spiele* einfach nicht Schach. Ihm fehle die Leidenschaft, er sei gegen jeden Druck gefeit und stelle sich keinem Gegner. Man denke etwa an Schillers Briefe über die ästhetische Erziehung des Menschen, aus denen wir erfahren, eigentlich sei der Mensch nur da ganz Mensch, wo er spielt. Und nun betrachte man die umfassenden, vielfältigen, kulturellen und persönlichkeitsgebundenen Faktoren, die zusammenkommen müssen, damit eine Tätigkeit als »Spiel« gelten kann, um sie sodann dem »Vorgang« gegenüberzustellen, durch den Deep Blue dazu veranlaßt wird, den Läufer nach h3 zu ziehen. Deep Blue »spielt« nur in dem Sinn Schach, in dem das Mikrowellengerät Suppe »kocht«, obwohl die Programmierung im Fall des Schachcomputers sehr viel komplizierter ist.

Könnte man nicht versucht sein zu sagen: Sofern dies die richtige Charakterisierung ist, spiele eigentlich auch Kasparow nur in dem Sinne Schach, in dem das Mikrowellengerät Suppe kocht, obwohl die Programmierung enorm viel komplizierter ist? Das ist schließlich der Punkt, der die These der starken KI so interessant macht. Wenn man den »intentionalen« Standpunkt Dennetts bezieht, ist es nicht nur erlaubt, sondern in begrifflicher Hinsicht vorteilhaft, Deep Blue alle Motive, Gefühle, Überzeugungen und Einstellungen zuzubilligen, die uns passend erscheinen, um Kasparows Handlungen zu erklären. Auf diese Weise wird Kasparow zwar nicht zur Maschine degradiert, aber die Maschine wird in den Rang der intelligenten Systeme erhoben. Wenn Kasparow und Deep Blue hinter einem Schirm verborgen sind und die relevanten Turing-Fragen von beiden auf die gleiche Weise beantwortet werden, gelten beide im Hinblick auf den Bereich der richtig beantworteten Fragen als »intelligent«. Doch dann betreten wir Searles Chinesisch-Zimmer und kommen allmählich darauf, daß Deep Blue nichts weiter ist als ein Gerät zum Sortieren von Karten, dessen »Antworten« gar keine Antworten sind, sondern lediglich »Outputs«. Die Debatte geht weiter, wenn auch nur aufgrund einer Form von intellektueller Hysterie, die gebildete Menschen daran hindert, die Dummheit der Ausgangsthese – Deep Blue *spiele Schach* – zu erkennen.

Dennett lenkt unsere Aufmerksamkeit darauf, daß Hacker »Sinn« und »Unsinn« als relevante Merkmale der philosophischen Argumentation hochschätzt und sie der »Wahrheit« und »Falschheit« der Naturwissenschaften gegenüberstellt. Hier sind Hackers Klassifikationen wie Kleider, die für den Alltag zu eng geschnitten sind. Was immer in den geschäftigen Brennöfen der Wissenschaft verfertigt werden mag – schon allein das Faktum der späteren Korrekturen, Verbesserungen und Verfeinerungen macht klar, daß es sich zunächst nicht um die »Wahrheit« handelt. Es ist aber auch kein Unsinn, jedenfalls kein reiner Unsinn, wenn man von einigen krassen Fällen absieht. (Erwärmte Gegenstände steigen nicht auf, weil sie eine Substanz namens *Leichtigkeit* absorbiert haben; und die Unfähigkeit zu weinen ist gewiß kein zuverlässiges Zeichen dafür, daß die betreffende Person eine Hexe ist.) Auch mit Bezug auf philosophische Positionen, die begriffsstutzig, überheblich, in abwegiger Form autobiographisch oder entschieden humorlos sind, geht das negative Urteil der Unsinnigkeit zu weit. (Als Student glaubte ich, Humes Versuch, den Begriff der Kausalität auf in der Erfahrung ständig miteinander verknüpfte Gegenstände zu reduzieren, sei ein Produkt keltischen Witzes. Erst später mußte ich mich mit der traurigen Erkenntnis abfinden, daß er es ernst gemeint hatte.) Doch wenn man an Hacker nichts weiter auszusetzen findet als seine eigenwillige Wortwahl, ist das nicht die geeignete Form der Kritik an seinen Klassifikationen. Die Theoretiker des Wiener Kreises, die im »Verein Ernst Mach« pflichtbewußt ihr Vorbild verehrten, hatten die Tendenz, alle nichtempirischen Behauptungen buchstäblich als Unsinn anzusehen. Gewitzte Autoren wie Pope, Swift und Arbuthnot dachten damals, als sie Lockes Ausführungen über die Identität der Person lasen, er habe die philosophische Balance verloren. Gehen wir einmal davon aus, daß sich philosophische Abhandlungen über signifikante Themen um Klarheit, Zugänglichkeit und Kohärenz bemühen müssen und – ja leider! – auch einen erkennbaren Respekt für das gewählte Thema an den Tag legen sollten. Schriften, die in diesen Hinsichten hinter den Erwartungen zurückbleiben, sind eine Beleidigung des Common sense. Damit soll nicht gesagt sein, daß der Common sense die letzte Schiedsinstanz ist, sondern nur, daß dieser Schiedsrichter zu guter Letzt überzeugt werden muß, damit die betreffende Abhandlung keine rein akademische Übung bleibt. Wenn Spasski und Kasparow hinsichtlich der Frage, ob Computer Schach »spielen«, ihre Zweifel haben, ist es dann nicht an Dennett, seine Position zu überdenken?

Im gleichen Zusammenhang beansprucht Dennett, Ryle und Wittgenstein zu entlarven und zu zeigen, daß sie (und Hacker) eigentlich nicht aufrichtig sind, wenn sie geltend machen, es gebe »Regeln«, die den philosophischen oder gar den normalen

Sprachgebrauch regieren. Ryles Kategorienverwechslungen und die Verheißung einer »Logik« der Existenzbehauptungen stellt Dennett als Bluff hin. Trotz aller Mühe, die man in die Syntax gesteckt habe, sei es den Linguisten immer noch nicht gelungen, mit einem Satz wie »Die Katze klettert den Baum hinab« zurechtzukommen. Das mag ja so sein. Auch einen Satz wie »Das Frühstück war eine Freude für den Hypothalamus, denn schau mal, wie sich sein elektrisches Verhalten im Laufe der Mahlzeit beruhigt hat« kann man nicht ausschließen. Verstoßen wird hier nicht gegen ein Gesetz, sondern gegen eine Konvention, also eine *Regel*, die – anders als ein Gesetz – letztlich nicht angefochten, sondern mißverstanden wird. Wenn derartige Ausdrucksformen zur Gewohnheit werden, reißen die Mißverständnisse ein, sie strotzen vor unbeabsichtigten Paradoxien und lauter ungewollten Implikationen, die nur hin und wieder durch unbewußte Spaßigkeit wettgemacht werden.

Freilich unterscheiden sich die »Konventionen« im Politbüro von denen, die im britischen Parlament gelten. Wo der Sinn selbst erst noch bestimmt werden muß, spielt es eine Rolle, wessen Konventionen den Ausschlag geben. Auf diese Weise kommt das Dilemma zustande, entscheiden zu müssen, in welchem Maße der Alltagspsychologie gehuldigt werden sollte. Dennett warnt die Neurowissenschaftler und sagt, sie sollten »äußerst behutsam vorgehen«, wenn sie sich der alltagspsychologischen Ausdrücke bedienen, denn diese gingen »mit Gebrauchsvoraussetzungen einher, die den Vorhaben der Wissenschaftler schaden können«. Wie können sie ihnen schaden? Nun, indem sie »ansonsten aussichtsreiche empirische Theorien und Modelle in dürftig kaschierten Unsinn verwandeln«. Wenn ich verstehe, was hier mit den »Gebrauchsvoraussetzungen« gemeint ist, möchte ich folgende Behauptung riskieren: Die Kernvoraussetzung ist die, daß die von Bennett und Hacker so bezeichnete »normale psychologische Beschreibung« den gesamten Bereich der praktischen und sinnvollen Interaktionen zwischen Muttersprachlern ermöglichen muß. Falls ihr unverbildeter Jargon nichts weiter sein sollte als dürftig kaschierter Unsinn, dürften sie wohl kaum über die nötigen sprachlichen Ressourcen verfügen, um von philosophischer Aufklärung profitieren zu können. Vielleicht wird sich Otto Normalverbraucher eines Tages dazu bereit finden, von seinem »dreieinigen Gehirnsystem« zu reden und den alten, dürftig kaschierten Unsinn der roten Äpfel, des grünen Rasens und des blauen Himmels links liegen zu lassen. Man fragt sich jedoch: Wenn die Menschheit in ein solches Sprachspiel hineingeboren worden wäre, wie würden es die Neurowissenschaftler dann anstellen, irgendwelche Elemente des »dreieinigen Gehirnsystems« der Welt, wie sie – nun ja – wirklich *gesehen* wird, zuzuordnen? Falls die Redeweise des Alltags tatsächlich empirische Theorien und Modelle ruinieren kann, muß das vor allem daran liegen, daß diese Theorien und Modelle in keiner speziellen Beziehung zu ebendieser Redeweise stehen, die ja schließlich die Redeweise des wirklichen Lebens ist. Vielleicht kann dieser Umstand erklären helfen, warum die heutzutage vorgelegten Theorien und Modelle nichts weiter sind als Modelle von Daten – nichts weiter als gut gemachte Zusammenfassungen allzu antiseptischer Beobachtungen, die ihrerseits durch strittige statistische Manipulationen geglättet worden sind und als überaus integriertes Modell präsentiert werden, das jedoch *niemanden* vorstellt, nicht einmal ein Gehirn.

Dennett verteidigt sich gegen den Vorwurf, den mereologischen Fehlschluß begangen zu haben, indem er auf seine früheren Schriften verweist, in denen er die Unterscheidung zwischen personaler und subpersonaler Erklärungsebene formuliert hat. In dieser Hinsicht, sagt er, habe er Pionierarbeit geleistet. Ich für mein Teil hätte den Lorbeer vielleicht an Aristoteles vergeben, der daran erinnert, daß man, um beispielsweise den Zorn zu erklären, einerseits von Veränderungen der Bluttemperatur und andererseits von der Reaktion auf eine Kränkung sprechen kann:

> Auf verschiedene Weise definiert der Naturforscher und der Dialektiker jeden der Affekte, z. B. den Zorn; der eine wird ihn definieren als Streben nach Vergeltung einer Kränkung [...], der andere als Sieden des Blutes, das um das Herz liegt und heiß ist.[9]

Man könnte Aristoteles sogar dafür loben, daß er als erster vor dem mereologischen Fehlschluß gewarnt habe, denn in derselben Abhandlung schreibt er, daß

> [...] sich aber auszudrücken, die Seele gerate in Zorn, gleich ist, wie wenn einer sagen wollte, die Seele webe oder baue; denn es ist wohl besser [...] zu sagen, [...] der Mensch [tue dies] mittels der Seele.[10]

Die umfassendere Unterscheidung zwischen Erklärungen durch Angabe von Ursachen und Erklärungen durch Angabe von Gründen ist natürlich ehrwürdigen Alters und keineswegs weniger strittig, nur weil die Bedeutung ihrer philosophischen Konsequenzen anerkannt ist. Der mereologische Fehlschluß jedoch äußert sich in verschiedener Weise. Er ist nicht zu übersehen, wenn gesagt wird, der Geburtstagskuchen sei von efferenten Nerven, die auf der Ebene der Nackenwirbel 4 bis 7 des Rückenmarks in Aktion traten, aufgeschnitten worden. Er ist aber auch dann am Werk, wenn Dieters Handlungsgrund als Summe einer großen Zahl von Minigründen gedeutet wird. Die richtige Erklärung dafür, daß sich Dieter diesen Toyota Prius gekauft hat, ist also die, daß er in puncto mechanische Fortbewegung mehr Leistung wollte, als durch Gehen zu erreichen ist. Daß Dennett dem Fehlschluß zum Opfer gefallen ist, geht aus seinen eigenen Worten mit hinreichender Deutlichkeit hervor, wenn er etwa schreibt:

> Man schreibt den Gehirnteilen keine *ausgewachsenen* Überzeugungen [...] zu – das wäre tatsächlich ein Fehlschluß.

9 Aristoteles, *Über die Seele (De anima)* (übers. u. hg. von W. Theiler, Reinbek: Rowohlt 1968), 403 a 25-403 b 1.
10 Ebd., 408 b 10-15.

> Nein, man schreibt diesen Teilen eine abgeschwächte Form von Überzeugung [...] zu.[11]

Zur Veranschaulichung wird das Beispiel mit dem Kind angeführt, das »irgendwie« glaubt, sein Papa sei Arzt. Doch dieses Beispiel ist nicht einleuchtend. Wenn es ums Glauben geht, mag man zwar zögern, aber »Teile« des Glaubens gibt es nicht. Damit das Beispiel jedoch funktioniert, müssen am Schluß Teile des Glaubens herauskommen, denn wenn das Glauben durch die Einwirkung eines physischen Systems (etwa durch einen Teil des Gehirns) »abgeschwächt« wird, so heißt das, daß sein irgendwo im Rahmen eines Kontinuums darstellbarer Wert verändert wird, wodurch letztlich auf seine »Teile« eingewirkt wird. Wenn schon das Reden über das, was das Gehirn glaubt, etwas von Lewis Carrolls Red Queen an sich hat, taucht die Figur in noch imposanterer Gestalt auf, sobald ein Teil des Gehirns in abgeschwächter Form glauben soll.

Besonders große Mühe gibt sich Dennett, wenn er versucht, Argumente zu widerlegen, die zeigen sollen, daß das Gehirn Bilder der einen oder anderen Art formt. Ganz zu Recht legt er dar, daß die Frage, ob Strukturen im Gehirn so organisiert sind, daß sie als eine Art Bilderproduzenten *fungieren*, eine empirische Frage ist, die über den Bereich der philosophischen Analyse hinausgeht. Genau *wie* Konstellationen wechselseitig verbundener Neuronen auf die Außenwelt reagieren, ist eine Kernfrage der Gehirnforschung, und als besonders fruchtbar haben sich Untersuchungen des visuellen Systems erwiesen. Niemand glaubt ernsthaft, die sichtbare Welt werde *als Bild* auf das Gehirn projiziert – und »Bilder« von Gerüchen oder Klängen gibt es ganz bestimmt nicht. Vielmehr sucht man nach isomorphen Beziehungen zwischen den optischen Merkmalen der sichtbaren Welt und den neuroelektrischen Mustern, die mit ihrer Betrachtung verbunden sind. Unter dieser Voraussetzung

11 Oben, S. 126.

haben wir es sodann mit einer ganz anderen Frage zu tun. Es geht nicht darum, wie der eine oder andere neuroelektrische Algorithmus mit optischen Eigenschaften der sichtbaren Welt umgeht oder wie er sie »kodiert«, sondern es geht um die Beziehung zwischen dieser Kodierung und dem, wovon der Wahrnehmende behauptet, es sei (visuell) der Fall. Wer glaubt, *diese* Frage sei dazu angetan, empirisch untersucht zu werden, verkennt die Pointe dieser Fragestellung, denn nichts, was auf der Ebene der funktionalen Neuroanatomie beobachtet wird, »sieht« in *irgendeinem* Sinn, sei er noch so abgeschwächt.

Weniger ausführlich müssen wir hier auf Dennetts Verteidigung von LeDoux und anderen Angehörigen des Kollegiums der kognitiven Neurowissenschaftler eingehen. Wenn gesagt wird, das »Gehirn« könne eine Gefahr erkennen, ehe es weiß oder ehe wir wissen, um welche Gefahr es sich handelt, kann eigentlich nur ein Fall von Sprachverhunzung vorliegen bzw. (auf der Ebene der wissenschaftlichen Erklärung) eine beklagenswerte Abstumpfung von Ockhams Rasiermesser. Im Kortex des neugeborenen Makaken gibt es Zellen, die auf Schmerzensschreie von Angehörigen dieser Spezies ansprechen. Diese Zellen »wissen« genausowenig etwas, wie ein Stromkreis mit Widerstand »weiß«, daß ein Kühlschrank angeschlossen wurde – worauf er dann mit einem Spannungsabfall antwortet! Lebewesen, die einer gefährlichen Welt gegenüberstehen, sind von ihren Anlagen her in vieler Hinsicht vorbereitet und vorausgestattet. Sie werden von der Natur so ausgerüstet, daß sie instinktiv oder reflexartig auf Dinge reagieren, die nicht warten können, bis man seinen Studienabschluß in der Tasche hat. Diese Ausstattung geht an *allem* Lernen und daher an allem Wissen vorbei. Dennett besteht darauf, eine Vielzahl von allen möglichen Fakten in einen Begriffsbehälter einzufügen, der zu elastisch ist, um Gestalt anzunehmen, und zu dünn, um das Gewicht echter Probleme zu tragen. Zur Verteidigung verweist er auf all die kleinen Fakten, die in diesen Behälter gepreßt werden können, doch im allgemeinen gilt es als rhetorisch wirkungslos, Sätze zu wiederholen, die schon beim ersten Mal auf Kritik gestoßen sind. Dennett hat sich – ebenso wie viele andere Angehörige dieser veritablen *Bewegung* der Anhänger der kognitiven Neurowissenschaft – eine Sprache zugelegt, die in allen fremden Ohren seltsam klingt, während ihre Verfechter eine Bestätigung darin finden, wenn genau diese Ausdrücke in allen ihren Büchern und Artikeln vorkommen. Rechtfertigt Dennett seinen Gebrauch dieser Formulierungen, indem er sich auf die Häufigkeit ihres Vorkommens in den eigenen Schriften beruft, verhält er sich (um ein Beispiel von Wittgenstein heranzuziehen) wie jemand, der »mehrere Exemplare der heutigen Morgenzeitung [kauft], um sich zu vergewissern, daß sie die Wahrheit schreibt«.[12]

Wie steht es nun speziell mit Bennett und Hacker? In der Zeitschrift *Philosophy* habe ich das Buch unserer Autoren seinerzeit sehr lobend rezensiert, und die Repliken von John Searle oder Daniel Dennett enthalten nichts, was mich dazu veranlassen würde, mein damaliges Urteil zu überdenken. Die Ziele der Autoren sind nach meiner Auffassung genau jene, die den eigentlichen Auftrag der Philosophie ausmachen, der, im größten Maßstab betrachtet, auf nichts Geringeres hinausläuft als die Kritik des Lebens und, etwas bescheidener formuliert, auf eine kritische Untersuchung unserer zentralen Erkenntnisansprüche. Die Geschichte macht nur allzu deutlich, welche Konsequenzen es hat, wenn man diesen Auftrag gegen eine höhere Position im Rahmen jener Hierarchie eintauscht, in der die Wissenschaft selbst ihren Ort hat. Es gibt eine durchaus signifikante Hinsicht, in der Sophokles sich des Werkzeugs der *Antigone* bedient, um die moralischen Grundlagen des gesamten Rechtssystems gegen die Forderungen des Königs zu verteidigen. Dennoch hat Sophokles nicht die Arbeit geleistet, die

12 L. Wittgenstein, *Philosophische Untersuchungen*, Frankfurt/M.: Suhrkamp 1984 u. ö., § 265.

Aristoteles, Cicero, Thomas von Aquin und andere Autoren innerhalb der Naturrechtstradition bewältigt haben. Die Hippokratiker waren klug genug, das ganze Konzept der göttlichen Krankheit umzustoßen, indem sie zunächst in entgegenkommender Form anerkannten, daß die Götter sowieso für alles verantwortlich seien, und anschließend alle Krankheiten so behandelten, als komme ihnen der gleiche bzw. ein gleich geringer Grad an Göttlichkeit zu. Ich möchte zwar keine begrifflichen Zwangsjacken empfehlen, wohl aber eine Diät der Zurückhaltung und der Konzentration auf die Sache bejahen, wenn ernsthafte Personen (egal, ob Philosophen, Naturwissenschaftler oder schlicht Interessierte) darangehen, die Reichweite und die Glaubwürdigkeit von philosophischen und wissenschaftlichen Reflexionen über die Lebenswelt zu betrachten. Man kann und sollte das Stück *Antigone* bewundern und sich von ihm belehren lassen, ohne anschließend zu verlangen, daß es in juristischen Schriftsätzen zur Entscheidung über seerechtliche Streitfragen eine Rolle spielen sollte. Man kann und sollte den Freiraum achten, den die Hippokratiker für die Medizin und gegen rituelle religiöse Überzeugungen zu schaffen bemüht waren, ohne darauf zu bestehen, daß Gebete in der Notaufnahme verboten werden müßten. Und man kann und sollte die detaillierten, wiederholbaren und streng durchgeführten Forschungen der neurowissenschaftlichen Gemeinschaft bewundern, ohne sich im Hinblick auf den Common sense und die Einsicht, daß wir nun einmal Menschen sind, eine skeptische Einstellung zuzulegen.

Einerlei, ob Peter Hackers philosophische Analyse der begrifflichen Schnitzer der modernen Neurowissenschaftler völlig einwandfrei ist oder dereinst rückblickend zu tadeln sein wird – es kann kein Zweifel daran bestehen, daß sie der Aufgabe der Philosophie die Treue hält und zugleich die Hilfsmittel, welche die Philosophie zur Erfüllung dieser Aufgabe geschaffen hat, völlig im Griff hat. Er trachtet weder danach, zum Ehrenmitglied der Neurowissenschaftlichen Gesellschaft gewählt zu werden, noch erhebt er den Anspruch, die bereits imposante Datenbank, auf die sich der wissenschaftliche Fortschritt stützen muß, um weitere Beiträge zu bereichern. Faktisch ist es so, daß die wirklich bedeutenden Entdeckungen auf dem Gebiet der kognitiven Neurowissenschaft von einem kleinen Trupp von Spezialisten gemacht worden sind, die den Lesern des Feuilletons weitgehend unbekannt sind. Jene Wissenschaftler, die der Erforschung des Sehens im Bereich der erstrangigen Forschung Geltung verschafft haben, sind eine großangelegte »Neurophilosophie« schuldig geblieben. Ihre Namen werden fast allen Lesern meiner bescheidenen Worte unbekannt sein. Sie lauten: Selig Hecht, M.H. Pirenne, Clarence Graham, H.K. Hartline, George Wald. Pitts und McCulloch blieben bei ihrem mathematischen Leisten und zauberten Schaltkreise hervor, die bei geschickter technischer Umsetzung Erstaunliches hergeben. Pawlow war ein produktiver Wissenschaftler, solange er sich mit der Chemie des Verdauungsvorgangs befaßte, doch als Autor kompromittierte er sich, sobald er versuchte, die gesamte Psychologie in die Sprache der »Cerebrodynamik« zu übersetzen. Du Bois-Reymond war da klüger, als er sich dieser *quaestio vexata* stellte und zum Schluß – gewiß mit Freude in der Stimme – feststellte: IGNORABIMUS!

Sofern Hacker in irgendwelchen orthodoxen Kreisen, in denen der Beitrag in Form von Klischees entrichtet werden muß, Mitglied werden möchte, dürften es die Kreise der *Anticartesianer* sein. Unter einem Klischee verstehe ich hier nichts weiter als eine abgedroschene Formulierung oder Maxime. »Gott ist gut« ist ein solches Klischee, und der Gläubige wird die Häufigkeit der Wiederholung dieser Behauptung als Maßstab ihrer Wahrheit ansehen. »Ich lehne den Cartesianismus ab« ist eine weitere abgedroschene These, die möglicherweise ebenfalls eine Einsicht in eine tiefe oder höhere Wahrheit artikuliert. Aber »Cartesianismus« bedeutet aus der Sicht der verschiedenen Angehörigen anticartesianischer Kreise Verschiedenes. In vager Form wird der Cartesianismus im allgemeinen für eine Zwei-Substanzen-Ontologie verantwortlich gemacht sowie für eine damit einhergehende Theorie des »Theaters im Geist«. Sodann macht man sich sowohl über den Dualismus als auch über das innere Theater lustig und verwirft sie als Zeugnisse philosophischer Unbedarftheit.

Auch heute noch ist es vermutlich erlaubt, alle daran zu erinnern, daß Descartes der Begründer der analytischen Geometrie war – ein wahrer Meister des optischen Fachs –, der die Wissenschaft seiner Zeit zur Gänze verstand und in seinen brieflichen Auseinandersetzungen die besten Köpfe einer an großen Köpfen reichen Zeit für seine Anliegen zu interessieren vermochte. In den letzten beiden Jahrhunderten wurden nur wenige Einwände gegen seine Ansichten erhoben, die nicht schon von Hobbes, Gassendi und Mersenne geäußert worden waren, mit denen sich Descartes auf eine geistsprühende veröffentlichte Debatte eingelassen hatte. Für ihn war es, wie er der Prinzessin Elisabeth mitteilte, nützlich, in seinen Schriften Formulierungen und Vergleiche zu verwenden, die vielleicht zu philosophisch waren, um nicht mißverstanden zu werden. Angesichts dessen, was er über die Materie wußte, hielt er es für unmöglich, das Wesentliche des Denkens und der Wahrnehmung aus irgendeiner Verbindung von Materie abzuleiten. Ist es wirklich so lächerlich, eine dualistische Ontologie zu vertreten, die ausgedehnte und nicht ausgedehnte Dinge einander gegenüberstellt? Ich für mein Teil halte diese Vorstellung gar nicht für lächerlich. Ja, im Grunde *denkt niemand*, sie sei lächerlich, denn das Denken selbst spricht dagegen.

Ist das ein Argument für den Dualismus? In den letzten fünfzig Jahren habe ich hin und wieder über die Frage nachgedacht, wie viele verschiedene Arten von »Stoff« für die Gesamtheit der Realität konstitutiv sein mögen. Es gibt zwei Arten, von denen ich mir einen Begriff machen kann; und da ich keine besseren

Etiketten kenne, würde ich die eine Art die »physische« nennen, während ich die andere – also jene, die den moralischen, ästhetischen, rationalen und emotionalen Dimensionen des Lebens zugrunde liegt – durchaus als das »Geistige« bezeichnen möchte. Wie die Dinge liegen, ist nur ein kleiner Teil des elektromagnetischen Spektrums für mich sichtbar, nämlich nur der »Stoff« mit einer Wellenlänge zwischen etwa 3600 und 7600 Ångström. Für den Fall, daß meine Fähigkeit, die Gesamtheit des Realen zu erfassen, ähnlich begrenzt ist wie mein Sehvermögen, dürfte es angebracht sein, Fragen nach der exakten Zahl der unterscheidbaren Gegenstandsarten, die »die Gesamtheit dessen, was es gibt« ausmachen, unbeantwortet zu lassen. Ich weiß nicht, wie viele es sind. Dennett weiß es auch nicht, und Hacker weiß es ebenfalls nicht. Doch wie steht es, falls die Physik wirklich »vollständig« ist? Ist die Sache dann nicht entschieden? Nun, es gab mal einen Präsidenten der USA, der gesagt hätte: »Das hängt alles davon ab, was Sie mit ›vollständig‹ meinen.«

Hacker ist ein Anhänger der von Wittgenstein geprägten philosophischen Richtung, deren Hauptverfechter und Hauptkritiker aus den Reihen der gut geschulten Philosophen stammen. Sind philosophische Fragen »Rätsel«, die durch Tüfteln entschlüsselt werden müssen, oder »Aufgaben«, die gelöst werden müssen? Das ist ein weites Feld. Nach beiden Interpretationen sind Klarheit und Widerspruchsfreiheit des Ausdrucks entscheidend wichtig. Niemand würde ernsthaft behaupten wollen, wer kein Wittgensteinianer sei, habe auch nicht die Pflicht, den kulturellen und sprachlichen Rahmen zu analysieren, durch den Begriffe zustande kommen und Gemeingut werden.

Hacker schreibt präzise, ja dermaßen präzise, daß es mitunter in die Richtung des etymologischen Vetters – nämlich der *Preziosität* – geht. Er ist auf der Hut. Womöglich reagiert der Leser auf diese Behutsamkeit ebenso, wie man auf Autofahrer reagiert, die niemals die angezeigte Geschwindigkeit überschreiten. Wenn er schreibt: »Begriffliche Wahrheiten konturieren den logischen Raum, in dem die Tatsachen angesiedelt sind. Sie bestimmen, was Sinn hat«, könnte man meinen, er unterschätze die Tatsachen oder behaupte, die Philosophie könne nach Belieben über sie verfügen. Nichts dergleichen ist der Fall. Der Kosmos strotzt vor Tatsachen, deren große Mehrzahl den Sinnen und sogar dem Verstand unzugänglich ist. Diesem grellen und glänzenden Gewimmel entreißen wir einige – nämlich die sichtbaren oder beinahe sichtbaren – Stückchen und fangen an, uns eine Geschichte zurechtzulegen. Bei einigen seltenen Gelegenheiten ist die Geschichte so systematisch und paßt so gut zu den Stückchen in unseren Händen, daß sich aus der ersten Geschichte weitere und immer neue ergeben, bis wir schon bald über prophetische Kräfte verfügen und vorhersagen, welches die nächsten Stückchen sein werden. Der Philosoph jedoch muß die Begeisterung der Geschichtenerzähler bremsen, denn wenn man sie sich selbst überließe, könnte es sein, daß sie eine Zukunft hervorzaubern, die nur die wirren Vorstellungen unserer Gegenwart rechtfertigt.

»Geist und Gehirn« im Suhrkamp Verlag

François Ansermet / Pierre Magistretti. Die Individualität des Gehirns. Neurobiologie und Psychoanalyse. 282 Seiten. Gebunden

Olaf Breidbach. Die Materialisierung des Ichs. Zur Geschichte der Hirnforschung im 19. und 20. Jahrhundert. stw 1276. 476 Seiten

Gene, Meme und Gehirne. Geist und Gesellschaft als Natur. Eine Debatte. Herausgegeben von A. Becker, C. Mehr, H. H. Nau, G. Reuter und D. Stegmüller. stw 1643. 330 Seiten

Hirnforschung und Willensfreiheit. Zur Deutung der neuesten Experimente. Herausgegeben von Christian Geyer. es 2387. 296 Seiten

Eric R. Kandel. Psychiatrie, Psychoanalyse und die neue Biologie des Geistes. Mit einem Vorwort von Gerhard Roth. 341 Seiten. Gebunden

Benjamin Libet. Mind Time. Wie das Gehirn Bewusstsein produziert. 298 Seiten. Gebunden

Philosophie und Neurowissenschaften. Ist das psychologische Problem gelöst? Herausgegeben von Dieter Sturma. stw 1770. 266 Seiten

NF 155/1/3.07

Gerhard Roth

- Aus Sicht des Gehirns. 216 Seiten. Kartoniert
- Fühlen, Denken, Handeln. Wie das Gehirn unser Verhalten steuert. stw 1678. 608 Seiten
- Das Gehirn und seine Wirklichkeit. Kognitive Neurobiologie und ihre philosophischen Konsequenzen. stw 1275. 384 Seiten

John R. Searle. Freiheit und Neurobiologie.
91 Seiten. Kartoniert

Wolf Singer

- Ein neues Menschenbild? Gespräche über Hirnforschung. stw 1596. 144 Seiten
- Der Beobachter im Gehirn. Essays zur Hirnforschung. stw 1571. 240 Seiten
- Vom Gehirn zum Bewußtsein. 59 Seiten. Gebunden

NF 155/2/3.07

Natur, Geist und Technik
Eine Auswahl

Nick Bostrom
- Superintelligenz. Szenarien einer kommenden Revolution. Übersetzt von Jan-Erik Strasser. 480 Seiten. Flexcover
- Die Zukunft der Menschheit. Aufsätze. Übersetzt von Jan-Erik Strasser. stw 2245. 209 Seiten

Noam Chomsky. Was für Lebewesen sind wir? Übersetzt von Michael Schiffmann. 248 Seiten. Gebunden

Lorraine Daston/Peter Galison. Objektivität. Mit zahlreichen Abbildungen und einem farbigen Bildteil. Übersetzt von Christa Krüger. 531 Seiten. Gebunden und Flexcover

Daniel C. Dennett
- Den Bann brechen. Religion als natürliches Phänomen. Übersetzt von Frank Born. stw 2189. 531 Seiten
- Von den Bakterien zu Bach – und zurück. Die Evolution des Geistes. Übersetzt von Jan-Erik Strasser. Mit zahlreichen Abbildungen. 512 Seiten. Gebunden

Michael Esfeld. Wissenschaft und Freiheit. Das naturwissenschaftliche Weltbild und der Status von Personen. stw 2298. 212 Seiten

Luciano Floridi. Die 4. Revolution. Wie die Infosphäre unser Leben verändert. Übersetzt von Axel Walter. 314 Seiten. Gebunden

Bruno Latour. Kampf um Gaia. Acht Vorträge über das neue Klimaregime. Übersetzt von Achim Russer und Bernd Schwibs. 522 Seiten. Gebunden

NF 180/1/3.20

Janina Loh. Roboterethik. Eine Einführung. stw 2277. 241 Seiten

Alfred R. Mele. Willensfreiheit und Wissenschaft. Ein Dialog. Übersetzt von Guido Löhrer. stw 2238. 162 Seiten

Thomas Nagel. Geist und Kosmos. Warum die materialistische neodarwinistische Konzeption der Natur so gut wie sicher falsch ist. Übersetzt von Karin Wördemann. stw 2151. 187 Seiten

Michael Tomasello
- Eine Naturgeschichte der menschlichen Moral. Übersetzt von Jürgen Schröder. Gebunden und stw 2321. 282 Seiten
- Mensch werden. Eine Theorie der Ontogenese. Übersetzt von Jürgen Schröder. 538 Seiten. Gebunden

NF 180/2/3.20

Philosophie des Geistes im Suhrkamp Verlag

Anatomie der Subjektivität. Bewußtsein, Selbstbewußtsein und Selbstgefühl. Herausgegeben von Thomas Grundmann, Frank Hofmann, Catrin Misselhorn, Violetta L. Waibel und Véronique Zanetti. stw 1735. 496 Seiten

Wolfgang Barz. Die Transparenz des Geistes. stw 2034. 400 Seiten

Bewußtsein. Philosophische Beiträge. Herausgegeben von Sybille Krämer. stw 1240. 250 Seiten

Susan Blackmore. Gespräche über Bewußtsein. Aus dem Englischen von Frank Born. Mit einem Glossar. Gebunden und stw 2023. 380 Seiten.

Robert B. Brandom
- Expressive Vernunft. Aus dem Amerikanischen von Eva Gilmer und Hermann Vetter. 1014 Seiten. Gebunden
- Begründen und Begreifen. Eine Einführung in den Inferentialismus. Aus dem Amerikanischen von Eva Gilmer. Gebunden und stw 1689. 264 Seiten

Donald Davidson
- Dialektik und Dialog. Rede anläßlich der Verleihung des Hegel-Preises 1992. stw 1080. 101 Seiten
- Handlung und Ereignis. Aus dem Amerikanischen von Joachim Schulte. Gebunden und stw 895. 421 Seiten
- Probleme der Rationalität. Vorwort von Marcia Cavell. Aus dem Amerikanischen von Joachim Schulte. 445 Seiten. Gebunden

NF 165/1/8.12

- Subjektiv, intersubjektiv, objektiv. Aus dem Amerikanischen von Joachim Schulte. 382 Seiten. Gebunden
- Wahrheit und Interpretation. Herausgegeben von Dieter Henrich und Niklas Luhmann. Aus dem Amerikanischen von Joachim Schulte. stw 896. 408 Seiten
- Wahrheit, Sprache und Geschichte. Aus dem Amerikanischen von Joachim Schulte. 514 Seiten. Gebunden

Donald Davidson / Richard Rorty. Wozu Wahrheit? Eine Debatte. Herausgegeben und mit einem Nachwort von Mike Sandbothe. stw 1691. 353 Seiten

Daniel C. Dennett. Süße Träume. Die Erforschung des Bewußtseins und der Schlaf der Philosophie. Aus dem Amerikanischen von Gerson Reuter. 216 Seiten. Gebunden

Farben. Betrachtungen aus Philosophie und Naturwissenschaften. Herausgegeben von Stefan Glasauer und Jakob Steinbrenner. stw 1825. 370 Seiten

Manfred Frank. Ansichten der Subjektivität. stw 2021. 420 Seiten

Gene, Meme und Gehirne. Geist und Gesellschaft als Natur. Eine Debatte. Herausgegeben von A. Becker, C. Mehr, H. H. Nau, G. Reuter und D. Stegmüller. stw 1643. 336 Seiten

Andrea Kern. Quellen des Wissens. Zum Begriff vernünftiger Erkenntnisfähigkeit. stw 1786. 385 Seiten

Ruth Garrett Millikan
- Biosemantik. Sprachphilosophische Aufsätze. Aus dem Amerikanischen von Alex Burri. stw 1979. 205 Seiten

NF 165/2/8.12

- Die Vielfalt der Bedeutung. Zeichen, Ziele und ihre Verwandtschaft. Aus dem Amerikanischen von Hajo Greif. stw 1829. 330 Seiten

Thomas Nagel. Der Blick von nirgendwo. Aus dem Amerikanischen von Michael Gebauer. stw 2035. 418 Seiten

Martine Nida-Rümelin. Der Blick von innen. Zur transtemporalen Identität bewusstseinsfähiger Wesen. stw 1787. 357 Seiten

Philosophie und Neurowissenschaften. Herausgegeben von Dieter Sturma. stw 1770. 266 Seiten

Hilary Putnam
- Repräsentation und Realität. Übersetzt von Joachim Schulte. stw 1394. 220 Seiten
- Vernunft, Wahrheit und Geschichte. Aus dem Amerikanischen von Joachim Schulte. stw 853. 294 Seiten

Sebastian Rödl
- Kategorien des Zeitlichen. Eine Untersuchung der Formen des endlichen Verstands. stw 1748. 215 Seiten
- Selbstbewußtsein. stw 1992. 264 Seiten.

Richard Rorty. Der Spiegel der Natur. Eine Kritik der Philosophie. Aus dem Amerikanischen von Michael Gebauer. stw 686. 438 Seiten

Jürgen Schröder. Einführung in die Philosophie des Geistes. stw 1671. 400 Seiten

John R. Searle
- Freiheit und Neurobiologie. Aus dem Amerikanischen von Jürgen Schröder. Kartoniert. 96 Seiten

NF 165/3/8.12

- Geist. Eine Einführung. Aus dem Amerikanischen von Sibylle Salewski. 324 Seiten. Gebunden
- Geist, Sprache und Gesellschaft. Philosophie der wirklichen Welt. Aus dem Amerikanischen von Harvey P. Gavagai. stw 1670. 192 Seiten
- Intentionalität. Eine Abhandlung zur Philosophie des Geistes. Aus dem Amerikanischen von Harvey P. Gavagai. stw 956. 353 Seiten
- Die Konstruktion der gesellschaftlichen Wirklichkeit. Zur Ontologie sozialer Tatsachen. Aus dem Amerikanischen von Martin Suhr. stw 2005. 248 Seiten
- Wie wir die soziale Welt machen. Die Struktur der menschlichen Zivilisation. Aus dem Amerikanischen von Joachim Schulte. 351 Seiten. Gebunden

Selbstbewußtseinstheorien von Fichte bis Sartre. Herausgegeben und mit einem Nachwort versehen von Manfred Frank. stw 964. 599 Seiten

Michael Tomasello
- Die kulturelle Entwicklung des menschlichen Denkens. Zur Evolution der Kognition. Aus dem Englischen von Jürgen Schröder. stw 1827. 307 Seiten
- Die Ursprünge der menschlichen Kommunikation. Aus dem Amerikanischen von Jürgen Schröder. Mit Abbildungen. stw 2004. 410 Seiten

Matthias Vogel. Medien der Vernunft. Eine Theorie des Geistes und der Rationalität auf Grundlage einer Theorie der Medien. stw 1556. 427 Seiten

Wissen zwischen Entdeckung und Konstruktion. Erkenntnistheoretische Kontroversen. Herausgegeben von Matthias Vogel und Lutz Wingert. stw 1591. 328 Seiten

NF 165/4/8.12